十四經絡循行與臨床主治病症

范燕青题

编 著 潘隆森
顾 问 高志嘉

全新第8版

U0129599

中国科学技术出版社
·北京·

图书在版编目（CIP）数据

十四经络循行与临床主治病症：全新第 8 版 / 潘隆森编著 . — 北京：
中国科学技术出版社 , 2023.9

ISBN 978-7-5046-9530-7

Ⅰ . ①十… Ⅱ . ①潘… Ⅲ . ①经络－研究 Ⅳ . ① R224.1

中国版本图书馆 CIP 数据核字 (2022) 第 062193 号

著作权合同登记号：01-2019-7217

策划编辑	韩　翔　于　雷
责任编辑	王久红
文字编辑	靳　羽
装帧设计	佳木水轩
责任印制	李晓霖

出　　版	中国科学技术出版社
发　　行	中国科学技术出版社有限公司发行部
地　　址	北京市海淀区中关村南大街 16 号
邮　　编	100081
发行电话	010-62173865
传　　真	010-62179148
网　　址	http://www.cspbooks.com.cn

开　　本	889mm×1194mm　1/32
字　　数	358 千字
印　　张	16.25
版　　次	2023 年 9 月第 1 版
印　　次	2023 年 9 月第 1 次印刷
印　　刷	北京盛通印刷股份有限公司
书　　号	ISBN 978-7-5046-9530-7/R·2886
定　　价	80.00 元

内容提要

　　本书是一部全面、实用的针灸学"教科书"，由我国台湾省知名针灸学专家潘隆森医师编写，历经多次修订再版，目前已更新到全新第 8 版。书中内容以十四经络循行为基础，配合"经之所过，病之所治"的理论，描绘出古人对十四经络主治病症的看法与现代医师对十四经络主治病症的体会，再配合编者的教学心得，临床经验，用深入浅出的方式细致讲解了针灸知识，本书系统明晰，包含众多精美高清的讲解图片，图文并茂地展示了穴位分布的位置及细节，是一部易于研习与施用的参考书。

编著者名单

编　著　潘隆森

顾　问　高志嘉

参编者　薛智元　魏佑吉　林秋梅　杨和邦　何明霖　萧慧星

郑智庭　杜基祥　叶永昌　孙国泰　吴焜焿　徐文锦

陈英诏　洪国伟　林佳蕙　罗淑方　李宗霖　杨琬汝

林彦宏　林君宜　林承儒　林金瑶　林振雄　陈怡君

游大卫　柯凯婷　林晖智　林建守　陈俊宏　蔡成辉

张若伟　陈信良　李敏翔　林俐嘉　余佳桦　邹锡麒

郑授文　陈苡芃　吴澄纬　邱钧翊　董懿容　林明娴

孟燕君　吴震东　陈素秋　林铭哲　吴一重　林炯郁

周怡廷　白懿祯　陈彦宏　李协政　郭祐睿　杜怡贞

张尚智　张家祯　王宏铭　徐培倩　洪晨昕　李芸绮

陈端仪　林建佑　余威亮　欧伊津　廖柏彦　纪景耀

詹欣浩　郑棋安　洪桂桐　董力巧　欧阳德　黄伟胜*

郑羽真*　冯美凤*　张奕翔*　高靖闳*　高语襄*　陈薇文*

赵念廷*　黄家宏*　游承恩*　张硕甫*　吴旻检*

注：标注 * 者为全新第 8 版参编者，其余人员为第 1～7 版参编者。

第8版前言

本书自 1992 年 9 月出版以来，已历经 30 余个寒暑，对于读者的厚爱，笔者心中充满感激！今以"全新第 8 版"的最佳面貌再次与喜爱"针灸经穴医学，并希望在临床用上能得心应手"的读者见面，盼望全新版本能用更好的内容，更清晰的图片与更实用的临床经验与教学心得来回馈读者，并祈望以"抛砖引玉"的精神，让我们的下一代在传承与应用后，能够不断"推陈出新"，发扬传统中医学的针灸技术与经脉学说，并进一步获得世界各地研习者的喜爱与肯定！

针灸医学的基础研究、学术论文、临床治疗、教学相长等方面的进步有目共睹，鉴于此我们此次修订做了较多的增修，以便在针灸研习与教学方面给予研习者更多便利。

此次编写修订过程中，因内容多且繁杂，笔者特别邀请了对针灸有浓厚兴趣并专心投入其中的西医高志嘉作为顾问，负责全书内容的系统规划，同时邀集中医专业对十四经络 361 穴有研习心得的黄伟胜、郑羽真、陈薇文、冯美凤、游承恩、张硕甫、赵念廷、黄家宏与张奕翔等一起参与增修事宜，经 1 年的努力，终于顺利修订完成。对于各位参编者的辛劳付出，笔者在此致以诚挚的感谢！

笔者自知才疏学浅，虽尽力而为，但仍恐书中遗有疏漏之外，值此付梓之际，尚祈医界前辈与读者不吝指正，以便再版时修正。对于父母生前的教诲及太太洪温儒女士于本书编写修订时的鼓励，笔者时时刻刻铭记在心，现承蒙林铭鸿先生对本书的大力支持与推广，笔者同样致以衷心的感谢！

潘隆森
于群生诊所
2017 年 8 月 8 日

凡 例

正确找穴：至少要"二至"以上，"一至"指第一个标定点，"二至"指第二个标定点，两个标定点相交集处，即为正确的穴位所在处。

针灸医学自民国以来，其经脉腧穴学内容皆以十四条经络及其上 361 个穴位为主干，但近年来，全世界的针灸医学都师法大陆，目前大陆之针灸学教科书，仍以十四经络及其上 361 个穴位为主干，唯有下列数处与台湾教科书（黄维三教授所著的《针灸科学》正中书局 2001 年版）不同，现将 WHO（世界卫生组织）所公布的最新针灸医学的有关资料说明如下。

1. 每条经脉之英文代号，皆以二个大写字母为主。

如，肺经过去为 L.(Lung)，现为 LU.。

胃经过去为 S. 或 St.，现为 ST.。

心经过去为 H.，现为 HT.。

心包经过去为 P.，现为 PC.。

三焦经过去为 T. 或 Tri.，现为 TE.。

其余列表如下。Meridian（经络）简写为 M.。

《针灸科学》（黄维三教授著）			大陆与 WHO 的针灸相关著作	
肺经	Lung M.	L	肺经	LU
大肠经	Large Intestine M.	LI	大肠经	LI
胃经	Stomach M.	St	胃经	ST
脾经	Spleen M.	Sp	脾经	SP
心经	Heart M.	H	心经	HT

《针灸科学》（黄维三教授著）			大陆与 WHO 的针灸相关著作	
小肠经	Small Intestine M.	SI	小肠经	SI
膀胱经	Bladder M.	B	膀胱经	BL
肾经	Kidney M.	K	肾经	KI
心包经	Pericardium M.	P	心包经	PC
三焦经	Triple Energizer M.	T	三焦经	TE
胆经	Gall Bladder M.	GB	胆经	GB
肝经	Liver M.	Liv	肝经	LR
任脉	Conception Vessel	CV	任脉	CV
督脉	Governing Vessel	GV	督脉	GV

注：①现今大陆三焦经 TE 与 SJ 通用，任脉 CV 与 RN 通用，督脉 GV 与 DU 通用；
②经络的英文代号，都要用两个英文字母，且要用大写

2. 上肢的分寸折量法，有变动（寸即比例、等分之意）。

(1) 过去上肢阴面：腋窝横纹←→肘横纹为 9 寸，现仍为 9 寸（9 等分之意）

(2) 过去上肢阳面：肩髃←→肘横纹（曲池穴）为 10 寸，现仍为 10 寸 (10 等分)（今有书籍写 9 寸，要与阴面同为 9 寸好取穴）

(3) 过去上肢阴面：肘横纹←→腕横纹为 10 寸，现则为 12 寸

(4) 过去上肢阳面：肘横纹←→腕横纹为 10 寸，现则为 12 寸

3. 膀胱经的穴位，从第36穴←→第54穴共19个穴位，有变动。

《针灸科学》（黄维三教授著）	大陆与 WHO 的针灸相关著作
第36穴　附分	第36穴　承扶
第37穴　魄户	第37穴　殷门
第38穴　膏肓	第38穴　浮郄
第39穴　神堂	第39穴　委阳
第40穴　譩譆	第40穴　委中
第41穴　膈关	第41穴　附分
第42穴　魂门	第42穴　魄户
第43穴　阳纲	第43穴　膏肓
第44穴　意舍	第44穴　神堂
第45穴　胃仓	第45穴　譩譆
第46穴　肓门	第46穴　膈关
第47穴　志室	第47穴　魂门
第48穴　胞肓	第48穴　阳纲
第49穴　秩边	第49穴　意舍
第50穴　承扶	第50穴　胃仓
第51穴　殷门	第51穴　肓门
第52穴　浮郄	第52穴　志室
第53穴　委阳	第53穴　胞肓
第54穴　委中	第54穴　秩边

注：①禾髎（大肠经）→今已改为"口禾髎"；②膏肓俞（膀胱经）→今已改为"膏肓"

本书十四经络 361 穴的穴位名称，皆与 WHO（世界卫生组织）所公布的十四经络 361 穴的穴位名称相同，所以本书的研习者和世界各处的医生或针灸爱好者沟通讨论，是不会有障碍的。

本书十四经络 361 穴与常用 60 多个经外奇穴的清晰图片，皆放在一起（于书本前 1/3 的部分），以方便读者们的阅读，图片中的穴位名皆以"↗"方式指示出来，其他的"□"内的穴位名，则只是作为找穴时的参考指标，可增加读者们的理解与背诵。

十二经脉的"荥穴"，古书中，位在"本节"（掌指关节或跖趾关节）前 5 分，或位在本节后 5 分皆可（因离穴但不离经），今 WHO（世界卫生组织）则规定在"本节前"，所以读者们要注意之！（考试时，要依当时的书本）。今于临床上，本书则采用在"本节后"取穴，因取穴较方便，且针刺时较不痛，也较不会发炎。

膀胱经的第 4 穴"曲差"与第 5 穴"五处"的距离，WHO 以 1 寸为主，而本书则以 1.5 寸为主，因依第 7 穴"通天"到前发际的距离为 5 寸的原则。

胆经的第 15 穴"头临泣"与第 16 穴"目窗"的距离，WHO 为 1 寸，本书则为 1.5 寸，因依第 18 穴"承灵"到前发际的距离为 5 寸的原则。

胆经"头临泣"距中行"督脉"，WHO 为 2.25 寸，因"督脉"的"神庭"与"头维"之距离为 4.5 寸，其一半则为 2.25 寸，而本书则不强调 2.25 寸，事实上"头临泣"位在由"阳白"直上入发际 5 分处，要对准瞳孔，所以约略算起来也是介于"头维"与"神庭"之间，故离中行"督脉"约为 2.25 寸。

另：林昭庚教授建议，在《西太平洋地区 WHO 标准针灸穴位》（2008 年出版）一书中，361 个穴位位置要修订的，至少有肩中俞（小肠经）、京门（胆经）、水泉（肾经）、中渎（胆经）、中封（肝经）5 穴，尚请读者注意之！

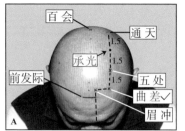

A

百会　通天　承光　前发际　五处　曲差✓　眉冲　1.5　1.5　1.5

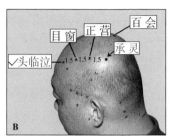

B

目窗　正营　百会　承灵　头临泣✓　1.5　1.5　1.5

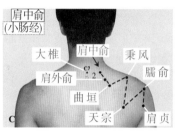

C

肩中俞（小肠经）　大椎　肩中俞　秉风　肩外俞　臑俞　曲垣　天宗　肩贞　C7　2

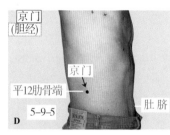

D

京门（胆经）　京门　平12肋骨端　5-9-5　肚脐

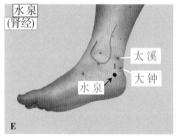

E

水泉（肾经）　太溪　大钟　水泉　1

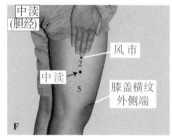

F

中渎（胆经）　风市　中渎　膝盖横纹外侧端　2　5

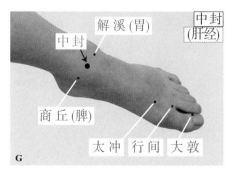

G

中封（肝经）　解溪（胃）　中封　商丘（脾）　太冲　行间　大敦

目　录

绪论　简易取穴的四种方法

一、分寸折量法（寸 = 等分 = 比例）

分寸折量法为最正确的找穴方法。

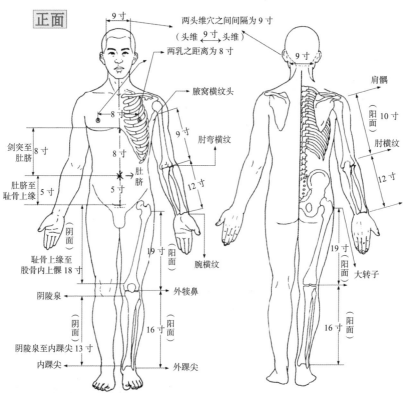

正面

- 两头维穴之间间隔为9寸（头维 ← 9寸 → 头维）
- 两乳之距离为8寸
- 腋窝横纹头
- 肘弯横纹
- 肩髃
- 阳面 10寸
- 肘横纹
- 剑突至肚脐 8寸
- 肚脐
- 肚脐至耻骨上缘 5寸
- 阴面
- 耻骨上缘至股骨内上髁18寸
- 腕横纹
- 外犊鼻
- 阳面 19寸
- 大转子
- 阴陵泉
- 阴面
- 阴陵泉至内踝尖13寸
- 内踝尖
- 外踝尖
- 阳面 16寸

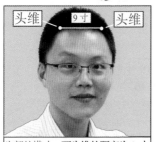

头维 9寸 **头维**

头部的横寸：两头维的距离为9寸

备注

1. 上肢阴面
①腋窝横纹←→肘横纹：9寸。
②肘横纹←→腕横纹：12寸。

上肢阳面
①肩髃←→肘横纹：10寸（现WHO改为9寸，以便与上肢阴面相同）。
②肘横纹←→腕横纹：12寸。

2. 上肢手腕以下，下肢足踝以下，没有正式的分寸折量法作取穴的标准，此时要用指寸法来代替取穴。

3. 上肢与下肢之穴位，用分寸折量法取穴时，只有直寸规定（如肘横纹至腕横纹为12寸），而没有横寸规定，此时横寸取穴要用指寸法来代替之。

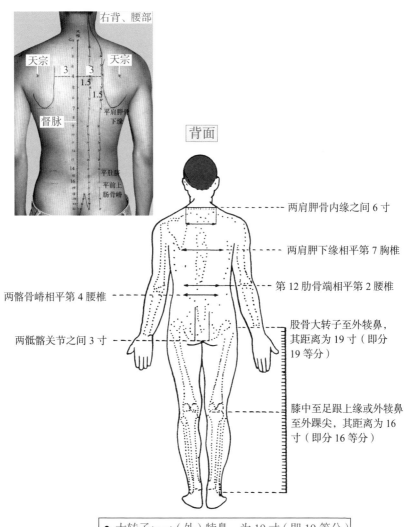

右背、腰部

天宗　　天宗

督脉

3　　3

1.5

1.5

平肩胛骨下缘

7

14

16

平壮肺

平前上肠骨嵴

背面

两肩胛骨内缘之间 6 寸

两肩胛下缘相平第 7 胸椎

第 12 肋骨端相平第 2 腰椎

两髂骨嵴相平第 4 腰椎

两骶髂关节之间 3 寸

股骨大转子至外犊鼻，其距离为 19 寸（即分 19 等分）

膝中至足跟上缘或外犊鼻至外踝尖，其距离为 16 寸（即分 16 等分）

- 大转子⟷（外）犊鼻，为 19 寸（即 19 等分）
- （外）犊鼻⟷足外踝尖，为 16 寸（即 16 等分）
- 耻骨联合上缘⟷股骨内上髁，为 18 寸
- 阴陵泉⟷足内踝尖，为 13 寸（即 13 等分）

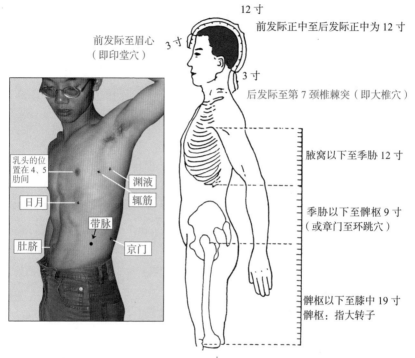

侧面

12 寸
前发际正中至后发际正中为 12 寸

前发际至眉心
（即印堂穴）

3 寸

3 寸
后发际至第 7 颈椎棘突（即大椎穴）

腋窝以下至季胁 12 寸

季胁以下至髀枢 9 寸
（或章门至环跳穴）

髀枢以下至膝中 19 寸
髀枢：指大转子

乳头的位置在 4、5 肋间

日月

肚脐

渊液

辄筋

带脉

京门

备注

1. 秃头者，由眉心（印堂穴）往上量 4 横指（3 寸）作为前发际，由大椎穴往上量 4 横指（3 寸）作为后发际。

2. 乳头的正常生理位置，位在第 4、5 肋间。

- 胸部（寸＝比例＝等分）

  ➢ 直寸　天突穴至膻中穴为 8 寸，作为胸部直寸标准（本书以 8 寸为主）。

  （另一版本说法，天突穴至膻中穴的距离为 6.8 寸）。

  ➢ 横寸　两乳之间为 8 寸，作为胸部横寸标准。

- 上腹部（寸＝比例＝等分）。记法：8—8—9

> 直寸　歧骨（剑突）至肚脐为8寸，作为上腹部之直寸标准。

> 横寸　比照两乳头之间为8寸。

> 侧寸　从章门穴（第11肋端）至环跳穴为9寸，作为侧腹部之侧寸标准。

- 下腹部（寸＝比例＝等分）。记法：5—8—9

> 直寸　肚脐到耻骨联合为5寸。

> 横寸　比照两乳头之间为8寸。

> 侧寸　从章门穴至环跳穴为9寸，作为侧腹部侧寸之标准。

- 背腰部（寸＝比例＝等分）

> 直寸　脊椎从1到22椎，其椎棘突下（即穴位处）共21个，此可作为背部取穴直寸标准（下＝凹陷处）。因为胸椎共12个，腰椎共5个，骶椎共5个，合计22个椎，但"椎棘突下"只算到第21椎棘突下（即腰俞穴处）。"下"即指凹陷处，椎棘突下即指椎与椎间的凹陷处。

> 横寸　肩胛骨内侧最突出部分与脊椎之距离为3寸，作为背腰部取穴横寸之标准，其一半即为1.5寸。

> 侧面　从章门穴（第11肋端）至环跳穴为9寸，作为侧面取穴标准。

- 上肢部（寸＝比例＝等分）

上肢部只有直寸而无横寸，横寸必须以"指寸法"取代。

阴面：手上臂　前腋窝横纹到肘弯横纹，折作9寸（即9等分）。

手前臂　由肘弯横纹到腕横纹，折作12寸（即12等分）。

阳面：手上臂　肩髃穴到曲池穴作10寸（WHO已改为9寸）。

手前臂　肘弯横纹到腕横纹折作12寸（即12等分）。

- 下肢部（寸＝比例＝等分）

下肢部只有直寸而无横寸，横寸必须以"指寸法"取代。

阴面：大腿内侧　由耻骨上缘平齐处到股骨内上髁（就是膝关节内侧上面的高而圆的突起），折作18寸（即18等分）。

小腿内侧　由胫骨内上髁（就是膝关节内侧下面的高而圆的骨突起）到

内踝尖，折作 13 寸（即 13 等分），即阴陵泉至内踝尖为 13 寸。

阳面：大腿外侧　由股骨大转子到外犊鼻（外膝眼），折作 19 寸（即 19 等分）。

小腿外侧　由外犊鼻（外膝眼）到外踝尖，折作 16 寸（即 16 等分）。

注：1. 分寸折量法在全身各处皆有详尽的描述，但手背和足背没有规定（即手腕以下和足踝以下的部分没有规定），此时可以用"指寸法"取代来找穴。

2. 分寸折量法中直寸的一寸（一等分）和横寸的一寸（一等分），在同一人身上虽比例相同，皆为一等分，但实际长度，直寸的一寸和横寸的一寸并不相同，所以针灸找穴中，有离穴（道）而不离经（络）的辅助说法。

二、指寸法（"指"即是手指，"寸"即是度量）

这是一种以"手指"来度量找穴的方法，可分为 2 种。

（一）中指同身寸法

唐《千金要方》：男左女右，中指第一节（即是中指远心端第一节）之长度为一寸。

南宋《针灸资生经》：改用中指中节，内度两横纹相去为一节。

明《针灸大成》：男左女右，大指与中指相屈如环，取中指中节横纹上下相去长短为一寸。

优点：方便。双手万能，取穴较为灵活。

缺点：为最不正确的取穴方法。因为医生和病人的手指长度与宽度并不相同。

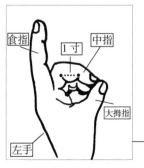

食指　1寸　中指　大拇指　左手　中指同身寸法

注：1."分寸折量法"中的"寸"是名词，寸＝比例＝等分之意。

2."指寸法"中的"寸"是动词，是指用手指来"度量"找穴之意。

3. 中指同身寸法，为《针灸资生经》与《针灸大成》所记载。

（二）指量法

"指"即是全部手指，"量"即是度量取穴之意，用与大拇指指甲根处平齐的宽度，作为 1 寸；用食指、中指两指相并的宽度，作为 1.5 寸（即二横指）；用食指、中指、无名指三指相并的宽度，作为 2 寸（即三横指）；用食指、中指、无名指、小指四指相并的宽度，作为 3 寸（即四横指）。

另外，这些方法也适用于四肢的"横寸"取穴，因为四肢用"分寸折量法"来取穴时，只有"直寸"而"横寸"取穴没有规定，因此四肢的横寸必须以"指量法"取代来找穴。

注：指量法的演变——指量法是中指同身寸法所演变而来，但为更加方便的取穴方法。临床上，中指同身寸法有其不方便的地方，例如相距 3 寸或 4 寸的穴位，找穴时较不方便，此时用"指量法"有其方便之处。

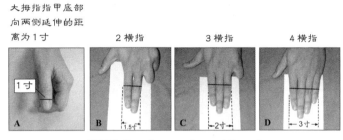

指量法的 1 寸、1.5 寸、2 寸和 3 寸

指量法为今人初学者常用的取穴方法

上面提到，指寸法是以病人的手指量取病人自己的穴位。但为了便于应用，只要医生的手指和病人的手指差不多长短、粗细，就可用医生的手指直接量取病人的穴位。但如果病人的身材过于高大或矮小或是儿童，则医生可以根据其比例适当增减之。

优点：取穴方便。因双手万能，取穴时较为灵活。

缺点：穴位不准确。此法为较不正确的找穴方法，如不方便用其他找穴方法时，才可使用"指量法"，如在手腕和足踝的穴位，须采用此"指寸法"来找穴。

三、根据人体自然标志取穴法

这是一种根据五官、肋骨、肘尖、脊椎骨、乳头、肚脐、尺骨小头、肋骨、桡骨小头、掌指关节、皮肤横纹端等自然标志，来取穴的一种取穴法。

例如：两眉的正中→印堂穴两乳头之间→膻中穴

手肘外侧横纹端→曲池穴

优点：和"分寸折量法"同为临床常用的正确取穴方法。

缺点：由于人体穴位众多，但人体的自然标志不多，所以临床上常使用此方法，来和"分寸折量法"互相搭配使用。

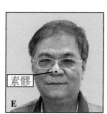
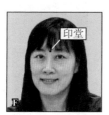
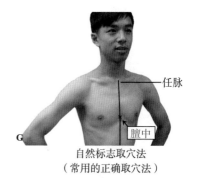

自然标志取穴法
（常用的正确取穴法）

四、根据特殊动作、姿势取穴法

这是一种根据肢体活动时，出现的皮肤横纹、肌肉、肌腱的凹陷处等特征来取穴的方法。

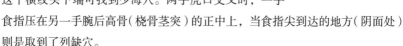

例如：屈肘成直角，手肘关节尺侧出现的横纹，在这个横纹头下端可找到少海穴。两手虎口交叉时，一手食指压在另一手腕后高骨（桡骨茎突）的正中上，当食指尖到达的地方（阴面处）则是取到了列缺穴。

优点：此为某些难找穴位的找穴方法，例如极泉，非举臂不可得之，又如龈交穴，要把上唇打开，才可找得到，在临床上的正确性，常高于"指寸法"。

缺点：此种方法比"分寸折量法"和"自然标志取穴法"显得粗糙一些。

第1章 十四经络 361 穴古今不同处的探讨

600 多年前，宋朝铸造铜人模型的优点如下。

1. 视、听教学很方便。

2. 学生实际练习很实用。

3. 其他历代王朝皆视铜人模型为"国宝"。

古今针灸名著有很多，前台湾考试主管部门规定针灸医生必考的参考书有下列几种。

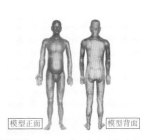

模型正面　模型背面

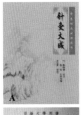

A. 明朝：《针灸大成》

　　杨继洲主编

　　内容：有十四经络 359 穴，但没有急脉（肝经），与中枢（督脉）两个穴。

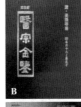

B. 清朝：《医宗金鉴》中的"刺灸心法"

　　清乾隆年间　吴谦主编

　　内容：有十四经络 357 穴，比明朝针灸大成少两穴（但有急脉、中枢）。

C. 2009 年以前：《针灸科学》

　　黄维三教授主编

　　内容：有十四经络 361 穴。

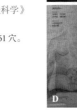

D. 2009 年以后：

　　《新篇彩图针灸学》

　　林昭庚教授主编

　　内容：根据 WHO 规定，有十四经络 361 穴，并附有穴位解剖图。

今之针灸经穴教科书与古代经穴著作粗略探讨比较。

一般而言，古代宋朝以后的针灸经穴书籍，与今相比较，都是同样以 14 条经络为主体，只有穴位的数目不同而已，说明如下。

1. 比 600 多年前的宋朝王惟一所铸造的"铜人模型"（十四经络 354 穴）增加 7 个而已（今天十四经络上的穴位，单侧总共有 361 个穴位）。

2. 比明朝杨继洲的《针灸大成》（十四经络 359 穴）多了 2 个穴。

3. 比清朝吴谦的《医宗金鉴》（十四经络 357 穴）多了 4 个穴。

正面　背面　E　宋朝354穴

F　明朝359穴

G　清朝357穴

H　1911年以后361穴

注：目前台湾医学院针灸科目必读三本书。

1. 古典针灸经穴医学名著：明朝《针灸大成》（杨继洲主编）。

2. 古典针灸经穴医学名著：清朝《医宗金鉴》书中的"刺灸心法"（吴谦主编）。

3. 现代针灸经穴名著：台湾医药大学教科书《针灸科学》（黄维三教授主编）或《新编彩图针灸学》（林昭庚教授主编）。

但现今的针灸经穴教科书中和古书籍详细探讨比较。

除了十四经络穴位的数目不同之外，其内容最大的不同处约有下列10多种不同处，依序说明如下。

1. 361穴位的名称，已有统一的规范：可使全世界的针灸经穴爱好者，研习时更容易沟通，并能促进针灸学术国际的交流。

(1) 例如：大肠经的"禾髎"，现已统称为"口禾髎"；三焦经的"和髎"，现已统称为"耳和髎"或"和髎"。

过去"禾髎"，现在改为"口禾髎"

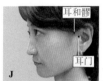
过去"和髎"，现在改为"耳和髎"或"和髎"

(2) 例如：膀胱经的"膏肓俞"，现已改为"膏肓"。

2. 361穴中，穴名相同的，都做了有效区别：以免混淆一般穴名如下。

三里是指足三里（足指下肢）

五里是指足五里（足指下肢）

通谷是指足通谷（足指下肢）

窍阴是指足窍阴（足指下肢）

临泣是指足临泣（足指下肢）

阳关是指膝阳关（腰阳关是指督脉在腰部的穴位）

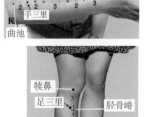

(1) 例如：大肠经的三里，叫手三里或三里（手）；胃经的三里，叫足三里

或三里（足）。

(2) 例如：大肠经的五里，叫手五里或五里（手）；肝经的五里，叫足五里或五里（足）。

(3) 例如：膀经的通谷，叫（足）通谷或通谷（足）；肾经的通谷，叫（腹）通谷或通谷（腹）。

(4) 例如：胆经头部的"窍阴"，叫窍阴（头）或（头）窍阴；胆经足部的"窍阴"，叫窍阴（足）或（足）窍阴。

(5) 例如：胆经头部的"临泣"，叫临泣（头）或（头）临泣；胆经足部的"临泣"，叫临泣（足）或（足）临泣。

3. 肺经的"天府"与"侠白""尺泽"与"孔最"之距离已有新的规定。

(1) 过去，天府侠白相距 2 寸；现在，天府侠白相距 1 寸。

(2) 过去，尺泽孔最相距 3 寸；现在，尺泽孔最相距 5 寸。

4. 有关脾经在腹部的循行位置，已有新的规定。

(1) 过去：脾经在腹部的循行，是离中行任脉 3.5 寸（两个乳头的距离为 8 寸，分 8 等分）；比较不好定位。

(2) 现在：脾经在腹部的循行，是离中行任脉 4 寸，比较好定位。两个乳头的距离为 8 寸，分 8 等分，将两个乳头拉到腹部，其距离仍为 8 寸（分 8 等分），所以与腹部中行的任脉，其距离为 4 寸，比较好定位；目前脾经在腹部的循行，是离中行任脉 4 寸，4 寸的一半即为 2 寸，为胃经在腹部循行的路线，4 寸的 1/8 即为 5 分，则为肾经在腹部的循行路线。

5. 有关膀胱经单侧 67 个穴位在"背""腰"或"腿部"的次序，已有最新的规范。

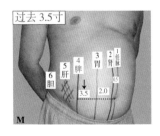
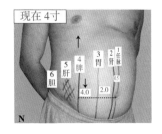

今已知有"19 个"膀胱经穴位位置的次序已有所变动，说明如下。

过去膀胱经第 36 穴为附分→现在第 36 穴为承扶。

过去膀胱经第 37 穴为魄户→现在第 37 穴为殷门。

过去膀胱经第 38 穴为膏肓→现在第 38 穴为浮郄。

过去膀胱经第 39 穴为神堂→现在第 39 穴为委阳。

过去膀胱经第 40 穴为譩譆→现在第 40 穴为委中。

过去膀胱经第 41 穴为膈关→现在第 41 穴为附分。

过去膀胱经第 42 穴为魂门→现在第 42 穴为魄户。

过去膀胱经第 43 穴为阳纲→现在第 43 穴为膏肓。

过去膀胱经第 44 穴为意舍→现在第 44 穴为神堂。

过去膀胱经第 45 穴为胃仓→现在第 45 穴为譩譆。

过去膀胱经第 46 穴为肓门→现在第 46 穴为膈关。

过去膀胱经第 47 穴为志室→现在第 47 穴为魂门。

过去膀胱经第 48 穴为胞肓→现在第 48 穴为阳纲。

过去膀胱经第 49 穴为秩边→现在第 49 穴为意舍。

过去膀胱经第 50 穴为承扶→现在第 50 穴为胃仓。

过去膀胱经第 51 穴为殷门→现在第 51 穴为肓门。

过去膀胱经第 52 穴为浮郄→现在第 52 穴为志室。

过去膀胱经第 53 穴为委阳→现在第 53 穴为胞肓。

过去膀胱经第 54 穴为委中→现在第 54 穴为秩边。

(1) 过去：膀胱经在背腰部的循行，是先由离中行督脉 1.5 寸的膀胱经，先循行至第 35 个穴（会阳），再由离中行督脉 3 寸的膀胱经，由附分（膀胱经第 36 个穴）循行至秩边穴（膀胱经第 49 个穴），然后 1.5 寸的膀胱经再与 3 寸的膀胱经，一起往下循行，经大腿的承扶穴（膀胱经第 50 穴）循行至膝后的委中穴（此时委中是膀胱经的第 54 穴）。

(2) 现在：膀胱经在背腰部的循行，是先由离中行督脉 1.5 寸的膀胱经，循行至第 35 个穴（会阳），再直接由会阳穴往下经大腿后侧的承扶、殷门、浮郄、

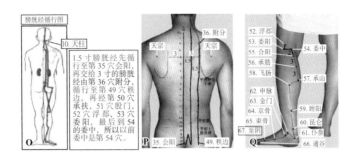

委阳至膝后的委中穴（此时委中已变成膀胱经第 40 个穴了），然后再由离中行督脉 3 寸的膀胱经，由附分（膀胱经第 41 个穴）循行至秩边穴（膀胱经第 54 个穴），再直下循行至膝后的委中，然后与委中一起往小腿肚方向循行，经足外踝的昆仑，最后到达第五足趾的至阴穴。

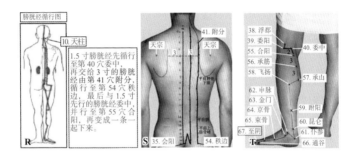

6. 有关膀胱经在头部前发际－曲差－五处－承光－通天的距离已有新的规定。

(1) 过去："五处"和"曲差"相距 1.5 寸：则"通天"到"前发际"的距离，就会变成 1.5 寸 +1.5 寸 +1.5 寸 +0.5 寸 =5 寸就如同"百会"到"前发际"的距离为 5 寸一样，临床上比较好记、好定位。

(2) 现在：如果"五处"和"曲差"相距 1.0 寸，"通天"到"前发际"的距离，就会变成 1.5 寸 +1.5 寸 +1.0 寸 +0.5 寸 =4.5 寸就和"百会"到"前发际"的距离为 5 寸不一样，则临床上比较不好记、也不好定位。

7. 膀胱经"金门"的位置，有点不同。

(1) 过去："金门穴"在申脉前下方，约 5 分的骨边处。

(2) 现在：WHO 公布的"金门穴"，在申脉前下方，约 5 分的骨边处，但看起来申脉与金门的距离超过 5 分，值得再探讨。

8. 心包经在手掌循行的路线，已有新的规定。

(1) 过去：心包经在手掌部位的循行，可循行于第 3、4 掌骨的间隙，或循行于第 2、3 掌骨的间隙，此时劳宫是位于 3、4 掌骨的间隙或 2、3 掌骨的间隙皆可。

(2) 现在：心包经在手掌部位的循行，是循行于第 3、4 掌骨的间隙，会经过大陵、劳宫与中指尖的中冲穴，此时劳宫是位于 3、4 掌骨的间隙。

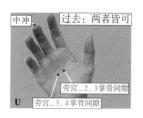
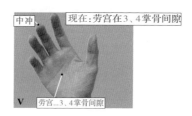

9. 胆经在头部前发际－头临泣－目窗－正营－承灵的距离已有新的规定。

(1) 过去：胆经在前头部的循行，是离中行 3 寸，要先找"承灵穴"来定位，承灵位于百会旁 3 寸（一至）（第 1 个标定点），离前发际 5 寸处（二至）（第 2 个标定点），承灵往前的穴位有正营、目窗、临泣，其距离依序为承灵 -1.5 寸 - 正营，正营 -1.5 寸 - 目窗，目窗 -1.5 寸 - 临泣，临泣 -0.5 寸 - 前发际，所以承灵与前发际的距离为 5 寸，非常清楚也较好定位。

(2) 现在：胆经在前头部的循行，承灵位于百会旁 3 寸（一至）（第 1 个标定点），离头临泣 3.5 寸处（二至）（第 2 个标定点），承灵往前的穴位有正营、目窗、临泣，其距离依序为承灵 -1.5 寸 - 正营，正营 -1 寸 - 目窗，目窗 -1 寸 - 临泣，临泣 -0.5 寸 - 前发际，所以承灵与前发际的距离为 4 寸，虽然距离清楚，但较不好定位。

(3) 注：在头部最好定位的经脉是"督脉"，督脉的百会穴（5，7）最好找穴，距离前发际 5 寸（一至），后发际 7 寸（二至）就是百会穴，而承灵穴在百会旁 3 寸，如能距离前发际 5 寸，则比较好定位，今承灵与前发际的距离为 4 寸，则较不好定位，于临床上，基于"离穴不离经"的原则，其临床治疗的效果是一样的，针灸医生不用拘泥此约束。

10. 胆经"头临泣"的位置，已有新的规定。

(1) 过去：胆经的头临泣，是位于阳白穴直上入前发际5分处，位于神庭（督脉）与头维（胃经）之间，根据头部的分寸折量法，两个头维穴的距离为9寸（9等分）（横寸），并未指出头临泣与头正中行的督脉，其距离为多少。

(2) 现在：胆经的头临泣，是位于阳白穴直上入前发际5分处，位于神庭（督脉）与头维（胃经）之间，根据头部的分寸折量法，两个头维穴的距离为9寸（9等分）（横寸），则指出头临泣与头正中行的督脉，其距离为2.25寸（头维与正中行的督脉，其距离为4.5寸，而头临泣位于头维与督脉之间，所以头临泣离中行督脉为2.25寸，即2寸2分5厘）。

(3) 注：胆经的"本神"穴，则在神庭（督脉）外3寸处。

11. 肝经"大敦"穴的位置，已有新的规定。

(1) 过去：肝经的大敦穴，在足大趾甲的后面有丛毛处。

(2) 现在：肝经的大敦穴，则在足大趾甲的外侧，以便和第4足趾外侧的胆经足窍阴相对应（足大趾甲的内侧，则属脾经的隐白穴）。

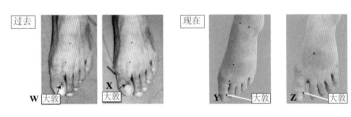

过去　　现在

W 大敦　　X 大敦　　Y 大敦　　Z 大敦

12. 四肢取穴的"分寸折量法"，已有新的规定。

(1) 过去：上肢阴面，肘横纹（尺泽）到腕横纹（太渊）的"分寸折量法"，其距离为10寸（10个等分）；上肢阳面，肘横纹（曲池）到腕横纹（阳溪）的"分寸折量法"，其距离为10寸（10个等分）。

(2) 现在：上肢阴面，肘横纹（尺泽）到腕横纹（太渊）的"分寸折量法"，其距离为12寸（12个等分）。上肢阳面，肘横纹（曲池）到腕横纹（阳溪）的"分寸折量法"，其距离为12寸（12个等分）。

13. 胸部取穴的"分寸折量法"，已有新的规定。

(1) 过去：胸部的直寸，天突到膻中为8寸（分8等分）（一个肋骨的宽度为 1.6 寸）胸部的横寸，两乳头之距离为 8 寸（分 8 等分）胸部的侧寸，章门到环跳为 9 寸（分 9 等分）。

(2) 现在：胸部的直寸，天突到膻中为 8 寸（分 8 等分）或 6.8 寸皆可（一个肋骨的宽度为 1.6 寸）胸部的横寸，两乳头之距离仍为 8 寸（分 8 等分）胸部的侧寸，章门到环跳仍为 9 寸（分 9 等分）。

(3) 注：天突←→膻中的取穴，依"分寸折量法"，其直寸有 8 寸或 6.8 寸等两种版本，本书采用 8 寸（8 等分），因为一个肋骨的宽度为 1.6 寸，6 个穴位（共 5 个间距）的距离，刚好为 1.6 寸×5=8 寸，但实际上只有 7.4 寸，因为书中天突与璇玑的距离为 1 寸而非 1.6 寸，此点是有待深入探讨的地方。

14. 五输穴中"荥穴"的位置已有新的规定。

(1) 过去：荥穴都在掌指关节或跖趾关节的前方或后方两者皆可，例如：三焦经的荥穴液门，可在四、五指缝的前方或在四、五指缝后 5 分的凹陷。另外，内庭穴（胃经）可在二、三足趾缝的前方或在二、三足趾缝后 5 分的凹陷。

(2) 现在：荥穴都在掌指关节或跖趾关节的前方。

(3) 注：事实上，荥穴在掌指关节、跖趾关节的前方或后方，都不影响在临床上的疗效。

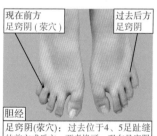

胆经
足窍阴(荥穴)：过去位于 4、5 足趾缝的前方或后方，两者皆可，现在足窍阴(荥穴)则位于 4、5 足趾缝的前方。

AA

肝经
行间(荥穴)：过去位于 1、2 足趾缝的前方或后方，两者皆可，现在行间(荥穴)则位于 1、2 足趾缝的前方。

AB

备注

1. 经穴保健与治病的临床应用：离穴不离经，临床效果都是正面的。

(1) 医生治疗常用：①针刺；②灸疗；③拔罐（含放血拔罐）；④穴位

注射。

注射物：① 5% 葡萄糖；② 0.9% 生理盐水；③维生素 B 族、B_{12}；④其他。

(2) 民众保健常用：①指压；②刮痧；③拔罐，有现代抽气罐与传统火罐等两种。

2. 穴位：穴位在皮表层是一点（穴点），穴位在皮下层则为一区域（穴区）。

3. 361 个穴位皆隐藏在下列四个地方。

(1) 肌肉肌腱的凹陷处（合谷、曲池等）。

(2) 骨之边缘（三阴交、阴陵泉等）。

(3) 骨之凹孔（上髎、次髎、攒竹等）。

(4) 有动脉应手的旁边凹陷处（太阳、太渊等）。

4. 以上十四经络 361 穴古今不同处探讨的结论。

(1) 古今都是十四条经脉，只是穴位的数目有差别 2 个、4 个或 7 个的不同而已。

(2) 穴位名字相同的（如三里、五里等）或者念法同音的（如禾髎、和髎），都做了有效的区别。

(3) 五输穴中的"荥穴"位置，都做了新规定，上肢都放在"掌指关节"前方或下肢放在"跖趾关节"的前方（"前方"即指在远心端的地方）。

(4) 其他古今不同处，则如上……从 1 至 15 条项目中所陈述的内容。

(5) 虽然有以上的不同，但只要依照"离穴不离经"与"宁失其穴（道），而勿失其经（络）"的原则，临床上保健与治病的疗效差别不大，都是正面的……因为穴位的作用 = 经脉的作用。

注：经脉是保健与治病的捷径，而穴位则是执行治病的落点，由于针灸经穴医学，已被全世界大多数人所认知与接受，所以我们对祖先所留下来针灸经穴医学的宝藏，应更加细心研习，在学术上与生活应用上，要能与国内外的研习者顺利沟通，并一起来发扬光大、造福社会。

第2章 经络在人体全身各处的分布图

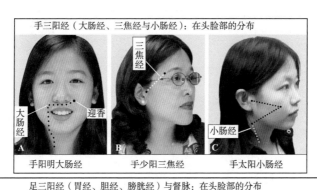

手三阳经（大肠经、三焦经与小肠经）：在头脸部的分布

三焦经

大肠经

迎香

小肠经

A 手阳明大肠经　　　B 手少阳三焦经　　　C 手太阳小肠经

足三阳经（胃经、胆经、膀胱经）与督脉：在头脸部的分布

膀胱经

督脉

胃经

胆经

D 足阳明胃经：对准瞳孔　　E 足少阳胆经：对准眼外眦　　F 足太阳膀胱经：对准眼内眦与眉毛头　　G 督脉：对准鼻尖与唇尖

注：阴经原则上循行不会上头脸，所以头脸部的疾病，例如：黑斑、面疱等，也可用阴经来治疗。
①肺经开窍于鼻。
②心包经循行历络三焦，会经过上焦的头脸部。
③心经支脉会到目。
④脾经开窍于唇，且支脉会到舌下。
⑤肝经支脉会到脸颊、眼眶与头顶。
⑥肾经支脉会到舌根。
⑦任脉支脉会循面入目，为阴脉之海，可统率六条阴经。

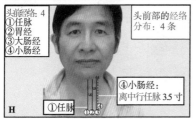

头前经络：4
①任脉
②胃经
③大肠经
④小肠经

头前部的经络分布：4条

④小肠经：离中行任脉3.5寸

H ①任脉

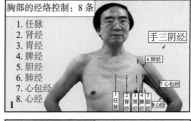

胸部的经络控制：8条

1. 任脉
2. 肾经
3. 胃经
4. 脾经
5. 胆经
6. 肺经
7. 心包经
8. 心经

手三阴经

6肺经
7心包经
8心经

1任脉 2肾经 3胃经 4脾经 5胆经

I

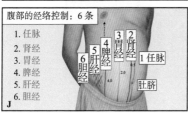

腹部的经络控制：6条

1. 任脉
2. 肾经
3. 胃经
4. 脾经
5. 肝经
6. 胆经

6胆经 5肝经 4脾经 3胃经 2肾经 1任脉

肚脐

J

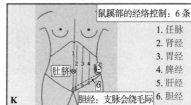

鼠蹊部的经络控制：6条

1. 任脉
2. 肾经
3. 胃经
4. 脾经
5. 肝经
6. 胆经

肚脐

胆经：支脉会绕毛际

K

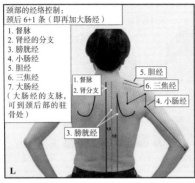

颈部的经络控制：
颈后 6+1 条（即再加大肠经）
1. 督脉
2. 肾经的分支
3. 膀胱经
4. 小肠经
5. 胆经
6. 三焦经
7. 大肠经
（大肠经的支脉，可到颈后部的驻骨处）

1. 督脉
2. 肾分支
3. 膀胱经
5. 胆经
6. 三焦经
4. 小肠经

L

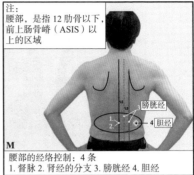

注：
腰部，是指 12 肋骨以下，前上肠骨嵴（ASIS）以上的区域

3. 膀胱经
1. 督脉
2. 肾经的分支
4. 胆经

M

腰部的经络控制：4 条
1. 督脉 2. 肾经的分支 3. 膀胱经 4. 胆经

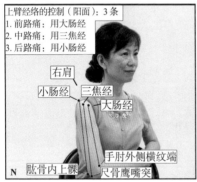

上臂经络的控制（阳面）：3 条
1. 前路痛，用大肠经
2. 中路痛，用三焦经
3. 后路痛，用小肠经

右肩

小肠经　三焦经

大肠经

手肘外侧横纹端

N　肱骨内上髁　尺骨鹰嘴突

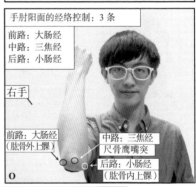

手肘阳面的经络控制：3 条

前路：大肠经
中路：三焦经
后路：小肠经

右手

前路：大肠经
（肱骨外上髁）

中路：三焦经
尺骨鹰嘴突

后路：小肠经
（肱骨内上髁）

O

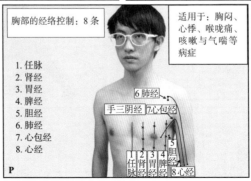

胸部的经络控制：8 条

适用于：胸闷、心悸、喉咙痛、咳嗽与气喘等病症

1. 任脉
2. 肾经
3. 胃经
4. 脾经
5. 胆经
6. 肺经
7. 心包经
8. 心经

6 肺经
手三阴经　7 心包经
5 胆经
1 任脉　2 肾经　3 胃经　4 脾经　8 心经

P

手前臂阳面的经络控制：3 条		
前路：大肠经	中路：三焦经	后路：小肠经

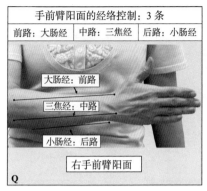

大肠经：前路
三焦经：中路
小肠经：后路

右手前臂阳面

Q

手前臂阴面的经络控制：3 条		
前路：肺经	中路：心包经	后路：心经

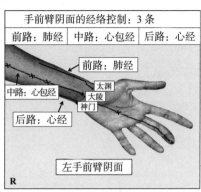

前路：肺经
中路：心包经
太渊
大陵
神门
后路：心经

左手前臂阴面

R

手指的经络控制：6 条

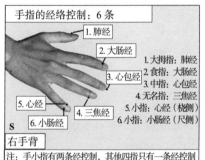

1.肺经
2.大肠经
3.心包经
5.心经
4.三焦经
6.小肠经

1.大拇指：肺经
2.食指：大肠经
3.中指：心包经
4.无名指：三焦经
5.小指：心经（桡侧）
6.小指：小肠经（尺侧）

S

右手背

注：手小指有两条经控制，其他四指只有一条经控制

大腿部的经络控制（阳面）：3 条

1.前路：胃经

2.中路：胆经

3.后路：膀胱经

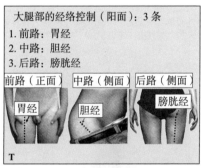

前路（正面）　中路（侧面）　后路（侧面）

胃经　胆经　膀胱经

T

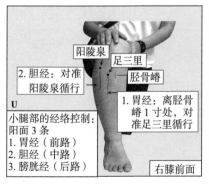

阳陵泉
足三里
2.胆经：对准
阳陵泉循行
胫骨嵴
1.胃经：离胫骨
嵴1寸处，对
准足三里循行

U

小腿部的经络控制：
阳面 3 条
1.胃经（前路）
2.胆经（中路）
3.膀胱经（后路）

右膝前面

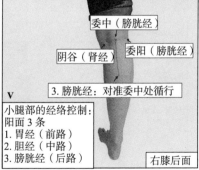

委中（膀胱经）
委阳（膀胱经）
阴谷（肾经）
3.膀胱经：对准委中处循行

V

小腿部的经络控制：
阳面 3 条
1.胃经（前路）
2.胆经（中路）
3.膀胱经（后路）

右膝后面

膝痛的治疗：最好用经络治疗（足三阳与足三阴），共 6 条

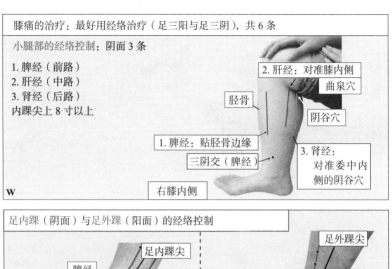

小腿部的经络控制：阴面 3 条

1. 脾经（前路）
2. 肝经（中路）
3. 肾经（后路）
内踝尖上 8 寸以上

2. 肝经：对准膝内侧
    曲泉穴

胫骨

阴谷穴

1. 脾经：贴胫骨边缘

三阴交（脾经）

3. 肾经：
    对准委中内
    侧的阴谷穴

W

右膝内侧

足内踝（阴面）与足外踝（阳面）的经络控制

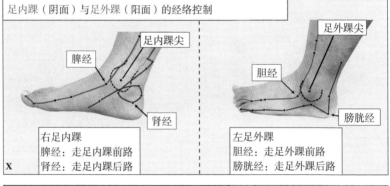

足内踝尖

足外踝尖

脾经

胆经

肾经

膀胱经

右足内踝
脾经：走足内踝前路
肾经：走足内踝后路

左足外踝
胆经：走足外踝前路
膀胱经：走足外踝后路

X

足趾部的经络控制：6 条

注：

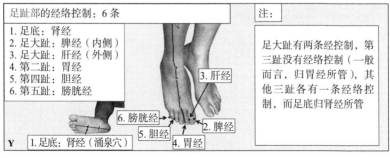

1. 足底：肾经
2. 足大趾：脾经（内侧）
3. 足大趾：肝经（外侧）
4. 第二趾：胃经
5. 第四趾：胆经
6. 第五趾：膀胱经

足大趾有两条经控制，第
三趾没有经络控制（一般
而言，归胃经所管），其
他三趾各有一条经络控
制，而足底归肾经所管

3. 肝经

6. 膀胱经
5. 胆经
2. 脾经
4. 胃经

Y 1. 足底：肾经（涌泉穴）

第3章 十四经络循行图与其上 361 个穴位

❑ 手太阴肺经：LU 1 ～ LU 11

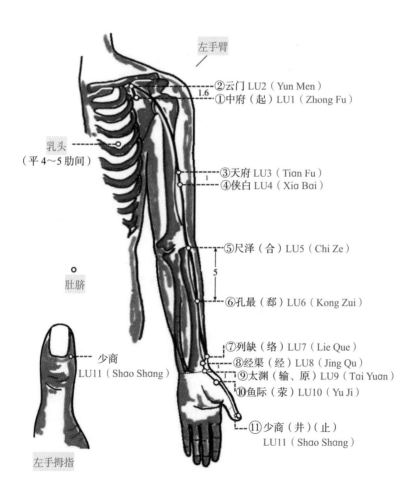

左手臂

②云门 LU2（Yun Men）
①中府（起）LU1（Zhong Fu）
1.6

乳头
（平 4～5 肋间）

③天府 LU3（Tian Fu）
④侠白 LU4（Xia Bai）
1

⑤尺泽（合）LU5（Chi Ze）
5

肚脐

⑥孔最（郄）LU6（Kong Zui）

少商
LU11（Shao Shang）

⑦列缺（络）LU7（Lie Que）
⑧经渠（经）LU8（Jing Qu）
⑨太渊（输、原）LU9（Tai Yuan）
⑩鱼际（荥）LU10（Yu Ji）

⑪少商（井）（止）
LU11（Shao Shang）

左手拇指

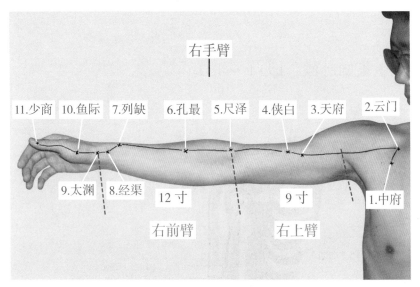

右手臂

11.少商　10.鱼际　7.列缺　6.孔最　5.尺泽　4.侠白　3.天府　2.云门

9.太渊　8.经渠

12寸

9寸

1.中府

右前臂

右上臂

手太阴肺经经穴（单侧 11 穴）

肺经之循行：由胸走到拇指，寅时（3—5 时，早上鸡叫时）。

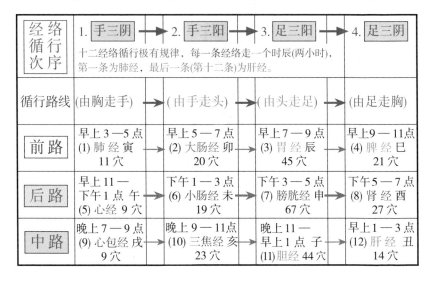

经络循行次序	1. **手三阴** ➡	2. **手三阳** ➡	3. **足三阳** ➡	4. **足三阴**
	十二经络循行极有规律，每一条经络走一个时辰(两小时)，第一条为肺经，最后一条(第十二条)为肝经。			
循行路线	(由胸走手) ➡	(由手走头) ➡	(由头走足) ➡	(由足走胸)
前路	早上 3—5 点 (1) 肺经 寅 11 穴 ➡	早上 5—7 点 (2) 大肠经 卯 20 穴 ➡	早上 7—9 点 (3) 胃经 辰 45 穴 ➡	早上 9—11 点 (4) 脾经 巳 21 穴
后路	早上 11—下午 1 点 午 (5) 心经 9 穴 ➡	下午 1—3 点 (6) 小肠经 未 19 穴 ➡	下午 3—5 点 (7) 膀胱经 申 67 穴 ➡	下午 5—7 点 (8) 肾经 酉 27 穴
中路	晚上 7—9 点 (9) 心包经 戌 9 穴 ➡	晚上 9—11 点 (10) 三焦经 亥 23 穴 ➡	晚上 11—早上 1 点 子 (11) 胆经 44 穴 ➡	早上 1—3 点 (12) 肝经 丑 14 穴

手太阴肺经经穴：

左为穴位图，右为穴位取法

循行方向：由胸走手至拇指

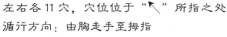

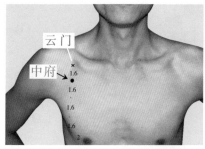

• 中府（Zhong Fu）LU 1
（起穴、募穴）

1. 乳头外2寸（一至），往上三肋间（二至）
2. 云门穴下1.6寸处。

中府为十四条经中，第一条肺经的第一个穴经11个穴中以"府"为穴名的有：中府与天府。

注：一个肋骨的宽度为1.6寸。

主治：咳嗽、气喘、咽喉痛、胸痛、肩背痛、腹胀、呕逆。

• 云门（Yun Men）LU 2

1. 双手叉腰（一至），肩膀往前倾（二至）锁骨外侧下方的最凹处（三至）。
2. 中府穴上1.6寸。

肺经11个穴中最危险的穴位，是位在胸部的中府与云门（因其下有肺脏）。

注：胸部的穴位，都位于肋间肌肉的凹陷处或肋骨之边缘。

主治：咳嗽、气喘、胸痛、肩背痛。

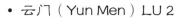

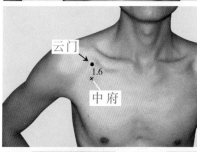

• 天府（Tian Fu）LU 3

1. 手臂伸直掌心向上（一至），鼻尖点墨汁（二至），鼻尖与手臂自然相碰之处，是天府穴（三至）。
2. 手臂贴胸壁，天府与乳头一样高的地方（在阴面）。

主治：气喘、鼻衄（鼻出血）、吐血、中风、目眩、善忘、上臂内侧痛。

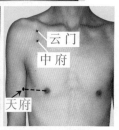

• 侠白（Xia Bai）LU 4

1. 乳头点墨汁，手臂抱胸、乳头墨汁碰到手臂之处（男人用此法找穴，比较不方便）。
2. 天府下1寸（一至），对准尺泽穴（二至）。

古书云：天府与侠白主治坐骨神经痛，乃因相应部位一手上臂对应大腿部位，或金（肺与大肠）生水（肾与膀胱）之故。

主治：咳嗽、气短、干呕、心痛、上臂内侧痛。

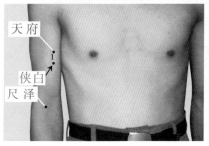

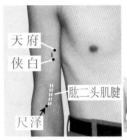

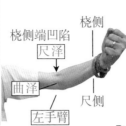

• 尺泽（Chi Ze）LU 5
（合穴）

1. 屈肘握拳（一至），手肘肱二头肌肌腱的桡侧端凹陷处（二至）是尺泽。
2. 尺侧端四陷处是曲泽（心包经）。

肘横纹（尺泽）到腕横纹（太渊）的分寸折量法，其距离为 12 寸（12 个等分）。

主治：咳嗽、咽喉痛、发热、肘臂痛。

• 孔最（Kong Zui）LU 6
（郄穴）

1. 尺泽下 5 寸（一至），对准太渊（二至）。
2. 太渊上 7 寸（一至），对准尺泽（二至）。

临床上"郄穴"常用于急性病的治疗，非常安全的（因其下没有脏腑）。

分寸折量法中的"寸"为名词，是依比例来取穴的意思。

主治：咳嗽、咽喉痛、咳血、头痛、颈项痛、胸痛、肘臂痛、痔疮。

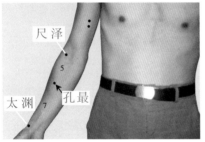

• 列缺（Lie Que）LU 7
（络穴、通任脉）

两虎口交叉（一至），食指盖住桡骨茎突（二至），食指尖所到之阴面处，是列缺穴（三至）。

列缺通任脉，为八脉交会穴之一，有补气升阳作用，约在腕上 1.5 寸的阴面处。

主治：咳嗽、咽喉痛、口眼㖞斜。

可治高血压、紧张性、感冒与落枕的后头痛。对气虚的过敏性鼻炎、胃、膀胱与子宫下垂、常有辅助的作用。

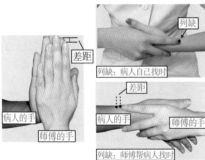

• 经渠（Jing Qu）LU 8
（经穴）

太渊上 1 寸（一至），对准尺泽（二至）（寸＝比例＝等分）。

临床上经渠是足内踝扭伤的常用穴（相应部位）。

上肢阴面的取穴，用"分寸折量法"。

主治：咳嗽、气喘、咽喉痛、胸背痛、手腕痛、掌中热。

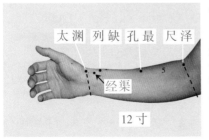

正确找穴：至少要"二至"以上，"一至"指第一个标定点，"二至"指第二个标定点

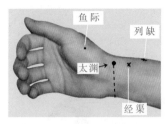

• 太渊（Tai Yuan）LU 9
（输穴、原穴、八会穴之一）

1. 微握拳，手腕横纹（一至），其桡侧端凹陷处，是太渊穴（二至）。
2. 中医生把脉时，寸、关、尺之寸部，是太渊穴。

临床上太渊是偏头痛的特效穴（脉会太渊），如古书云：太渊主治及偏正（头痛），重泻太渊无不应。

主治：咳嗽、气喘、咽喉痛、胸背痛、无脉症、手腕无力疼痛。

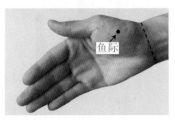

• 鱼际（Yu Ji）LU 10
（荥穴）

1. 太渊下1寸（一至），肌肉的凹陷处（二至）。
2. 第一掌骨中间（一至），骨之边缘（二至）。
3. 鱼际区、肌肉最高处或赤白肉际处。

古人：常将鱼际穴用于小孩子肠胃消化不良的治疗。
　　手腕以下的取穴法，要用"指寸法"。

主治：咳嗽、咽喉痛、发热、腕痛、肘挛、掌心热。

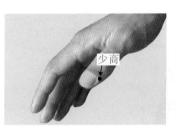

• 少商（Shao Shang）LU 11
（井穴、十三鬼穴之一）

拇指桡侧端（一至），距离指甲角约一分处，如韭叶（二至），即很靠近指甲角的意思。
十三鬼穴在上肢部有四个：①少商；②大陵；③劳宫；④曲池。
临床上少商配关冲（三焦经井穴）放血，常用于上焦风火，例如喉咙痛、面颊与发热的辅助治疗。

主治：咳嗽、咽喉痛、中风昏迷、抽筋。

备注：经脉的作用 = 穴位的作用，肺经11穴的主治作用，同肺经循行路线的主治功能。

1. 根据肺经之循行地方与"经之所过，主治所在"的原则，以上穴位皆可主治：鼻子、喉咙、气管、心、肺、皮肤、肠胃疾病、痔疮，肩膀前路、上肢内面前路与手拇指等处之疾病（因肺主皮毛，又与大肠相表里，因此对预防感冒与治疗痔疮，肺经都是选项之一）。

2. 根据古人经验，禁针穴有35穴，禁灸穴有45穴。

3. 本经（肺经）之禁针穴有云门（此穴是不可针深穴）。

4. 本经（肺经）之禁灸穴有天府、经渠、鱼际、少商。

5. 以上禁针穴与禁灸穴，在临症时可作为参考用，不要拘泥不变。

6.《针灸科学》过去之尺寸，其肘横纹至腕横纹之距离为10寸（10等分之意），而大陆书籍则为12寸，基于"离穴不离经"及"宁失其穴而勿失其经"之原则，读者们不必担心。

7. 本书的肺经循行，从肘横纹到腕横纹，其距离以12寸（12等分）为主。

手阳明大肠经：LI 1 ~ LI 20

注：三里与五里
1. 手三里与手五里（属大肠经）
2. 足三里（属胃经）
3. 足五里（属肝经）

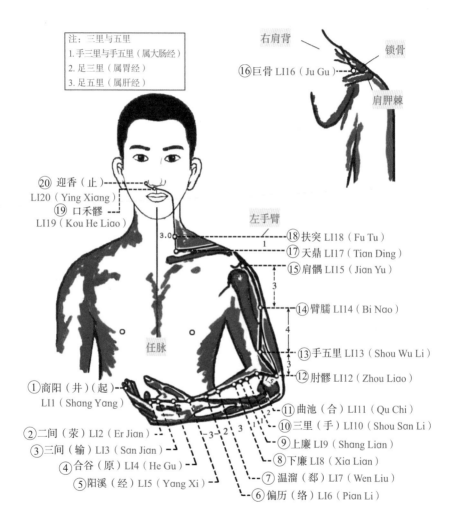

右肩胛　锁骨
⑯巨骨 LI16（Ju Gu）
肩胛棘

⑳ 迎香（止）
LI20（Ying Xiang）
⑲ 口禾髎
LI19（Kou He Liao）

左手臂

3.0

⑱扶突 LI18（Fu Tu）
⑰天鼎 LI17（Tian Ding）
⑮肩髃 LI15（Jian Yu）
⑭臂臑 LI14（Bi Nao）
⑬手五里 LI13（Shou Wu Li）
⑫肘髎 LI12（Zhou Liao）

任脉

①商阳（井）（起）
LI1（Shang Yang）

②二间（荥）LI2（Er Jian）
③三间（输）LI3（San Jian）
④合谷（原）LI4（He Gu）
⑤阳溪（经）LI5（Yang Xi）

⑪曲池（合）LI11（Qu Chi）
⑩三里（手）LI10（Shou San Li）
⑨上廉 LI9（Shang Lian）
⑧下廉 LI8（Xia Lian）
⑦温溜（郄）LI7（Wen Liu）
⑥偏历（络）LI6（Pian Li）

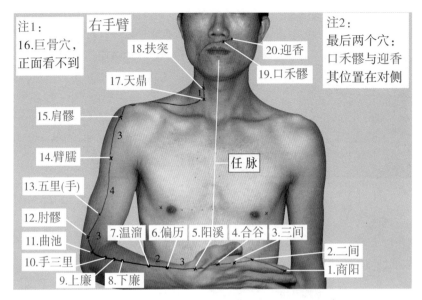

注1：
16.巨骨穴，正面看不到

右手臂

18.扶突
17.天鼎
15.肩髃
14.臂臑
13.五里(手)
12.肘髎
11.曲池
10.手三里
9.上廉
8.下廉

20.迎香
19.口禾髎

任脉

注2：
最后两个穴：口禾髎与迎香其位置在对侧

7.温溜　6.偏历　5.阳溪　4.合谷　3.三间
2.二间
1.商阳

手阳明大肠经经穴（单侧 20 穴）

大肠经之循行：由手食指走头，到鼻旁迎香穴，卯时（5—7 时）。

注

1. 肘横纹到腕横纹，阴面、阳面其距离都是 10 寸（过去）。

2. 肘横纹到腕横纹，阴面、阳面其距离都是 12 寸（现在）。

3. 于临床上，根据宁失其穴（道），而勿失其经（络）之。离穴不离经的原则，大肠经在手前臂的穴位，如偏历、温溜、下廉、上廉、手三里的取穴，虽然多少会有点出入，但在临床上的效果是一样的。

4. 大肠经最后两个穴（口禾髎与迎香）在对侧，与其他的经络（几乎所有的穴位都在同侧）有所不同，尚请读者注意。

5. 大肠经单侧 20 穴中，只有巨骨穴正面看不到。

手阳明大肠经经穴：

左为穴位图，右为穴位取法

左右各 20 穴，穴位位于 "↖" 所指之处

循行方向：由手食指走头至鼻旁

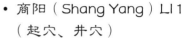

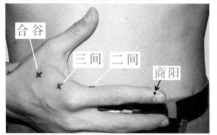

合谷

三间　二间

商阳

合谷　二间　商阳

二间

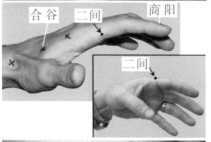

二间

三间

合谷

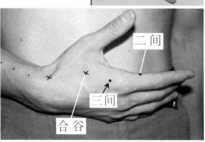

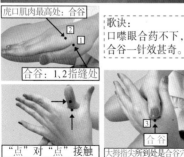

虎口肌肉最高处：合谷

2

1

歌诀：
口噤眼合药不下，
合谷一针效甚奇。

合谷：1、2指缝处

"点" 对 "点" 接触

3

合谷

大拇指尖所到处是合谷穴

- ## 商阳（Shang Yang）LI 1
  ## （起穴、井穴）

食指桡侧端（一至），距指甲角一分处（二至），如韭叶。

临床上治疗上焦的疾病，例如：头痛、发热，可用商阳、少商与关冲放血，常有辅助治疗的作用。

主治：咽喉肿痛、胸满、喘咳、热病、汗不出、中风昏迷。

- ## 二间（Er Jian）LI 2
  ## （荥穴）

1.第二掌指关节前方凹陷处（一至），骨之边缘（二至）。

2.另一取法：食指腹面，近心端横纹的桡侧端骨处，是二间穴。

注："二间"一定位于指骨边。

主治：咽喉肿痛、牙痛、鼻衄、口眼㖞斜、肩背痛。

- ## 三间（San Jian）LI 3
  ## （输穴）

1.第二掌指关节后方凹陷处（一至），骨之边缘（二至）。

2.另一取法：由合谷穴往食指方向，向前推至骨边处，是三间穴。

注："三间"一定位于第二掌骨边。

主治：眼痛、三叉神经痛、咽喉痛、牙痛、鼻衄、手指及手背肿痛。

- ## 合谷（He Gu）LI 4
  ## （原穴、回阳九针穴之一）

1.手拇指与食指两指并拢（一至），其横纹端处（二至）。

2.位于第1、2掌骨间的肌肉最高处。

3.拇指指腹横纹中点，对准另一手虎口的中点，拇指往前压，拇指指尖是合谷穴。

主治：头痛、目痛、咽喉痛、牙痛、鼻衄、感冒、中风、颜面神经麻痹。

正确找穴：至少要"二至"以上，"一至"指第一个标定点，"二至"指第二个标定点

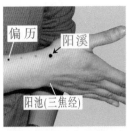 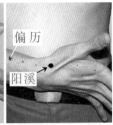

• 阳溪（Yang Xi）LI 5
（经穴）

拇指往上翘（一至），拇指后面，两条筋中间凹陷处（二至），约在手背横纹上（三至）。

阳溪（大肠经）、阳池（三焦经）与阳谷（小肠经）三穴约略同高。

主治：头痛、目痛、咽喉痛、牙痛、耳鸣、热病烦心、癫狂、腕痛。

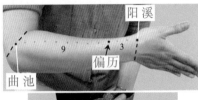

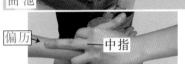

• 偏历（Pian Li）LI 6
（络穴）

1.阳溪上三寸（一至），对准曲池（二至）。

2.两虎口交叉（一至），中指盖住桡骨茎突（二至），中指尖所到之阳面处，是偏历（三至）。

主治：咽喉痛、牙痛、流鼻血、前臂神经痛、面神经麻痹、汗不出。

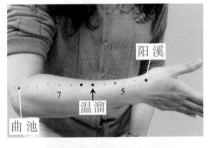

• 温溜（Wen Liu）LI 7
（郄穴）

1.阳溪上 5 寸（一至），对准曲池（二至）。

2.曲池下 7 寸（一至），对准阳溪（二至）。

临床上"郄穴"常用于急性病的治疗，非常安全（因其下没有脏腑）。

主治：头痛、咽喉痛、腹鸣、腹痛、肩背痛。

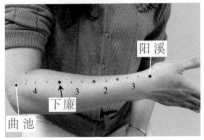

• 下廉（Xia Lian）LI 8

1.曲池下 4 寸（一至），对准阳溪（二至）。

2.阳溪上 8 寸（一至），对准曲池（二至）。

临床上，下廉少用，常被阳溪、偏历、曲池取代。

肘横纹（曲池）到腕横纹（阳溪）的分寸折量法，其距离为 12 寸（12 等分）。

主治：头痛、眩晕、目痛、腹痛、消化不良、肘臂痛、乳腺炎。

正确找穴：至少要"二至"以上，"一至"指第一个标定点，"二至"指第二个标定点

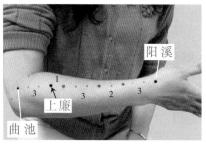

• 上廉（Shang Lian）LI 9

1. 曲池下 3 寸（一至），对准阳溪（二至）。
2. 阳溪上 9 寸（一至），对准曲池（二至）。
临床上上廉少用，常被阳溪、偏历、曲池取代。
肘横纹（曲池）到腕横纹（阳溪）的分寸折量法，
其距离为 12 寸（12 等分）。

主治：头痛、咽痛、手足麻木、半身不遂、腹痛、腹泻、腹鸣。

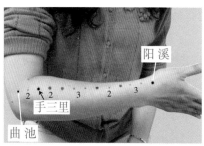

• 手三里（Shou San Li）LI 10

1. 曲池下 2 寸（一至），对准阳溪（二至）。
2. 阳溪上 10 寸（一至），对准曲池（二至）。
注：足三里（胃经）在膝盖下，手三里（大肠经）在手肘下。

主治：齿痛、眼目诸疾、颊肿、手臂麻木、肘挛不伸、腹胀、吐泻。

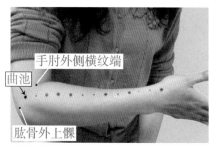

• 曲池（Qu Chi）LI 11
（合穴、十三鬼穴之一）

1. 屈肘拱胸（一至），手肘外侧横纹端（二至）。
2. 手肘外侧横纹端（一至），与肱骨外上髁连线的中点（二至）。
十三鬼穴在上肢部有四个：①少商；②大陵；③劳宫；④曲池。
注：曲池的取穴，是根据特殊姿势动作法。

主治：咽喉痛、牙痛、目赤痛、上肢不遂、手肘无力、腹痛、吐泻、月经不调。

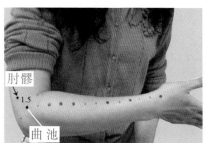

• 肘髎（Zhou Liao）LI 12

曲池斜外 1.5 寸（一至），骨之边缘（二至）。
曲池与肘髎，都是治疗网球肘的局部常用穴。
"肘髎"一定在手上臂或手肘边，不会在手前臂，临床上一般人只知道用曲池而不知道用肘髎。
注："髎"为凹陷处，为穴位的名称。
　　"髁"为凸起高骨，为解剖的名称。

主治：肘臂痛、麻木、昏迷、嗜卧。

正确找穴：至少要"二至"以上，"一至"指第一个标定点，"二至"指第二个标定点

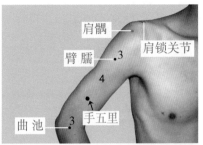

● 手五里（Shou Wu Li）LI 13

1. 曲池上 3 寸（一至），对准肩髃（二至）。
2. 肩髃下 7 寸（一至），对准曲池（二至）。
临床上手五里少用，常被肩髃、曲池取代。
足五里为肝经，位在大腿内侧。
肩髃到肘横纹（曲池）的分寸折量法，为 10 寸（为 10 等分之意）。
主治：肺炎、咳嗽、吐血、肘臂挛急、嗜卧、手上臂痛、五十肩。

● 臂臑（Bi Nao）LI 14

1. 肩髃下 3 寸（一至），对准曲池（二至）。
2. 曲池上 7 寸（一至），对准肩髃（二至）。
简易取法：肩三角肌下缘的前方凹陷处称"臂臑"（大肠经），后方凹陷处称"臑会"（三焦经）。
主治：肩臂痛无力、颈项拘急。

肩痛局部常用的 5 个穴：
1. 肩前（经外奇穴）
2. 肩髃（大肠经）
3. 肩内陵（经外奇穴）
4. 肩髎（三焦经）
5. 臑俞（小肠经）

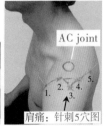

肩痛：针刺 5 穴图

● 肩髃（Jian Yu）LI 15

1. 锁骨肩峰端（一至），前下约 1.5 寸（二至），对准曲池处（三至）。
2. 握拳手臂往上举，当肩峰前下方之凹窝。
临床上"肩髃"是治疗五十肩的局部常用要穴。
肩三穴：常指肩髃（大肠经）、肩髎（三焦经）与臑俞（小肠经）。
肩髃可依"特殊姿势动作法"来取穴。
主治：肩臂疼痛、半身不遂、头痛。

巨骨在后面，正面看不到
肩髃在前面，正面看得到

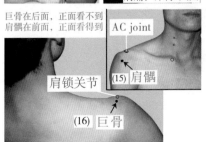

● 巨骨（Ju Gu）LI 16

肩峰后方，锁骨与肩胛棘交界之凹陷处（一至），骨之边缘（二至）。
临床上"巨骨"是治疗五十肩的局部常用要穴（病在下，可取之上），用短针朝手臂方向扎针，才会比较安全。
注：大肠经 20 穴中，只有本穴巨骨在后面，于正面是看不到的。
主治：肩臂疼痛、惊痫、吐血。

正确找穴：至少要"二至"以上，"一至"指第一个标定点，"二至"指第二个标定点

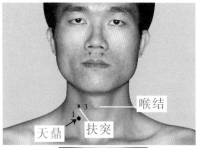

• 天鼎（Tian Ding）LI 17

喉结外 3 寸（扶突穴）（一至），往下 1 寸（二至）。

大肠经 20 个穴中最危险的穴位，是位在颈部的天鼎与扶突（因其下有气管与食管）。

临床上，天鼎少用，常被扶突取代。

头脸部之分寸折量法，前后发际之距离为 12 寸（直寸），左右头维的距离为 9 寸（横寸）。

主治：咽喉肿痛、咽下困难、声音沙哑。

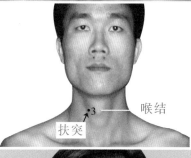

• 扶突（Fu Tu）LI 18

喉结外 3 寸（一至），肌肉的凹陷处（二至）。

两头维的距离为 9 寸（寸＝比例＝等分）。

大肠经在颈部，要先找扶突穴，才能方便其他穴位的定位。

喉结旁 1.5 寸为人迎（胃经），3 寸为扶突（大肠经），3.5 寸为天窗（小肠经）。

注：扶突穴在气舍穴上 1.5 寸。

主治：咳嗽、喘息、咽喉痛、斜颈。

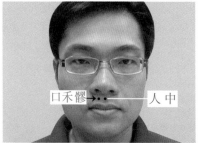

• 口禾髎（Kou He Liao）LI 19

鼻下沟，上 1/3 处（人中穴）（一至），其人中穴旁 5 分的凹陷处（二至）。

人中＝水沟，为十三鬼穴之一。

大肠经第 19 穴，过去称"禾髎"，现在称"口禾髎"。

主治：急性鼻炎、鼻塞、嗅觉退化、口眼㖞斜。

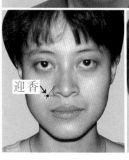 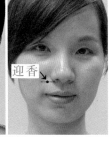

• 迎香（Ying Xiang）LI 20

1.鼻翼旁 5 分（一至），在法令纹上（二至）。

2.鼻翼与法令纹连线（一至），其中点处是迎香穴（二至）。

注：迎香与巨髎（胃经）、颧髎（小肠经）三穴约略同高。

迎香穴在禾髎上 1 寸。

主治：急性鼻炎、鼻塞、嗅觉退化、面瘫如虫走、口眼歪斜、三叉神经痛。

备注：经脉的作用＝穴位的作用，大肠经20穴的主治作用，同大肠经循行路线的主治功能。

1. 根据大肠经之循行地方与"经之所过，主治所在"的原则，以上穴位皆可主治鼻子、嘴唇、牙齿（下牙齿）、颈部侧面（距离任脉3寸处）、肩膀阳面前路、手肘阳面前路、手臂阳面前路、食指阳面等部位的疾病（例如五十肩、网球肘、妈妈手与食指扳机指）。

2. 根据古人经验，禁针穴有35穴，禁灸穴有45穴。

3. 本经（大肠经）之禁针穴有手五里（此穴是绝对禁针穴），合谷（此穴是孕妇禁针穴）。

4. 本经（大肠经）之禁灸穴有迎香，另一穴口禾髎为《针灸大成》中所载的禁灸穴之一。

5. 大肠经之循行，从手横纹到腕横纹，其距离本书以12寸（12等分）为主。

6. 大肠经第19个穴，过去叫做"禾髎"两个字，现在则称为"口禾髎"三个字，以便和三焦经的"和髎"穴加以区别。

7. 上肢阴面：从前腋窝横纹到肘横纹，为9寸（即分9等分）。

　　上肢阳面：从肩髃到曲池，为10寸（即分10等分）。

大陆与WHO的书籍，上肢阳面的取穴，常用阴面的尺寸——9寸，来找穴；本书上肢阳面的取穴，则依照10寸（即分10等分）来找穴，穴位的位置比较不会失真，事实上根据"宁失其穴而勿失其经"的原则，临床上的效果都是一样的，读者不必拘泥。

㊟ 常用找穴的方法有下列四种

1. 分寸折量法（寸＝比例＝等分）：又叫"骨度法"，是依照人体比例取穴，为最正确的取穴法；做学术研究时常用此法；多个穴位一起找穴时，要用此法，才会正确。

2. 指寸法（寸＝度量）：是最方便但最不正确的找穴方法（因为双手万能，极为方便，但医生的手与病人的手，其宽度是不一样的，所以是最不正确的）。指寸常用于演讲时；单一穴的找穴时；四肢横寸的取穴时；足踝、手腕以下的找穴需用它。常分二种：中指同身寸法和指量法。

3. 自然标志取穴法：如印堂穴、素髎穴的找法。

4. 特殊姿势动作取穴法：如列缺穴、曲池穴的找法。

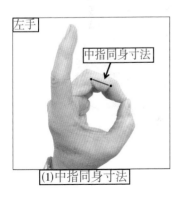

(1)中指同身寸法

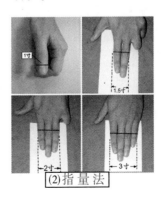

(2)指量法

❑ 足阳明胃经：ST 1 ~ ST 45

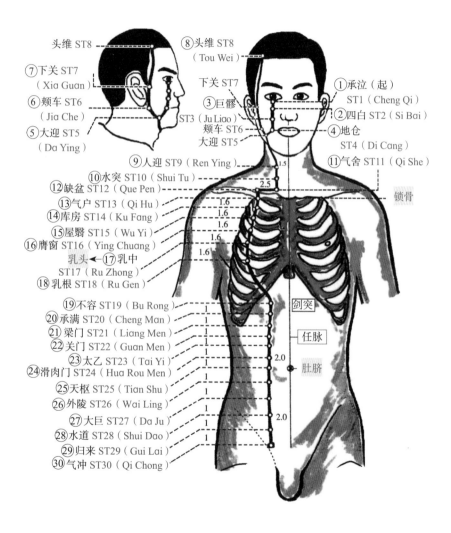

头维 ST8

⑧头维 ST8（Tou Wei）

⑦下关 ST7（Xia Guan）

下关 ST7

⑥颊车 ST6（Jia Che）

③巨髎 ST3（Ju Liao）

①承泣（起）ST1（Cheng Qi）

②四白 ST2（Si Bai）

⑤大迎 ST5（Da Ying）

颊车 ST6

④地仓 ST4（Di Cang）

大迎 ST5

⑨人迎 ST9（Ren Ying）

⑪气舍 ST11（Qi She）

⑩水突 ST10（Shui Tu）

锁骨

⑫缺盆 ST12（Que Pen）

⑬气户 ST13（Qi Hu）

⑭库房 ST14（Ku Fang）

⑮屋翳 ST15（Wu Yi）

⑯膺窗 ST16（Ying Chuang）

乳头 ←⑰乳中 ST17（Ru Zhong）

⑱乳根 ST18（Ru Gen）

⑲不容 ST19（Bu Rong）

剑突

⑳承满 ST20（Cheng Man）

㉑梁门 ST21（Liang Men）

任脉

㉒关门 ST22（Guan Men）

㉓太乙 ST23（Tai Yi）

㉔滑肉门 ST24（Hua Rou Men）

肚脐

㉕天枢 ST25（Tian Shu）

㉖外陵 ST26（Wai Ling）

㉗大巨 ST27（Da Ju）

㉘水道 ST28（Shui Dao）

㉙归来 ST29（Gui Lai）

㉚气冲 ST30（Qi Chong）

1.5　2.5　1.6　1.6　1.6　1.6　1.6　1　1　1　1　1　1　1　1　1　2.0　2.0

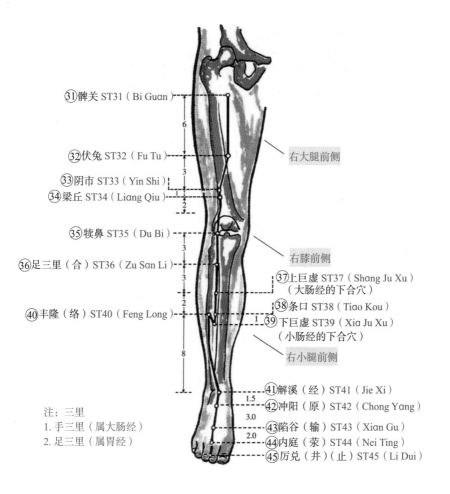

㉛髀关 ST31（Bi Guan）

6

㉜伏兔 ST32（Fu Tu）

右大腿前侧

3

㉝阴市 ST33（Yin Shi）

㉞梁丘 ST34（Liang Qiu）

2

㉟犊鼻 ST35（Du Bi）

3

右膝前侧

㊱足三里（合）ST36（Zu San Li）

3

㊲上巨虚 ST37（Shang Ju Xu）
（大肠经的下合穴）

2

㊳条口 ST38（Tiao Kou）

㊵丰隆（络）ST40（Feng Long）

1

㊴下巨虚 ST39（Xia Ju Xu）
（小肠经的下合穴）

右小腿前侧

8

㊶解溪（经）ST41（Jie Xi）

1.5

㊷冲阳（原）ST42（Chong Yang）

3.0

㊸陷谷（输）ST43（Xian Gu）

注：三里
1. 手三里（属大肠经）
2. 足三里（属胃经）

2.0

㊹内庭（荥）ST44（Nei Ting）

㊺厉兑（井）（止）ST45（Li Dui）

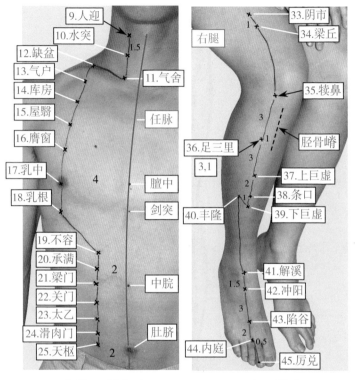

9.人迎
10.水突
1.5
12.缺盆
13.气户
14.库房
11.气舍
15.屋翳
任脉
16.膺窗
17.乳中
4
膻中
18.乳根
剑突
19.不容
20.承满
21.梁门
2
中脘
22.关门
23.太乙
24.滑肉门
肚脐
25.天枢
2

（胸、腹部）

33.阴市
右腿
1
34.梁丘
35.犊鼻
3
36.足三里
1
胫骨嵴
3,1
3
37.上巨虚
2
38.条口
1
39.下巨虚
40.丰隆
41.解溪
1.5
42.冲阳
3
43.陷谷
0.5
44.内庭
45.厉兑

（下肢）

足阳明胃经经穴（单侧45穴）

胃经之循行：由头经胸部、腹部走足至第2趾，
辰时（7—9时）。

足阳明胃经经穴：

左为穴位图，右为穴位取法

左右各45穴，穴位位于"↖"所指之处。

循行方向：由头经胸腹部走足至第二趾

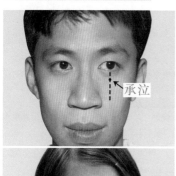

承泣

• 承泣（Cheng Qi）ST 1
（起穴）

目下7分（一至），对准瞳孔（二至）。

承泣因为靠近眼球，针刺与灸疗都危险，临床上常被"巨髎"与"地仓"取代。

主治：眼疾病（目赤肿、泪水分泌不正常、近视等）、口眼㖞斜与黑眼圈。

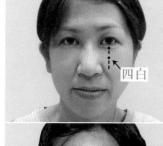

四白

• 四白（Si Bai）ST 2

目下1寸（一至），对准瞳孔（二至），承泣与四白两穴相距3分（三至）。

临床上"四白"不常用，常被"巨髎"与"地仓"取代。头脸部取穴（含颈部）的"分寸折量法"，如前发际正中到后发际正中的距离为12寸（直寸），两头维穴的距离为9寸（横寸）。

主治：目赤、生翳、眼眶痒、口眼㖞斜、头痛。

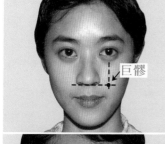

巨髎

• 巨髎（Ju Liao）ST 3

鼻旁8分（一至），对准瞳孔（二至）。

巨髎（胃经）与鼻旁5分的迎香（大肠经）、鼻旁2寸的颧髎（小肠经）三穴约略同高。头脸部取穴（含颈部）的"分寸折量法"，如前发际正中到后发际正中的距离为12寸（直寸），两头维穴的距离为9寸（横寸）。

主治：齿痛、鼻衄、目翳、颜面神经麻痹。

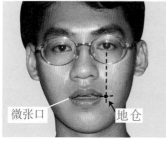

微张口　　　　地仓

• 地仓（Di Cang）ST 4

微张口，口角外4分（一至），对准瞳孔（二至）。

承泣、四白、巨髎与地仓四穴，在同一直线上。

临床上"地仓"常与"颊车"配合，来治疗颜面神经麻痹所引发的脸颊无力与嘴巴歪斜。

主治：齿痛颊肿、眼肌痉挛、口眼㖞斜、颜面神经麻痹与嘴唇疱疹。

正确找穴：至少要"二至"以上，"一至"指第一个标定点，"二至"指第二个标定点

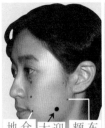
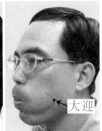

地仓 大迎 颊车

• 大迎（Da Ying）ST 5

1. 下颌角斜上 1.3 寸（一至），肌肉之凹陷处（二至）。

2. 鼓腮（一至），腮后最凹处，有动脉应手的地方（二至）。

胃经 45 穴中有"迎"的穴位，包括大迎与人迎 2 个。头脸部取穴（含颈部）的"分寸折量法"，如前发际正中到后发际正中的距离为 12 寸（直寸），两头维穴的距离为 9 寸（横寸）。

主治：颊肿、牙痛、舌强、耳下腺炎、颜面神经麻痹的口眼㖞斜。

• 颊车（Jia Che）ST 6
（十三鬼穴之一）

耳垂斜下 8 分（一至），张口时有凹陷处（二至），闭口时有肌肉弹起（三至），颊车比大迎穴更靠近耳朵。颊车透地仓常用于口眼㖞斜的治疗。

十三鬼穴在头脸部有五个：①风府；②上星；③人中；④承浆；⑤颊车。

主治：颜面神经麻痹、牙痛、颈项强痛。

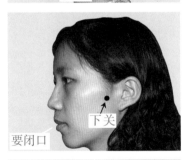

地仓 大迎 颊车

• 下关（Xia Guan）ST 7

闭口侧头（一至），鬓角颧骨弓下缘的凹陷处（二至），张口时，有骨头弹起。

另一简便取法：闭口，鬓角下方骨缘的凹陷处。

下关是根据阴阳"方位"来命名，对牙痛、颜面神经麻痹，是常用的局部要穴。

主治：牙痛、下颚脱臼、耳疾病、三叉神经痛。

要闭口

• 头维（Tou Wei）ST 8

前发际与侧发际交界处（一至），直后 5 分的凹陷处（二至），一定位在发际内。

头维是根据"生理部位"类来命名，头的边缘叫"头维"。头维在本神旁 1 寸 5 分，神庭穴旁 4 寸 5 分处。

主治：目痛、视物不明、头痛难忍、头痛欲裂、头昏。

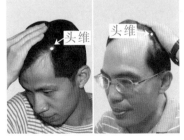

头维 头维

正确找穴：至少要"二至"以上，"一至"指第一个标定点，"二至"指第二个标定点

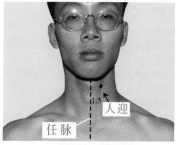

• 人迎（Ren Ying）ST 9

喉结外 1.5 寸的肌肉凹陷处，女人的喉结不明显，用颈前最突起的高骨，往外 1.5 寸取穴。

临床上，人迎扎针要谨慎，因为下面是气管与食管。

胃经中有"迎"字的穴位：大迎与人迎。

主治：咽喉肿痛、甲状腺肿、舌下神经麻痹。

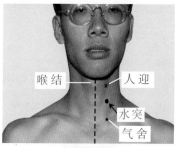

• 水突（Shui Tu）ST 10

在人迎与气舍之间（一至），即两穴的中点处，离中行任脉 1.5 寸（二至）。

临床上"水突"不常用，常被"颊车"与"大迎"取代。头脸部取穴（含颈部）的"分寸折量法"，如前发际正中到后发际正中的距离为 12 寸（直寸），两头维穴的距离为 9 寸（横寸）。

主治：咽喉肿痛、支气管炎、气喘。

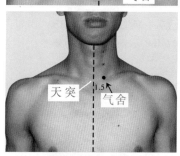

• 气舍（Qi She）ST 11

在天突穴（任脉）往外 1.5 寸（一至），锁骨上缘处（二至）。

临床上气舍不常用，常被颊车与大迎取代。

胃经 45 穴中有"气"的穴位，气舍、气户与气冲。

主治：项强、肩部诸筋痉挛、咽喉肿痛、喘息、咳嗽与声音沙哑。

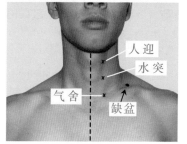

• 缺盆（Que Pen）ST 12

手叉腰肩膀往前倾（一至），锁骨上方凹窝正中（二至），离中行任脉 4 寸处（三至）。

缺盆是胃、大肠、小肠、胆与三焦共 5 条经的交会穴。

缺盆扎针比较危险，要慎针，因其下为肺脏。

主治：颈肩部诸筋痉挛、肋膜炎、喘咳、肩背痛。

正确找穴：至少要"二至"以上，"一至"指第一个标定点，"二至"指第二个标定点

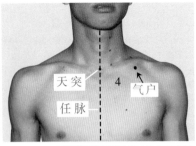

• 气户（Qi Hu）ST 13

1. 锁骨与第 1 肋骨之间，离中行任脉 4 寸处。

2. 气户的简便找法：乳头往上直推至锁骨的下缘，即为气户穴。

胸部取穴的"分寸折量法"，如天突穴到膻中穴的距离为 8 寸（直寸），两乳头的距离为 8 寸（横寸）。

气户穴在俞府穴旁 2 寸凹陷。

胃经中有"气"字的穴位：气舍、气户与气冲 3 个。

主治：咳嗽、气喘、呼吸困难、胸背痛。

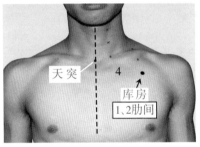

• 库房（Ku Fang）ST 14

第 1、2 肋骨之间，离中行任脉 4 寸处。

临床上"库房"不常用，常被"颊车"与"大迎"取代（病在下，取之上）。

胸部取穴的"分寸折量法"，如天突穴到膻中穴的距离为 8 寸（直寸），两乳头的距离为 8 寸（横寸）。

主治：咳嗽、呼吸困难、气逆、胸胀痛、肋膜炎。

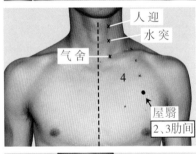

• 屋翳（Wu Yi）ST 15

第 2、3 肋骨之间，离中行任脉 4 寸处。

临床上"屋翳"不常用，常被"颊车"与"大迎"取代（病在下，取之上）。

胸部取穴的"分寸折量法"，如天突穴到膻中穴的距离为 8 寸（直寸），两乳头的距离为 8 寸（横寸）。

主治：咳嗽、痰血、肋间神经痛、皮肤病。

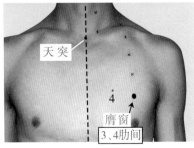

• 膺窗（Ying Chuang）ST 16

第 3、4 肋骨之间，离中行任脉 4 寸处。

临床上膺窗不常用，常被颊车与大迎取代（病在下，取之上）。

胸部取穴的"分寸折量法"，如天突穴到膻中穴的距离为 8 寸（直寸），两乳头的距离为 8 寸（横寸）。

主治：支气管炎、肋膜炎、乳腺炎、肠胃炎、咳嗽、心悸、胸闷。

正确找穴：至少要"二至"以上，"一至"指第一个标定点，"二至"指第二个标定点

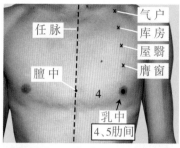

• 乳中（Ru Zhong）ST 17

1. 第4、5肋骨之间（一至），离中行任脉4寸处（二至）。

2. 约任脉膻中穴旁开4寸（一至），刚好在乳头处（二至）。

胃经在胸部：要先找"乳中"穴，才能方便其他穴位的定位。

胸部取穴的"分寸折量法"，如天突到膻中穴的距离为8寸（直寸），两乳头的距离为8寸（横寸）。

主治：定胸部穴位用。

古书：禁针、禁灸。

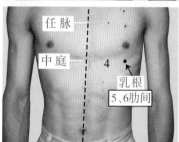

• 乳根（Ru Gen）ST 18

1. 第5、6肋骨之间（一至），离中行任脉4寸处（二至）。

2. 约任脉中庭穴旁开4寸（一至），对准乳头处（二至）。

临床上乳根不常用，常被颊车与大迎取代（病在下，取之上）。

主治：乳腺炎、乳房肿痛、狭心症、胸闷、咳嗽、吞咽困难。

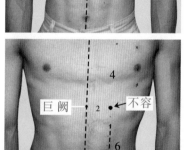

• 不容（Bu Rong）ST 19

1. 天枢上6寸（一至），离中行任脉2寸处（二至）。

2. 任脉巨阙旁2寸（一至），对准天枢（二至）。

临床上"不容"不常用，常被"梁门"与"天枢"所取代。

腹部取穴的"分寸折量法"，如肚脐到剑突为8寸（直寸），两乳头间距其8寸（横寸）。

主治：腹胀、胃痛、呕逆、胸背痛。

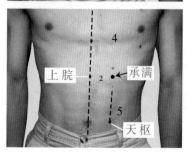

• 承满（Cheng Man）ST 20

1. 天枢上5寸（一至），离中行任脉2寸处（二至）。

2. 任脉上脘穴旁2寸（一至），对准天枢（二至）。

临床上"承满"不常用，常被"梁门"与"天枢"所取代。

腹部取穴的"分寸折量法"，如肚脐到剑突为8寸（直寸），两乳头间距其8寸（横寸）。

主治：腹胀、胃痛、呕逆、腹直肌痉挛。

正确找穴：至少要"二至"以上，"一至"指第一个标定点，"二至"指第二个标定点

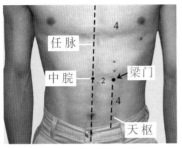

• 梁门（Liang Men）ST 21

1. 天枢上 4 寸（一至），离中行任脉 2 寸处（二至）。
2. 任脉中脘旁 2 寸（一至），对准天枢（二至）。
梁门为"五柱穴"之一，亦为急慢性肠胃炎的局部常用要穴。
五柱穴：中脘、巨阙、下脘、左梁门、右梁门。
主治：神经性消化不良、肠胃痛、腹胀、呃逆。

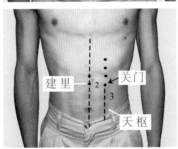

• 关门（Guan Men）ST 22

1. 天枢上 3 寸（一至），离中行任脉 2 寸处（二至）。
2. 任脉建里旁 2 寸（一至），对准天枢（二至）。
临床上"关门"不常用，常被"梁门"与"天枢"取代。
主治：急慢性胃炎、胃痉挛、消化不良、遗尿、便秘、腹胀。

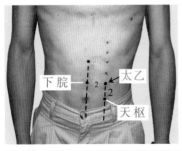

• 太乙（Tai Yi）ST 23

1. 天枢上 2 寸（一至），离中行任脉 2 寸处（二至）。
2. 任脉下脘穴旁 2 寸（一至），对准天枢（二至）。
临床上"太乙"不常用，常被"梁门"与"天枢"取代。
腹部取穴的"分寸折量法"，如肚脐到剑突为 8 寸（直寸），两乳头间距其为 8 寸（横寸）。
主治：急慢性肠胃炎、消化不良、腹胀、心烦。

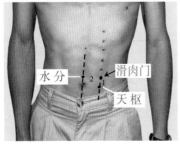

• 滑肉门（Hua Rou Men）ST 24

1. 天枢上 1 寸（一至），离中行任脉 2 寸处（二至）。
2. 任脉水分旁 2 寸（一至），对准天枢（二至）。
临床上"滑肉门"不常用，常被"梁门"与"天枢"取代。
胃经在上腹部的简单穴位记法：不（不容）、满（承满）、梁（梁门）、门（关门）、太（太乙）、滑（滑肉门）。
主治：呕吐、肠疝气、舌炎、腹胀、胃痛。

正确找穴：至少要"二至"以上，"一至"指第一个标定点，"二至"指第二个标定点

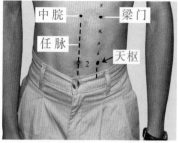

• 天枢（Tian Shu）ST 25

1. 肚脐旁 2 寸（一至），对准梁门或气冲穴（二至）。

2. 乳头拉至与肚脐同高处（一至），与肚脐连线的中点，为天枢穴（二至）。

胃经在腹部，要先找天枢，以方便其他穴位的定位，三部穴：大包、天枢与地机。

主治： 急慢性肠胃炎、呕吐、不能久立、腹胀、月经不调、不孕症。

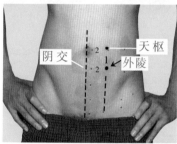

• 外陵（Wai Ling）ST 26

1. 天枢下 1 寸（一至），离中行任脉 2 寸处（二至）。

2. 任脉阴交穴旁开 2 寸（一至），对准天枢（二至）。

临床上"外陵"不常用，常被"梁门"与"天枢"取代。腹部取穴的"分寸折量法"，如肚脐到耻骨联合上缘为 5 寸（直寸），两乳头间距拉至腹部，仍为 8 寸（横寸）。

主治： 腹直肌痉挛、腹痛、月经痛。

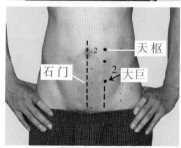

• 大巨（Da Ju）ST 27

1. 天枢下 2 寸（一至），离中行任脉 2 寸处（二至）。

2. 任脉石门穴旁开 2 寸（一至），对准天枢（二至）。

临床上"大巨"不常用，常被"梁门"与"天枢"取代。腹部取穴的"分寸折量法"，如肚脐到耻骨联合上缘为 5 寸（直寸），两乳头间距拉至腹部，仍为 8 寸（横寸）。

主治： 小腹胀满、肠疝痛、痛经、惊悸不眠。

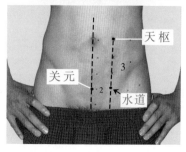

• 水道（Shui Dao）ST 28

1. 天枢下 3 寸（一至），离中行任脉 2 寸处（二至）。

2. 任脉关元穴旁开 2 寸（一至），对准天枢（二至）。

临床上"水道"不常用，常被"梁门"与"天枢"取代。腹部取穴的"分寸折量法"，如肚脐到耻骨联合上缘为 5 寸（直寸），两乳头间距拉至腹部，仍为 8 寸（横寸）。

主治： 小腹胀满、疝痛、痛经、骨盆腔疾病。

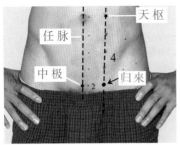

• 归来（Gui Lai）ST 29

1. 天枢下4寸（一至），离中行任脉2寸处（二至）。

2. 任脉中极穴旁开2寸（一至），对准天枢（二至）。

临床上妇科疾病常灸疗归来穴（因靠近子宫，可以影响到骨盆腔）

腹部取穴的"分寸折量法"，如肚脐至耻骨联合上缘为5寸（直），两乳头间距为8寸（横寸）。

主治：阴茎痛、子宫疾病、卵巢疾病、不孕症、少腹疼痛、疝气。

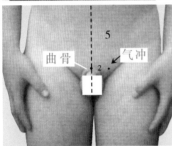

• 气冲（Qi Chong）ST 30

1. 天枢下5寸（一至），离中行任脉2寸处（二至）。

2. 任脉曲骨穴旁开2寸（一至），对准天枢（二至）。

公孙通冲脉，冲脉起于气冲，靠近子宫与卵巢，所以公孙可安胎。

胃经在下腹部的简单穴位记法：天（天枢）、外（外陵）、大（大巨）、水（水道）、来（归来）、冲（气冲）。

气冲穴在曲骨穴旁2寸凹陷。

主治：外阴肿痛、阴茎痛、生殖器病、月经不调、不孕、胎产诸症。

古书：禁灸。

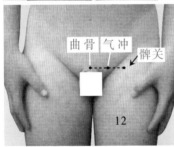

• 髀关（Bi Guan）ST 31

膝盖横纹正中，直上12寸（一至），与生殖器根部同高处（二至）。

髀关一定位在大腿正面，不会在腹部。

临床上髀关不常用，常被伏兔取代。

下肢取穴的"分寸折量法"，如大转子到外犊鼻19寸（19等分），大腿取穴；外犊鼻到外踝尖为16寸（16等分），小腿取穴。

主治：腰腿疼痛、足麻不仁、肠疝痛、鼠蹊部拉伤。

古书：禁灸。

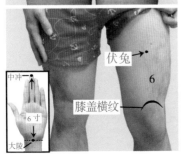

• 伏兔（Fu Tu）ST 32

膝盖横纹正中，直上6寸（一至），对准髀关之肌肉凹陷处（二至）。

简便方法：手掌大陵穴与中指尖距离为6寸；两个手掌的长度，即为12寸。

主治：脚气、膝冷痛、下肢皮神经麻痛、疝气、腹胀。

古书：禁针、禁灸。

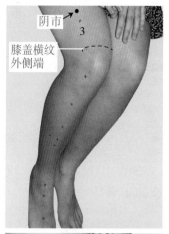

• 阴市（Yin Shi）ST 33

膝盖横纹外侧端（一至），直上 3 寸的肌肉凹陷处（二至）。阴市与梁丘，两穴相距 1 寸。

临床上阴市不常用，常被梁丘取代。

下肢取穴的"分寸折量法"，如大转子到外犊鼻 19 寸（19 等分），大腿取穴；外犊鼻到外踝尖为 16 寸（16 等分），小腿取穴。

主治：腰痛、腿痛、膝痛、下肢行动不遂、腹胀、腹痛。

古书：禁灸。

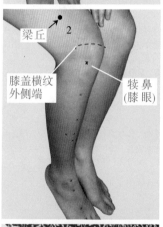

• 梁丘（Liang Qiu）ST 34
（郄穴）

膝盖横纹外侧端（一至），直上 2 寸的肌肉凹陷处（二至）。梁丘与阴市，两穴相距 1 寸。

胃经穴名有"梁"字共 2 个：①梁门（在腹部），②梁丘（在膝盖外侧）。

临床上郄穴常用来治疗急性病，是非常安全的（因为里面没有脏腑）。

古书"肚腹三里留"，有时用梁丘取代足三里，其效果会更快些，因郄穴常用来治急性病。

主治：腰痛、膝痛、脚痛、下肢不遂、足麻、胃痛、乳腺炎。

• 犊鼻（Du Bi）ST 35

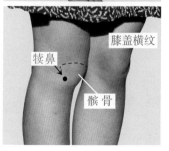

1. 髌骨下髌韧带其外侧凹陷处为犊鼻穴。

2. 膝盖髌骨外下方（一至），与胫骨粗隆所构成的凹陷处（二至），是犊鼻穴。

犊鼻扎针要特别小心，注意消毒，因为古人说"刺犊鼻，液漏为跛"，常会造成关节腔感染。

"犊"为小牛，"鼻"为鼻子，小牛鼻子旁边有两个大眼睛，所以"犊鼻"穴又叫做膝眼，一般言，"犊鼻"是以六书中的"象形"来命名。

主治：膝关节痛、脚气、水肿。

古书：禁灸。

正确找穴：至少要"二至"以上，"一至"指第一个标定点，"二至"指第二个标定点

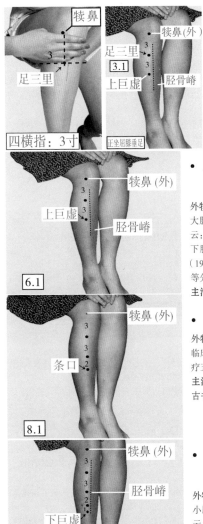

四横指：3寸

正坐屈膝垂足

3.1

6.1

8.1

9.1

• 足三里（Zu San Li）ST 36 （合穴）

犊鼻（外膝眼）下 3 寸（一至），胫骨嵴外约 1 寸的肌肉凹陷处（二至），为了好记可用"3.1"的方式来背诵。

古人视足三里为保健养生长寿穴："若要安，三里莫要干，三里灸不绝，一切灾病熄"；又云："胃气壮，则五脏六腑皆壮"。

主治：胃痛、呕吐、腹胀、消化不良、偏瘫、膝胫酸痛、癫狂、失眠、高血压。

• 上巨虚（Shang Ju Xu）ST 37 （大肠经的下合穴）

外犊鼻下 6 寸（一至），胫骨嵴外 1 寸的凹陷处（二至）。大肠经的合穴叫曲池，下合穴叫上巨虚，所以古人常云："大肠、小肠皆属于胃"。

下肢取穴的"分寸折量法"，如大转子到外犊鼻 19 寸（19 等分），大腿直寸取穴；外犊鼻到外踝尖为 16 寸（16 等分），小腿直寸取穴。

主治：胃肠疾病、足胫酸痛、不能久立。

• 条口（Tiao Kou）ST 38

外犊鼻下 8 寸（一至），胫骨嵴外 1 寸的凹陷处（二至）。临床上条口（胃经）常与承山（膀胱经）配合，用于治疗五十肩，俗称条山穴（条口透承山）。

主治：足膝麻木、关节炎、下肢痛、腹部疼痛。

古书：禁灸。

• 下巨虚（Xia Ju Xu）ST 39 （小肠经的下合穴）

外犊鼻下 9 寸（一至），胫骨嵴外 1 寸的凹陷处（二至）。小肠经的合穴叫小海，下合穴叫下巨虚，所以古人常云："大肠、小肠皆属于胃"。

主治：下肢关节炎、腿酸、感冒、脸苍白、食欲不振、小腹痛。

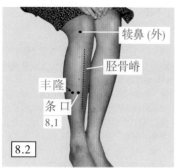

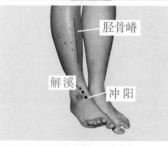

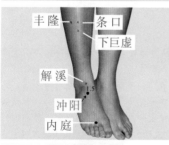

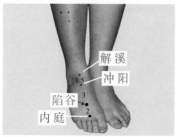

• 丰隆（Feng Long）ST 40
（络穴）"祛湿化痰"特效穴

1. 外犊鼻下 8 寸（一至），胫骨嵴外 2 寸（二至）。
2. 条口外 1 寸（一至），离胫骨嵴 2 寸（二至），与外犊鼻（外膝眼）相距 8 寸处（三至）。

"湿痰"常生于脾，而贮于胃，丰隆为胃经的络穴，可联络脾胃两条经，所以丰隆是祛湿化痰的特效穴。

故丰隆穴有三大功能：①减轻疾病的症状；②缩短疾病的疗程；③预防疾病的发生。

主治：下肢神经痛、腿膝酸痛、头痛、咳喘、咽喉痛、面肿、腹痛。

• 解溪（Jie Xi）ST 41
（经穴）

1. 古人系鞋带的打结处（一至），距冲阳 1.5 寸（二至）。
2. 把足跟跷起，左右转动（一至），足背上方，两筋之凹陷处（二至）。
3. 冲阳穴上 1.5 寸（一至），筋之凹陷处（二至）。

今人的"解溪"不在系鞋带打结处，因为今人的鞋带打结处比较低。

主治：足关节炎、下肢疼痛、偏瘫、头痛。

• 冲阳（Chong Yang）ST 42
（原穴）

1. 解溪穴下 1.5 寸（一至），对准内庭穴（二至）。
2. 足背最高峰（一至），有动脉应手处（二至）。

古人云冲阳穴可候胃气，非常重视此穴。

胃经 45 穴中有"冲"的穴位，冲阳与气冲。

主治：下肢神经痛、足关节炎、胃痛腹胀、食欲不振。

• 陷谷（Xian Gu）ST 43
（输穴）

1. 冲阳穴下 3 寸（一至），对准内庭穴（二至）。
2. 内庭上 2 寸（一至），对准冲阳穴（二至）。

临床上"陷谷"不常用，常被"解溪""冲阳"与"内庭"取代。

足踝以下的找穴法，要用"指寸法"。

主治：足背肿痛、肠鸣腹痛、面目浮肿。

正确找穴：至少要"二至"以上，"一至"指第一个标定点，"二至"指第二个标定点

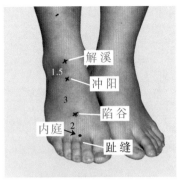

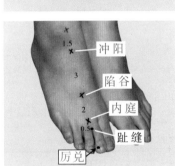

• 内庭（Nei Ting）ST 44
（荥穴）

1. 陷谷下2寸（一至），对准第2、3足趾缝（二至）。

2. 第2、3足趾缝直上5分（一至），第2、3距骨间的凹陷处（二至），对准陷谷（三至）。

"荥穴"的位置，WHO规定在指（趾）缝的远心端，而本书则本着"离穴不离经"的立场，建议"荥穴"位在指（趾）缝的近心端，会比较干净、好扎针，效果与远心端的荥穴是约略相同的。

马丹阳天星十二穴：足三里常配内庭穴。

《针灸大成》：内庭、临泣，可理小腹之脂。

主治：头痛、牙痛、颜面浮肿、赤痢、肠胃疾病。

• 厉兑（Li Dui）ST 45
（止穴、井穴）

第2足趾外侧端（一至），距趾甲角约1分处（二至）。

临床上治疗胃经的急性病，可用井穴（厉兑），也可用郄穴（梁丘），其中梁丘要先用（因为较不痛），厉兑要后用（因为井穴较痛）。

足踝以下的找穴法，要用"指寸法"。

主治：下肢神经痛、膝腹肿痛、面肿、牙痛、鼻衄、热病、梦魇。

备注：经脉的作用＝穴位的作用，胃经45穴的主治作用，同胃经循行路线的主治功能。

1. 根据胃经之循行地方与"经之所过，主治所在"的原则，以上穴位皆可主治：眼睛、脸颊、鼻孔、上牙、颈部、喉咙、肩膀正中、胸部乳房、乳头、上下腹部、大腿前路、膝盖部的外犊鼻、小腿胫骨外侧1寸、足背正中至第二趾外侧（小趾侧）等部位的疾病。常见者如脸黑、唇疹、鼻炎、落枕、乳汁过多或过少、肠胃疾病、大小腿病（前路）、坐骨神经痛（因胃经与膀胱经相通于鼻梁）、足趾麻痹活动不顺畅等。

2. 根据古人经验，禁针穴有35穴，禁灸穴有45穴。

3. 本经（胃经）之禁针穴有承泣、乳中、伏兔、气冲（此四穴是绝对禁针穴），人迎、缺盆（此二穴是不可针深穴）、冲阳（此一穴是忌出血穴）。

4. 本经（胃经）之禁灸穴有头维、下关、人迎、乳中、条口、犊鼻、阴市、伏兔、髀关。

5. 以上禁针穴与禁灸穴，在临床中，可作为参考用，不要拘泥不变。

□ 足太阴脾经：SP 1 ~ SP 21

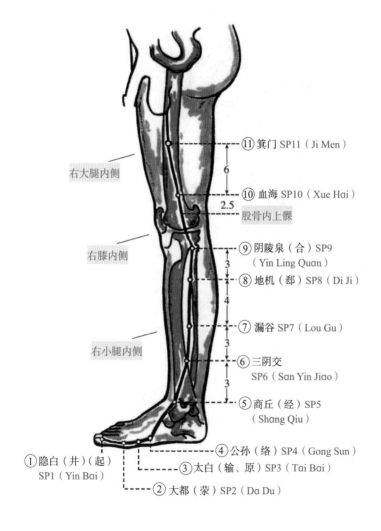

右大腿内侧

⑪ 箕门 SP11（Ji Men）

6

⑩ 血海 SP10（Xue Hai）

2.5

股骨内上髁

右膝内侧

⑨ 阴陵泉（合）SP9
（Yin Ling Quan）

3

⑧ 地机（郄）SP8（Di Ji）

4

右小腿内侧

⑦ 漏谷 SP7（Lou Gu）

3

⑥ 三阴交
SP6（San Yin Jiao）

3

⑤ 商丘（经）SP5
（Shang Qiu）

④ 公孙（络）SP4（Gong Sun）

① 隐白（井）（起）
SP1（Yin Bai）

③ 太白（输、原）SP3（Tai Bai）

② 大都（荥）SP2（Da Du）

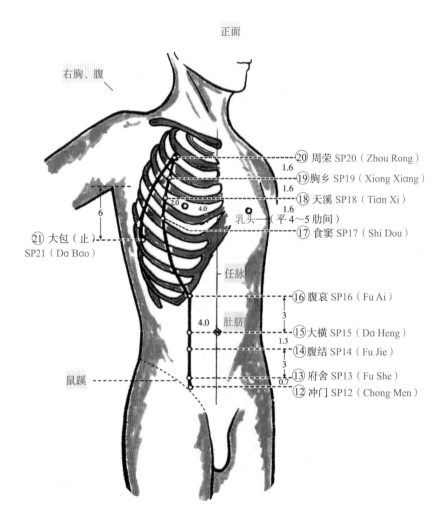

正面

右胸、腹

⑳ 周荣 SP20（Zhou Rong）
1.6
⑲ 胸乡 SP19（Xiong Xiang）
1.6
⑱ 天溪 SP18（Tian Xi）
1.6
乳头——（平 4～5 肋间）
⑰ 食窦 SP17（Shi Dou）

2.0   4.0

㉑ 大包（止）
SP21（Da Bao）

6

任脉

⑯ 腹哀 SP16（Fu Ai）
3
肚脐
⑮ 大横 SP15（Da Heng）
4.0
1.3
⑭ 腹结 SP14（Fu Jie）
3
鼠蹊
⑬ 府舍 SP13（Fu She）
0.7
⑫ 冲门 SP12（Chong Men）

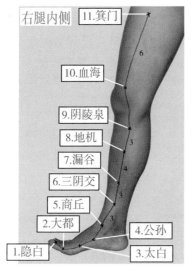

右腿内侧　11.箕门

6

10.血海

9.阴陵泉

8.地机

7.漏谷

6.三阴交

5.商丘

2.大都

4.公孙

1.隐白

3.太白

3

4

3

脾经之循行：由足大趾走胸至腋下6寸之大包穴，巳时（9—11时）。

足太阴脾经经穴（下肢）

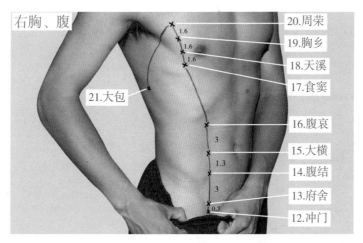

右胸、腹

20.周荣

19.胸乡

18.天溪

17.食窦

16.腹哀

15.大横

14.腹结

13.府舍

12.冲门

21.大包

1.6

1.6

1.6

3

1.3

3

0.7

足太阴脾经经穴（胸、腹部）（单侧21穴）

足太阴脾经经穴：

左为穴位图，右为穴位取法

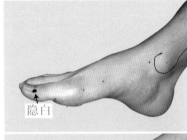

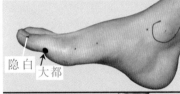

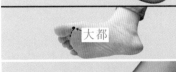

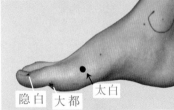

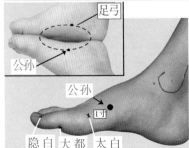

• 隐白（Yin Bai）SP 1
（起穴、井穴、十三鬼穴之一）

足大趾内侧（一至），距趾甲角 1 分，如韭叶（二至）。

十三鬼穴在下肢部有二个：①隐白；②申脉。

隐白与大趾外侧的大敦穴（肝经）内外相对。

两个隐白和两个少商，合称"鬼哭"（经外奇穴）。

主治：腹胀、腹痛、月经过多、呕吐、下肢冷感、癫狂、多梦、烦心善悲。

古书：禁灸。

• 大都（Da Du）SP 2
（荥穴）

1. 第一跖趾关节"前方"的凹陷处（一至），骨之边缘（二至），同大肠经二间的取穴法。

2. 足大趾腹面近心端横纹、其内侧端骨之边缘，叫大都穴（因其后背甚丰满故名大都）。

3. 大都在第一跖趾关节的前方骨边凹陷处，而太白则在第一跖趾关节的后方骨边凹陷处。

主治：腹胀痛、呕逆、食不化、体重、肢肿、手足厥冷。

• 太白（Tai Bai）SP 3
（输穴、原穴）

第一跖趾关节"后方"的凹陷处（一至），骨之边缘（二至），同大肠经三间的取穴法。

太白在第一跖趾关节的后方骨边凹陷处，而大都则在第一跖趾关节的前方骨边凹陷处。

主治：胃痛、腹胀、痢疾、体重节痛。

• 公孙（Gong Sun）SP 4
（络穴、通冲脉）

1. 根据特殊姿势动作取穴法，两足心相向（一至），足弓相距最宽、赤白肉际处（二至）。

2. 太白后 1 寸（一至），骨之边缘（二至）。

扁平足时，公孙就在足大趾与足跟中间的骨边凹陷处。

足踝以下的取穴，用"指寸法"。

古书云：女孩子的生长发育与冲脉、任脉及带脉三个脉有关，而公孙可通冲脉（冲脉起于胃经的气冲穴）且靠近子宫与卵巢，故公孙可有安胎的作用，为十总穴之一。

主治：腹痛、腹泻、呕吐、感冒、足大趾痛风。

正确找穴：至少要"二至"以上，"一至"指第一个标定点，"二至"指第二个标定点

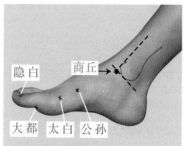

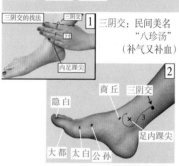

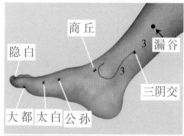

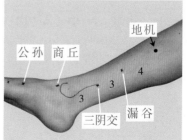

三阴交：民间美名"八珍汤"（补气又补血）

• 商丘（Shang Qiu）SP 5
（经穴）

1. 足内翻（一至），足内踝尖前下方 1 寸凹陷处（二至）。
2. 足内踝下缘和前缘，各画一延长线的交界处。
商丘与外侧的丘墟（胆经）内外相对。
足踝以下的取穴，用"指寸法"。
商丘：可治足内踝的扭伤、肌腱炎、骨折与痛风。
商丘：足内踝的水肿（常用肺、脾、肾三条经）。
商丘：配廉泉，可治疗中风后遗症的言语困难。
主治：足踝部疼痛、足背痛、腹胀、呕吐、泄泻、便秘。

• 三阴交（San Yin Jiao）SP 6
（肝、脾、肾三条经的交会穴，也是回阳九针穴之一）

1. 足内踝尖上 3 寸（一至），在胫骨后缘（二至）。
2. 阴陵泉下 10 寸（一至），对准足内踝尖（二至）。
孕妇禁 5 穴：合谷、三阴交、昆仑、肩井、缺盆。
三阴交：①妇科要穴；②肠炎要穴；③骨伤科要穴。
肝主筋，脾主肌肉，肾主骨，故三阴交可治骨伤科病。
肝经循行会人毛中过阴器，故三阴交可治妇科病。
古书：肾经有病会肠澼，肝经会飧泄，脾经会溏瘕。
主治：脾胃虚弱、消化不良、男女生殖器疾病、阳痿、遗精、四肢厥冷、下肢痿痹。

• 漏谷（Lou Gu）SP 7

三阴交上 3 寸（一至），对准阴陵泉（二至）。
临床上"漏谷"不常用，常被"三阴交""阴陵泉"取代。
下肢阴面的取穴，用"分寸折量法"，耻骨联合上缘至股骨内上髁，为 18 寸，大腿阴面；"阴陵泉"到"足内踝尖"，为 13 寸。
主治：腹胀鸣、小便不利、遗精、下肢痿痹。
古书：禁灸。

• 地机（Di Ji）SP 8
（郄穴、三部穴之一）

1. 阴陵泉下 3 寸（一至），对准三阴交（二至）。
2. 漏谷上 4 寸（一至），对准阴陵泉（二至）。
临床上郄穴常用来治疗急性病，是非常安全的（因为里面没有脏腑）。
三部穴：大包、天枢、地机；三才穴：百会、璇玑、涌泉。
地机配涌泉，常用于治疗人体下焦的疾病。
主治：腰神经痛、下肢神经痛、腹胀、泄泻、小便不利。

正确找穴：至少要"二至"以上，"一至"指第一个标定点，"二至"指第二个标定点

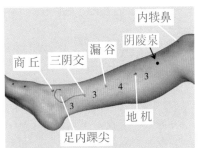

内犊鼻
阴陵泉
漏谷
三阴交
商丘
地机
足内踝尖

阴陵泉（Yin Ling Quan）SP 9（合穴）

1. 内犊鼻下 2 寸（一至），胫骨后缘（二至）。
2. 地机上 3 寸（一至），胫骨后缘（二至）。
3. 由三阴交沿胫骨后缘往上推，推至要转弯的骨边处，亦为阴陵泉。

下肢阴面的取穴，用"分寸折量法"，如耻骨联合上缘至股骨内上髁为 18 寸（大腿阴面）；阴陵泉到足内踝尖为 13 寸。

主治：膝痛、关节炎、腹胀、泄泻、小便不利。

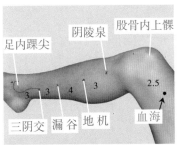

股骨内上髁
阴陵泉
足内踝尖
三阴交
漏谷
地机
血海

血海

血海（Xue Hai）SP 10

1. 股骨内上髁直上 2.5 寸（一至），对准冲门（大横穴直下 5 寸处）（二至）。
2. 五指并拢，中指尖对准冲门穴（左血海用右手找，右血海用左手找），拇指打开与食指成 45°，拇指往前压，拇指尖所到的肌肉凹陷处就是血海穴。

(1)医师与病人的手"拇指"相比较长短，记住其差距。

(2)五指并拢，医师的左掌心，放在病人右膝正中，拇指与其他四指分开成 45°，拇指指尖所到的位置要增减或缩短与病人拇指长短的差距，此处即为血海穴。90° 时，属肝经位置。

主治：月经不调、生殖器疾病、足膝红肿痛。

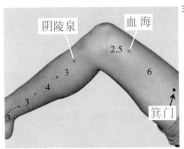

阴陵泉
血海
2.5
6
箕门

箕门（Ji Men）SP 11

血海上 6 寸（一至），对准冲门（二至）。

6 寸的简便取法：由中指尖至手腕横纹中间的大陵穴，其距离为 6 寸。

临床上"箕门"不常用，常被"血海"与"阴陵泉"取代。

主治：腹股沟肿痛、大腿麻痹、遗精、遗尿。

古书：禁针。

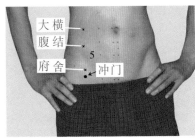

大横
腹结
府舍
冲门

冲门（Chong Men）SP 12

1. 乳头直下（一至），与鼠蹊部相交处（二至）。
2. 大横下 5 寸（一至），与鼠蹊相交处（二至）。

冲门为脾经，而气冲则属胃经。

"冲门"靠近鼠蹊动脉，临床上不常用，常被"大横"取代。

腹部取穴的"分寸折量法"，如肚脐到耻骨联合上缘为 5 寸（直寸），两乳头之间距离为 8 寸（横寸）。

主治：肠胃痉挛、腹部厥冷、乳房肿痛。

正确找穴：至少要"二至"以上，"一至"指第一个标定点，"二至"指第二个标定点

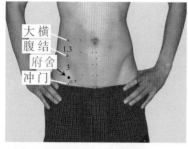

• 府舍（Fu She）SP 13

1. 冲门上 0.7 寸（一至），对准大横（二至）。
2. 大横下 4.3 寸（一至），离任脉 4 寸（二至）。
临床上"府舍"不常用，常被"大横"取代。
腹部取穴的"分寸折量法"，如肚脐到耻骨联合上缘为 5 寸（直寸），两乳头之间距离为 8 寸（横寸）。
主治： 腹满痛、肠痉挛、脾肿、盲肠炎。

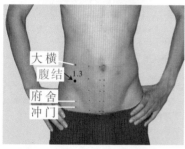

• 腹结（Fu Jie）SP 14

大横下 1.3 寸（一至），距离中行任脉 4 寸（二至）。
腹结与腹哀都属脾经，其中腹哀位在上腹部，腹结则位在下腹部。
腹部取穴的"分寸折量法"，如肚脐到耻骨联合上缘为 5 寸（直寸），两乳头之间距离为 8 寸（横寸）。
主治： 绕脐腹痛、疝气、腹膜炎、妊娠呕吐、心痛。

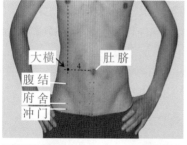

• 大横（Da Heng）SP 15

肚脐旁 4 寸的肌肉凹陷处（一至），对准乳头（二至）。
大横：临床上常为腹部减肥的局部要穴之一，也是急、慢性肠胃炎常用的局部要穴。
脾经在腹部，要先找大横，以方便其他穴位的定位。
主治： 下痢、便秘、小腹痛、感冒、多汗症、四肢痉挛、腹部肥胖症。

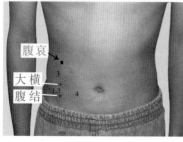

• 腹哀（Fu Ai）SP 16

肚脐上 3 寸（一至），距离中行任脉 4 寸（二至）。
腹哀与腹结都属脾经，其中腹哀位在上腹部，腹结则位在下腹部。
临床上"腹哀"不常用，常被"大横"取代。
腹部取穴的"分寸折量法"，如肚脐到剑突为 8 寸（直寸），两乳头之间距离为 8 寸（横寸）。
主治： 腹痛、胃疾病、消化不良、肝脏疾病。
古书：禁灸。

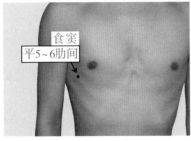

• 食窦（Shi Dou）SP 17

天溪下 1 肋间（1.6 寸）（一至），在第 5、6 肋间（二至），距离中行任脉 6 寸（三至）。

古书常云："食窦（脾经）、膏肓（膀胱经）与足三里（胃经）为治疗慢性病的三大要穴"，现改为三阴交、昆仑与足三里，才比较安全（因其下没有脏腑）。

主治： 胸胀满、肋膜炎、肺气肿、肝胃疾病。

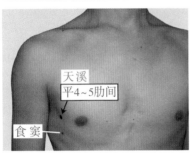

• 天溪（Tian Xi）SP 18

乳头外 2 寸（一至），在第 4、5 肋间（二至），离中行任脉 6 寸（三至）。

脾经在胸部，要先找天溪穴，才能方便其他穴位的定位。

胸部取穴的"分寸折量法"，如天突穴到膻中穴的距离为 8 寸（直寸），两乳头的距离为 8 寸（横寸），章门穴到环跳穴的距离为 9 寸（侧寸）。

主治： 胸痛、支气管炎、乳腺炎。

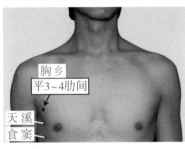

• 胸乡（Xiong Xiang）SP 19

天溪上 1 肋间（1.6 寸）（一至），第 3、4 肋间（二至），离中行任脉 6 寸（三至）。

临床上"胸乡"不常用，常被"天溪"取代。

胸部取穴的"分寸折量法"，如天突穴到膻中穴的距离为 8 寸（直寸），两乳头的距离为 8 寸（横寸），章门穴到环跳穴的距离为 9 寸（侧寸）。

主治： 胸痛、胸背痉挛、乳腺肿胀。

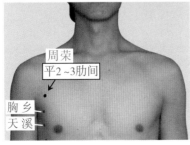

• 周荣（Zhou Rong）SP 20

天溪上 2 肋间（3.2 寸）（一至），在第 2、3 肋间（二至），离中行任脉 6 寸（三至）。

临床上"周荣"不常用，常被"天溪"取代。

主治： 胸满不得卧、肋间神经痛、乳腺炎。

古书：禁灸。

正确找穴：至少要"二至"以上，"一至"指第一个标定点，"二至"指第二个标定点

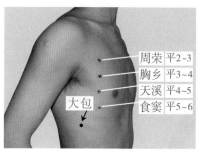

周荣 平2~3
胸乡 平3~4
天溪 平4~5
食窦 平5~6
大包

• 大包（Da Bao）SP 21
（止穴、脾之大络穴）

腋下（前腋窝横纹）6寸（一至）。

在肋间肌之凹陷处（在阴面）（二至）。

脾经的络穴：有公孙与大包（脾之大络穴）。

三部穴：大包、天枢与地机。

胸部取穴的"分寸折量法"，如天突穴到膻中穴的距离，为8寸（直寸）两乳头的距离，为8寸（横寸），章门穴到环跳穴的距离，为9寸（侧寸）。

主治：胸中喘痛、支气管炎、胃痛、消化不良、肋间神经痛。

备注：经脉的作用＝穴位的作用，脾经21穴的主治作用，同脾经循行路线的主治功能。

1. 根据脾经之循行地方，与"经之所过，主治所在"的原则，以上穴位皆可主治：足大趾内侧的疾病（如痛风、类风湿或风湿性关节炎）、足内踝前缘的疾病（如扭伤、痛风、类风湿或风湿性关节炎）、小腿内面前路及中路的疾病（如足内踝尖上8寸以下，肝经走前路，脾经走中路，肾经走后路；8寸以上，肝经走中路，脾经走前路，肾经走后路）、膝及大腿内侧前路的疾病（如退化性关节炎、肌肉拉伤）、骨盆腔疾病、肠胃疾病、心肺及肋间疾病（如肋间神经痛、气管炎、胸闷、心悸等）。

2. 根据古人经验，禁针穴有35穴，禁灸穴有45穴。

3. 本经（脾经）之禁针穴有箕门（此穴是绝对禁针穴），三阴交（此穴是孕妇禁针穴）。

4. 本经（脾经）之禁灸穴有周荣、腹哀、隐白、漏谷、阴陵泉。

5. 以上禁针穴与禁灸穴，在临床中，可作为参考用，不要拘泥不变。

6. 十四经络361个穴位的取穴法，本书都以"一至""二至"或"三至"来定位，其中"一至"是指第一个标定点，"二至"是指第二个标定点，"三至"是指第三个标定点。一般言，穴位的取穴要正确，则一定至少有2个标定点，即"一至"与"二至"否则会失真，而如能有3个标定点（即再加"三至"），则会更加正确了，因为穴位的位置就更不会跑掉。

7. 14条经络的络穴共有15个，其中每一条经络都有一个络穴，14条共14个，但脾经除了有一个络穴公孙外，又多了一个大络穴大包，所以14条经络共有15个络穴。

❑ 手少阴心经：HT 1 ~ HT 9

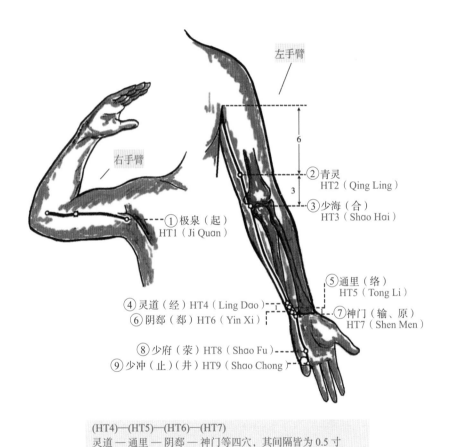

左手臂

右手臂

6

3

② 青灵
HT2（Qing Ling）

③ 少海（合）
HT3（Shao Hai）

① 极泉（起）
HT1（Ji Quan）

⑤ 通里（络）
HT5（Tong Li）

④ 灵道（经）HT4（Ling Dao）
⑥ 阴郄（郄）HT6（Yin Xi）

⑦ 神门（输、原）
HT7（Shen Men）

⑧ 少府（荥）HT8（Shao Fu）
⑨ 少冲（止）（井）HT9（Shao Chong）

(HT4)—(HT5)—(HT6)—(HT7)
灵道—通里—阴郄—神门等四穴，其间隔皆为 0.5 寸
0.5 寸　　0.5 寸　　0.5 寸

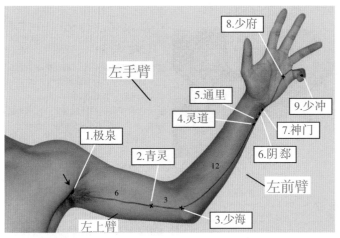

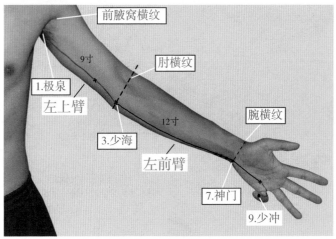

手少阴心经经穴（单侧 9 穴）

心经之循行：由胸走手至第五指桡侧指甲端，午时（11—13 时）。

手少阴心经经穴：

左为穴位图，右为穴位取法

左右各 9 穴，穴位位于 "🡔" 所指之处

循行方向：由胸走手至小指

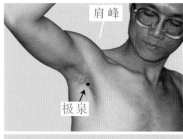

肩峰

极泉

- ● 极泉（Ji Quan）HT 1
  （起穴）

腋窝的最凹陷（一至），有动脉应手处（二至）。

注：要用短针，对准肩峰方向针刺，才不会刺伤胸壁，而发生气胸、血胸的危险。

极泉是治疗肩痛的特效穴之一（因为病在外，可取之内）。本穴是根据特殊姿势动作来找穴（即要举臂，才能找到极泉穴）。

主治：狐臭、心绞痛、肘臂厥寒、肩关节炎、干呕、烦渴、目黄。

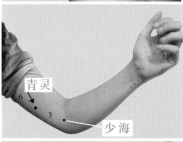

青灵

6

3

少海

- ● 青灵（Qing Ling）HT 2

1. 极泉下 6 寸（一至），对准少海（二至）。
2. 少海上 3 寸（一至），对准极泉（二至）。

临床上青灵不常用，常被少海取代。

心经 9 穴中有"灵"的穴位：青灵、灵道。

上肢取穴的"分寸折量法"，如前腋窝（极泉）到肘横纹（少海穴）距离为 9 寸（9 个等分）。

主治：恶寒头痛、肩臂麻痹不举、目黄、胁痛。

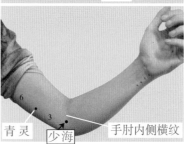

6

3

青灵

少海

手肘内侧横纹

- ● 少海（Shao Hai）HT 3
  （合穴）

屈肘握拳（一至），手肘内侧横纹端下 5 分（二至）。

少海为心经，小海则为小肠经，人立正站好，从后面看手肘处，只看到小海（阳经），没有看到少海（因为阴经看不到）。

上肢取穴，直寸用分寸折量法，横寸用"指寸法"。

主治：肘关节及前臂尺侧病症、神经衰弱、精神分裂、癫痫、肋间神经痛、胁痛、头项不得回头、头风、目黄。

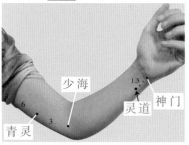

少海

1.5

神门

灵道

青灵

6

3

- ● 灵道（Ling Dao）HT 4
  （经穴）

神门上 1.5 寸（一至），对准少海（二至）。

临床上"灵道"不常用，常被"神门"取代。

心经 9 穴中有"灵"的穴位：灵道与青灵。

肘横纹（少海穴）到腕横纹（神门穴）的分寸折量法，其距离为 12 寸（12 个等分）。

主治：心痛、胁痛、精神疾病、暴喑不能言语、手尺侧病症、目黄。

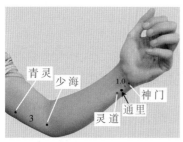

• 通里（Tong Li）HT 5
（络穴）

神门上 1 寸（一至），对准少海（二至）。

络穴有治疗慢性病与强壮身体的作用，忧郁症时（乃因心肾不交、脾胃不合之故），常用心经的络穴"通里"与肾经的络穴"大钟"来治疗。

主治：头晕、目眩、心悸怔忡、暴喑、舌强不语等、咽喉肿痛、腕臂痛。

• 阴郄（Yin Xi）HT 6
（郄穴）

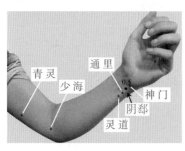

神门上 5 分（一至），对准少海（二至）。

临床上郄穴常用来治疗急性病，是非常安全的（因为里面没有脏腑）。

古人常灸疗"阴郄"，来治疗大汗不止的疾病（因为汗为"心"之液）。

肘横纹（少海穴）到腕横纹（神门穴）的分寸折量法，其距离为 12 寸（12 个等分）。

主治：心绞痛、心律不齐、胸中满、失音不能言、鼻衄吐血、盗汗。

• 神门（Shen Men）HT 7
（输穴、原穴）

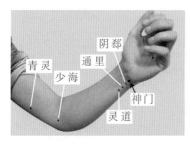

微握拳（一至），尺侧屈腕肌腱和腕横纹交界之桡侧端凹陷处（二至）。

神门与阳谷同高，隔着一条肌腱（尺侧屈腕肌腱）。

神门为心经，阳谷则为小肠经，人立正站好，从后面看手腕处，只看到阳谷（阳经），没有看到神门（因为阴经看不到）。

主治：心烦、癫狂、掌中热、健忘、失眠、痛证、怔忡、惊悸、心痛、胁痛、目黄。

• 少府（Shao Fu）HT 8
（荥穴）

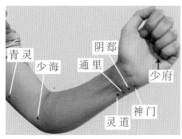

第 4、5 指向掌心弯曲（一至），指尖连线的中点（二至），恰在第 4、5 掌骨间隙内（三至）。

少府与劳宫（心包经）约略在同一水平线上，扎针要避免疼痛的方法是"重按久切"后，再下针。

手腕以下的取穴法，要用"指寸法"。

主治：心悸、胸痛、掌中热、小便不利、遗尿、手小指拘挛、皮肤瘙痒。

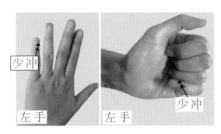

• 少冲（Shao Chong）HT 9
（止穴、井穴）

小指（第5指）桡侧端（一至），距指甲角1分处，如韭叶（二至）。

少泽（小肠经）：在小指（第五指）的尺侧端距指甲角1分处。

手腕以下的取穴法，要用"指寸法"。

主治：心痛、心悸、胸痛、中风急救。

备注：经脉的作用＝穴位的作用，心经9穴的主治作用，同心经循行路线的主治功能。

1. 根据心经之循行地方与"经之所过，主治所在"的原则，以上穴位皆可主治：侧胸及腋窝的疾病（如肋间神经痛、心肺或乳房的问题）、狐臭或肩膀的疾病、手上臂及手肘内侧阴面后路疾病（如高尔夫球肘、尺骨神经受损等）、手掌的疾病（如手心热、多汗、扳机指、痛风等）。

2. 根据古人经验，禁针穴有35穴，禁灸穴有45穴。

3. 本经（心经）之禁针穴有青灵（此穴是绝对禁针穴）。

4. 本经（心经）之禁灸穴则没有。

5. 以上禁针穴与禁灸穴，在临床中，可作为参考用，不要拘泥不变。

6.《针灸科学》过去之尺寸，其肘横纹至腕横纹之距离为10寸（10等分之意），而大陆书籍则为12寸，基于"离穴不离经"及"宁失其穴而勿失其经"之原则，读者们不必担心。

7. 本书的心经循行，从肘横纹到腕横纹，其距离以12寸（12等分）为主。

□ 手太阳小肠经：SI 1 ～ SI 9

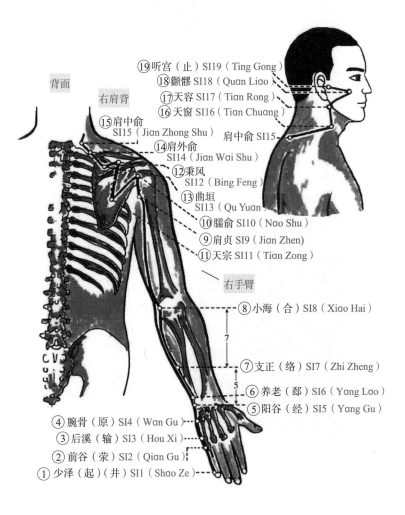

背面

右肩背

⑲听宫（止）SI19（Ting Gong）
⑱颧髎 SI18（Quan Liao）
⑰天容 SI17（Tian Rong）
⑯天窗 SI16（Tian Chuang）
⑮肩中俞 SI15（Jian Zhong Shu）
肩中俞 SI15
⑭肩外俞 SI14（Jian Wai Shu）
⑫秉风 SI12（Bing Feng）
⑬曲垣 SI13（Qu Yuan）
⑩臑俞 SI10（Nao Shu）
⑨肩贞 SI9（Jian Zhen）
⑪天宗 SI11（Tian Zong）

右手臂

⑧小海（合）SI8（Xiao Hai）
⑦支正（络）SI7（Zhi Zheng）
⑥养老（郄）SI6（Yang Lao）
⑤阳谷（经）SI5（Yang Gu）
④腕骨（原）SI4（Wan Gu）
③后溪（输）SI3（Hou Xi）
②前谷（荥）SI2（Qian Gu）
①少泽（起）（井）SI1（Shao Ze）

7

5

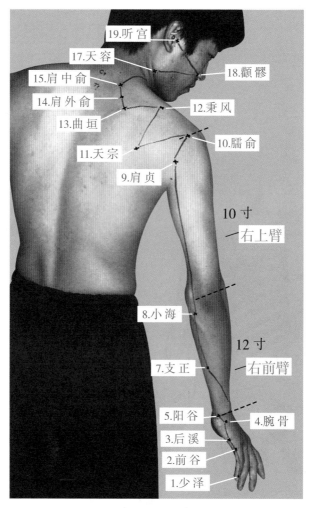

19.听宫
17.天容
15.肩中俞
14.肩外俞
13.曲垣
11.天宗
9.肩贞
18.颧髎
12.秉风
10.臑俞

10 寸
右上臂

8.小海

12 寸
右前臂

7.支正

5.阳谷
3.后溪
2.前谷
1.少泽
4.腕骨

手太阳小肠经经穴（单侧 19 穴）

小肠经之循行：由手第 5 指尺侧端至头部耳
前方之听宫穴，未时（13—
15 时）。

手太阳小肠经经穴：

左为穴位图，右为穴位取法

左右各 19 穴，穴位位于 "↖" 所指之处

循行方向：由手小指走头至耳前

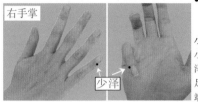

右手掌

少泽

• 少泽（Shao Ze）SI 1
（起穴、井穴）

小指尺侧端（一至），距指甲角约 1 分处（二至）。

小指（第五指）的指甲两旁有：少冲（桡侧端）与少泽（尺侧端）。

足大趾（第一足趾）指甲两旁有：隐白（脾经）内侧端与大敦（肝经）外侧端。

主治：热病、中风昏迷、乳汁少、乳腺炎、目翳、项痛不可回顾、头痛。

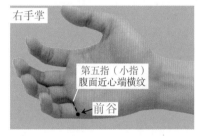

右手掌

第五指（小指）腹面近心端横纹

前谷

• 前谷（Qian Gu）SI 2
（荥穴）

前谷与后溪是根据 "方位" 来命名

小肠经循行于上肢阳面后路，第 5 掌指关节前方凹陷（一至），骨之边缘（二至）。

前谷的另一找法：小指微弯曲，近心端腹面横纹尺侧端的骨边处。

注：前谷一定要位在指骨上，即第 5 掌指关节前方骨边处。

主治：头痛、目痛、咽喉痛、耳鸣、上臂神经痛、乳汁少。

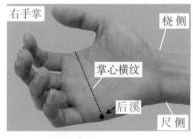

右手掌

桡侧

掌心横纹

后溪

尺侧

• 后溪（Hou Xi）SI 3
（输穴，通督脉）

小肠经循行于上肢阳面后路，第 5 掌指关节后方凹陷（一至），骨之边缘（二至）。

后溪的另一找法：手掌微握拳，掌心横纹尺侧端的骨边处。

注：后溪一定要位在第 5 掌指关节后方骨边处（一定位在掌骨上）。

主治：落枕、咽喉痛、耳鸣、手指及肘臂挛痛、腰背痛、癫狂。

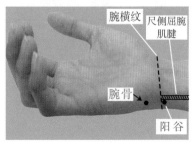

腕横纹

尺侧屈腕肌腱

腕骨

阳谷

• 腕骨（Wan Gu）SI 4
（原穴）

后溪穴沿第 5 掌骨边，往上推（一至），推至骨之尽处（即骨之边缘），赤白肉际是腕骨穴（二至）。

腕骨是根据 "生理部位"（骨路类）来命名。

注："腕骨"一定在第 5 掌骨附近，不会在手腕纹上，在手腕横纹上的穴位叫 "阳谷"。

主治：颈项痛、头痛、目翳、耳鸣、腕痛、肘臂挛痛、胁痛。

正确找穴：至少要"二至"以上，"一至"指第一个标定点，"二至"指第二个标定点

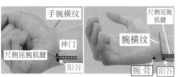

• 阳谷（Yang Gu）SI 5
（经穴）

1. 微握拳（一至），尺侧屈腕肌腱和腕横纹交界之尺侧端凹陷处（二至）。
2. 本穴与阳池、阳溪横平一线，与腕内侧之神门隔一条筋。
小肠经通膀胱经，临床上常用阳谷、养老与后溪来治疗腰腿痛。
主治：头痛、目痛、牙痛、三叉神经痛、手腕痛。

• 养老（Yang Lao）SI 6
（郄穴）

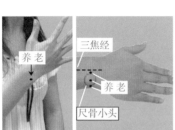

1. 屈肘，掌心向内（一至），尺骨小头旁筋骨之凹陷处（二至）。
2. 尺骨小头桡侧端骨缘与尺骨小头顶点同高处。
3. 尺骨小头的顶点正中处（针刺时，要用横刺方式）。
4. 尺骨小头尺侧端骨缘与尺骨小头顶点同高处。
临床上郄穴常用来治疗急性病，是非常安全的（因为里面没有脏腑）。
主治：肩、背、肘、臂酸痛、目眩、目视不明、急性腰腿扭伤疼痛。

• 支正（Zhi Zheng）SI 7
（络穴）

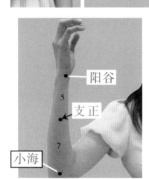

1. 阳谷往上5寸（一至），对准小海（二至）。
2. 小海穴往下7寸（一至），对准阳谷（二至），尺骨下缘。
络穴有治疗慢性病与强壮身体的作用，对慢性腰腿痛的治疗，常有辅助的效果。
肘横纹（小海穴）到腕横纹（阳谷穴）的分寸折量法，其距离为12寸（12个等分）。
主治：肘臂酸痛、头项痛、目眩、热病、癫狂。

• 小海（Xiao Hai）SI 8
（合穴）

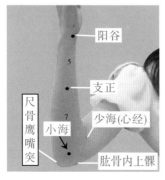

尺骨鹰嘴突（肘尖）与肱骨内上髁连线（一至），然后以此线为基准，再做一正三角形（二至），其三角形的顶点处，即为小海穴（三至）。
小海为小肠经，少海则为心经，人立正站好，从后面看手肘处，只看到小海（阳经），没有看到少海（因为阴经看不到）。
注："少海穴"为心经，"小海"为小肠经。
主治：耳鸣、肩痛、背痛、脸颊肿痛、高尔夫球肘。

正确找穴：至少要"二至"以上，"一至"指第一个标定点，"二至"指第二个标定点

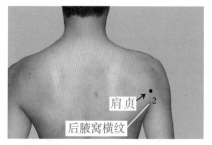

• 肩贞（Jian Zhen）SI 9

肩部后腋窝横纹端（一至），直上2寸（二至），对准臑俞的肌肉凹陷处。

临床上"肩贞"不常用，常被"臑俞"所取代。

主治：肩臂疼痛、五十肩、牙痛、颊痛、耳鸣。

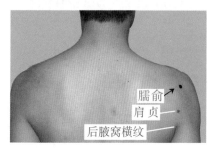

• 臑俞（Nao Shu）SI 10

后腋窝横纹（一至），直上至肩胛棘外端的凹陷中（二至）。

注：穴名有"俞"字的：有膀胱经上冠有五脏六腑名称的穴位，如心俞、肝俞、胃俞、大肠俞……其他有以"俞"为穴名的，大都不属膀胱经，例如臑俞属小肠经，肓俞属肾经。

肩三穴：常指臑俞、肩髃（大肠经）、肩髎（三焦经）。

主治：肩臂疼痛、肩关节炎、五十肩。

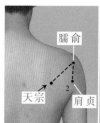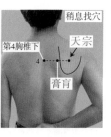

• 天宗（Tian Zong）SI 11

1. 在肩胛骨正中间的肌肉凹陷处。

2. 特殊姿势动作取穴法：手稍息时（一至），肩胛骨中央最凹处（二至），约与第4胸椎平齐。

天宗、膏肓、厥阴俞与第4胸椎棘突下，约略同高。

天宗：为小肠经在上背部最安全的穴位，因为下面有肩胛骨保护。

主治：肩胛及上臂疼痛、气喘、五十肩。

• 秉风（Bing Feng）SI 12

1. 天宗穴直上，越过肩胛棘（一至），往上约1寸的肌肉凹陷处（二至）。

2. 特殊姿势取穴：手臂上举时（一至），肩胛棘上方的肌肉最凹陷处（二至），与曲垣、巨骨并行于肩胛棘上际。

注："天宗"穴，手稍息时找穴，"秉风"穴，手臂上举时找穴。

主治：肩臂疼痛、半身不遂、项痛不可回顾。

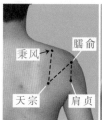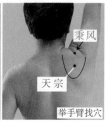

正确找穴：至少要"二至"以上，"一至"指第一个标定点，"二至"指第二个标定点

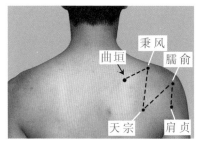

• 曲垣（Qu Yuan）SI 13

肩胛冈的起始部（一至），微上方的肌肉凹陷处（二至）。

临床上"曲垣"不常用，常被"臑俞""秉风"与"天宗"取代。

主治：肩胛与上臂疼痛、落枕、五十肩。

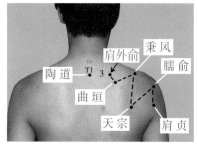

• 肩外俞（Jian Wai Shu）SI 14

第1胸椎棘突下，即陶道（一至），旁开3寸的肌肉凹陷处（二至）。

上背部薄如饼，用短针、横刺、浅刺与挟持押手法扎针才更安全。

腰背部取穴的"分寸折量法"，脊椎从1到22椎，凹陷有21个，叫1到21椎下，下＝凹陷处（直寸：1—21椎下）。

肩胛骨内侧最突出部分与脊椎的距离为3寸（横寸）。

主治：肩背痛、上臂厥冷痛、颈项强急。

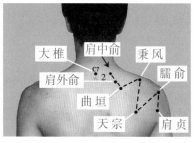

• 肩中俞（Jian Zhong Shu）SI 15

第7颈椎棘突下，即大椎（一至），旁开2寸的肌肉凹陷处（二至）。

上背部薄如饼，用短针、横刺、浅刺与挟持押手法扎针才更安全。

腰背部取穴的"分寸折量法"，脊椎从1到22椎，凹陷有21个，叫1到21椎下，下＝凹陷处（直寸：1—21椎下）。

肩胛骨内侧最突出部分与脊椎的距离为3寸（横寸）。

主治：肩背痛、咳嗽、气喘、落枕。

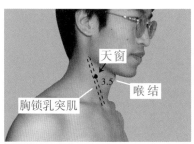

• 天窗（Tian Chuang）SI 16

喉结旁开3.5寸（一至），其肌肉的凹陷处（二至）天窗、扶突与人迎等3穴约略同高（三至）。

小肠经在颈部只有两个穴，天窗与天容。

头脸与颈部找穴的"分寸折量法"，前发际正中到后发际正中，为12寸（直寸），两个头维穴的距离为9寸（9等分）（横寸）。

天窗穴位于胸锁乳突肌之后方凹陷。

主治：咽喉肿痛、耳鸣、耳聋、颈项强痛。

正确找穴：至少要"二至"以上，"一至"指第一个标定点，"二至"指第二个标定点

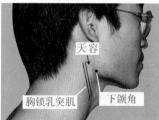

● 天容（Tian Rong）SI 17

下颌角直后方（一至），筋（胸锁乳突肌）与骨（下颌骨）之凹陷处（二至）。

小肠经在颈部只有两个穴：天容与天窗。

头脸与颈部找穴的"分寸折量法"，前发际正中到后发际正中，为12寸（直寸），两个头维穴的距离为9寸（9等分）（横寸）。

天容穴位于胸锁乳突肌之前方凹陷。

主治：咽喉肿痛、腮腺炎、耳鸣、颈项肿痛。

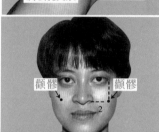

● 颧髎（Quan Liao）SI 18

鼻翼旁开2寸，上与外眼角成一直线，内与迎香、巨髎平，颧骨下缘肌肉凹陷处。

注：迎香、巨髎与颧髎3穴约略同高。

颧髎与下关(胃经)都是牙科针刺麻醉拔牙的局部常用要穴，因为不会影响口腔的操作。

头脸与颈部找穴的"分寸折量法"，前发际正中到后发际正中，为12寸（直寸），两个头维穴的距离为时9寸（9等分）（横寸）。

主治：颜面神经麻痹、三叉神经痛、牙痛、颊痛、眼睛酸痛。

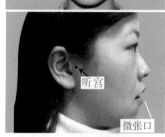

● 听宫（Ting Gong）SI 19
（止穴）

微张口，耳小瓣（耳珠）前方凹窝最凹处（一至），按之有响声（二至）与上方的耳门穴，下方的听会穴等3穴成一直线。

听宫是小肠经、三焦经与胆经的交会穴，所以耳朵前面的扎针，要优先选用听宫穴。

主治：耳鸣、耳聋、中耳炎、牙痛、颜面神经麻痹、梅尼埃病。

备注：经脉的作用＝穴位的作用，小肠经19穴的主治作用，同小肠经循行路线的主治功能。

1. 根据小肠经之循行地方与"经之所过，主治所在"的原则，以上穴位皆可主治：小指的疾病（如扳机指、痛风、风湿、类风湿关节炎、外伤）、手背阳面后路的疾病（一般为尺骨神经及尺侧伸腕肌肌腱的损伤或扭伤）、手肘外侧后路疾病（最常见者为高尔夫球肘……此乃为侵犯肱骨内上髁）、肩膀后路的疼痛（如五十肩）、肩胛骨的疾病（肩胛骨本身为小肠经循行所经过，内侧为膀胱经循行所经过，上面为三焦经循行所经过）、胸锁乳突肌的前后缘疾病（如落枕、腮腺炎、颈部转动困难等）、脸颊的疾病（如小肠经循行经过颧骨）、眼、耳的疾病（因小肠经支脉经过眼内角，眼外角及耳朵前方）。

2. 根据古人经验，禁针穴有35穴，禁灸穴有45穴。

3. 本经（小肠经）之禁针穴没有。

4. 本经（小肠经）之禁灸内有颧髎、肩贞。

5. 以上禁针穴与禁灸穴，在临床中，可作为参考用，不要拘泥不变。

6. 小肠经之循行，从肘横纹到腕横纹，其距离本书以12寸（12等分）为主。

□ 足太阳膀胱经：BL 1 ~ BL 67

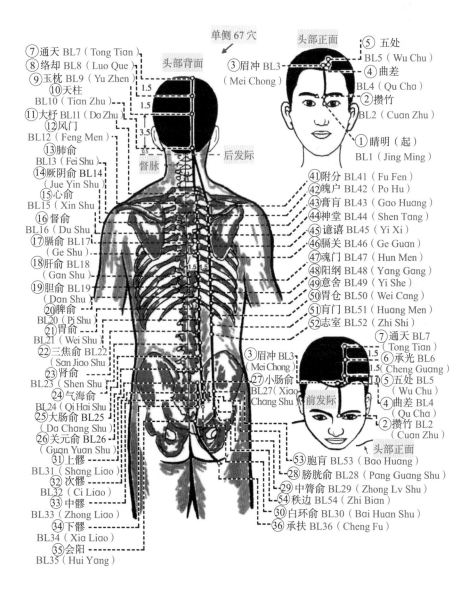

⑦通天 BL7（Tong Tian）
⑧络却 BL8（Luo Que）
⑨玉枕 BL9（Yu Zhen）
⑩天柱
BL10（Tian Zhu）
⑪大杼 BL11（Da Zhu）
⑫风门
BL12（Feng Men）
⑬肺俞
BL13（Fei Shu）
⑭厥阴俞
（Jue Yin Shu）
⑮心俞
BL15（Xin Shu）
⑯督俞
BL16（Du Shu）
⑰膈俞 BL17
（Ge Shu）
⑱肝俞 BL18
（Gan Shu）
⑲胆俞 BL19
（Dan Shu）
⑳脾俞
BL20（Pi Shu）
㉑胃俞
BL21（Wei Shu）
㉒三焦俞 BL22
（San Jiao Shu）
㉓肾俞
BL23（Shen Shu）
㉔气海俞
BL24（Qi Hai Shu）
㉕大肠俞 BL25
（Da Chang Shu）
㉖关元俞 BL26
（Guan Yuan Shu）
㉛上髎
BL31（Shang Liao）
㉜次髎
BL32（Ci Liao）
㉝中髎
BL33（Zhong Liao）
㉞下髎
BL34（Xia Liao）
㉟会阳
BL35（Hui Yang）

单侧 67 穴

头部背面
头部正面

③眉冲 BL3
（Mei Chong）

1.5
1.5
3.5
0.5
督脉
后发际

⑤五处
BL5（Wu Chu）
④曲差
BL4（Qu Cha）
②攒竹
BL2（Cuan Zhu）
①睛明（起）
BL1（Jing Ming）

㊶附分 BL41（Fu Fen）
㊷魄户 BL42（Po Hu）
㊸膏肓 BL43（Gao Huang）
㊹神堂 BL44（Shen Tang）
㊺譩譆 BL45（Yi Xi）
㊻膈关 BL46（Ge Guan）
㊼魂门 BL47（Hun Men）
㊽阳纲 BL48（Yang Gang）
㊾意舍 BL49（Yi She）
㊿胃仓 BL50（Wei Cang）
51肓门 BL51（Huang Men）
52志室 BL52（Zhi Shi）

1.5 1.5

⑦通天 BL7
（Tong Tian）
⑥承光 BL6
（Cheng Guang）
⑤五处 BL5
（Wu Chu）
④曲差 BL4
（Qu Cha）
②攒竹 BL2
（Cuan Zhu）

③眉冲 BL3
Mei Chong
㉗小肠俞
BL27（Xiao
Chang Shu）
前发际

1.5
1.5

头部正面

53胞肓 BL53（Bao Huang）
㉘膀胱俞 BL28（Pang Guang Shu）
㉙中膂俞 BL29（Zhong Lv Shu）
54秩边 BL54（Zhi Bian）
㉚白环俞 BL30（Bai Huan Shu）
㊱承扶 BL36（Cheng Fu）

· 070 ·

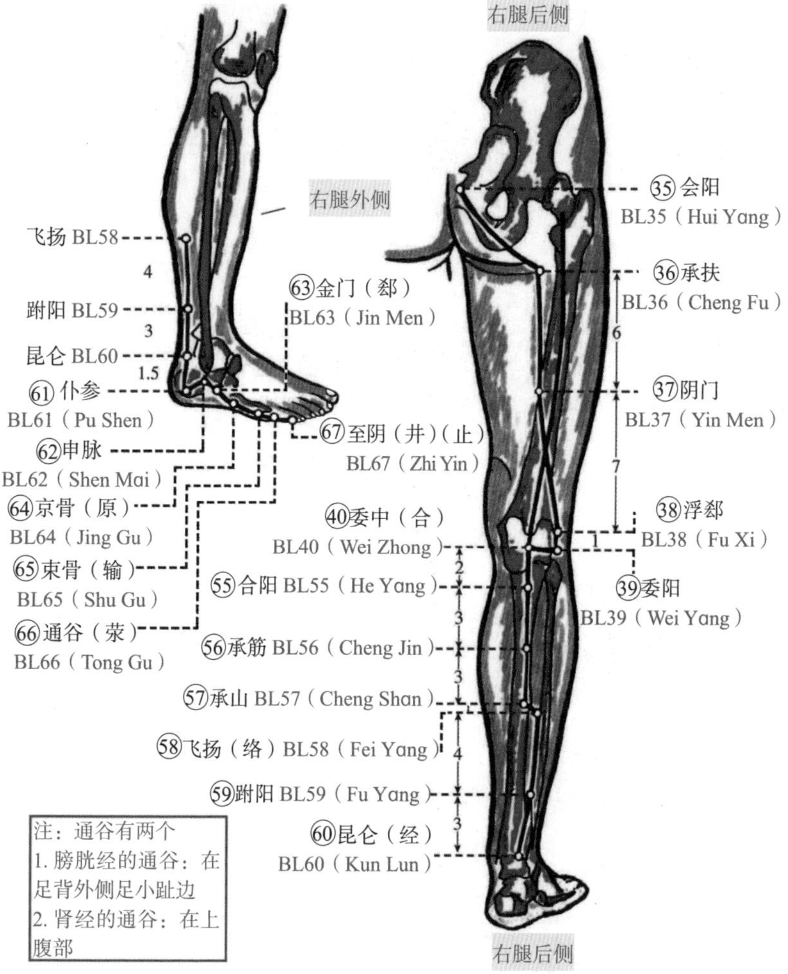
右腿外侧
飞扬 BL58
4
跗阳 BL59
3
昆仑 BL60
1.5
(61) 仆参
BL61（Pu Shen）
(62)申脉
BL62（Shen Mai）
(63)金门（郄）
BL63（Jin Men）
(64)京骨（原）
BL64（Jing Gu）
(65)束骨（输）
BL65（Shu Gu）
(66)通谷（荥）
BL66（Tong Gu）
(67)至阴（井）（止）
BL67（Zhi Yin）
右腿后侧
㉟会阳
BL35（Hui Yang）
㊱承扶
BL36（Cheng Fu）
6
㊲阴门
BL37（Yin Men）
7
㊳浮郄
BL38（Fu Xi）
1
㊴委阳
BL39（Wei Yang）
㊵委中（合）
BL40（Wei Zhong）
2
(55)合阳 BL55（He Yang）
3
(56)承筋 BL56（Cheng Jin）
3
(57)承山 BL57（Cheng Shan）
(58)飞扬（络）BL58（Fei Yang）
4
(59)跗阳 BL59（Fu Yang）
3
(60)昆仑（经）
BL60（Kun Lun）
右腿后侧
注：通谷有两个
1. 膀胱经的通谷：在足背外侧足小趾边
2. 肾经的通谷：在上腹部

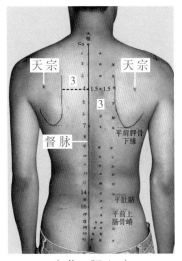

（背、腰部）

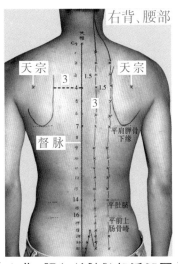

（右背、腰部的膀胱经循行图）

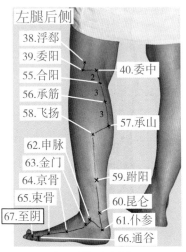

左腿后侧

38.浮郤
39.委阳
55.合阳
56.承筋
58.飞扬
40.委中
57.承山
62.申脉
63.金门
64.京骨
65.束骨
67.至阴
59.跗阳
60.昆仑
61.仆参
66.通谷

（下肢后侧）

足太阳膀胱经经穴
（单侧 67 穴）

膀胱经之循行：由头走足
至第五趾至阴穴，申时
（15～17 时）。

足太阳膀胱经经穴：

左为穴位图，右为穴位取法

左右各 67 穴，穴位位于 "↖" 所指之处

循行方向：由头走足至第五趾

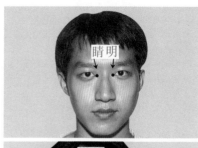

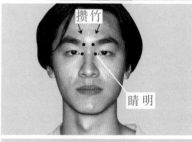

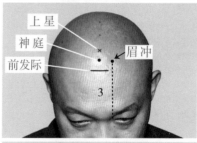

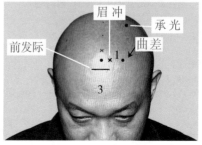

• 睛明（Jing Ming）BL 1
（起穴）

目内眦，内 1 分（一至），上 1 分（二至），鼻骨边眼眶内缘的凹陷处。

睛明为膀胱、小肠、胃、阳跷脉与阴跷脉共 5 条经脉的交会穴，临床上治疗眼疾的效果很好。

主治：眼诸疾病（如：结膜炎、近视、青光眼、视神经炎等）、腰腿酸痛、前头痛。

• 攒竹（Cuan Zhu）BL 2

在眉头之凹陷处。是以六书中的"象形"来命名，或以"物类"中的"植物类"来命名。

攒竹：用短针、横刺、浅刺与挟持押手法扎针才更安全，攒竹与睛明两穴上下成一直线。

头脸与颈部找穴的"分寸折量法"，前发际正中到后发际正中，为 12 寸（直寸），两个头维穴的距离为时 9 寸（9 等分）（横寸）。

主治：眼诸疾病（如：泪多、视弱、白翳等）、头痛、晕眩。

• 眉冲（Mei Chong）BL 3

攒竹穴直上（一至），入发际 5 分处（二至）。

临床上"眉冲"不常用，常被"攒竹"与"通天"取代。

秃头的人，以印堂穴直上 3 寸（4 横指）画一条线当作前发际，以大椎穴直上 3 寸（4 横指）画一条线当作后发际。

主治：头痛、眩晕、鼻塞、急性鼻炎。

• 曲差（Qu Cha）BL 4

眉冲穴往外 1 寸（一至），对准承光或通天穴（二至）。

临床上"曲差"不常用，常被"攒竹"与"通天"取代。

秃头的人，以印堂穴直上 3 寸（4 横指）画一条线当作前发际，以大椎穴直上 3 寸（4 横指）画一条线当作后发际。

主治：头痛、视力障碍、鼻塞、衄血。

正确找穴：至少要"二至"以上，"一至"指第一个标定点，"二至"指第二个标定点

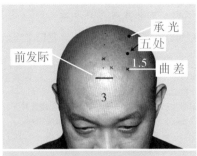

• 五处（Wu Chu）BL 5

曲差穴直上 1.5 寸（一至），对准通天穴（二至）。

临床上"五处"不常用，常被"攒竹"与"通天"取代。

有些书写：曲差与五处相距 1 寸，但经验上还是以 1.5 寸比较好定位。

头脸与颈部找穴的"分寸折量法"，前发际正中到后发际正中，为 12 寸（直寸），两个头维穴的距离为 9 寸（9 等分）（横寸）。

主治：头痛、目眩、癫痫、肩背神经痛。

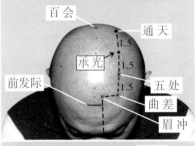

• 承光（Cheng Guang）BL 6

五处穴直上 1.5 寸（一至），对准通天穴（二至），距督脉正中 1.5 寸。

临床上"承光"不常用，常被"攒竹"与"通天"取代。

秃头的人，以印堂穴直上 3 寸（4 横指）画一条线当作前发际，以大椎穴直上 3 寸（4 横指）画一条线当作后发际。

主治：头痛、目眩、眼生翳肉、鼻塞、感冒。

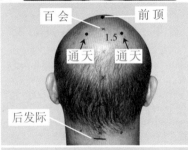

• 通天（Tong Tian）BL 7

承光直上 1.5 寸（一至），与百会同高处（二至），距督脉正中 1.5 寸。

膀胱经在头部找穴，要先找通天（百会旁 1.5 寸），以方便其他穴位的定位。

膀胱经的循行，在通天处有一支脉到耳上角，所以耳朵的疾病，膀胱经不可少。

主治：头痛、目眩晕、鼻塞、鼻衄。

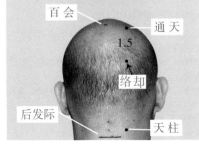

• 络却（Luo Que）BL 8

通天穴直下 1.5 寸（一至），对准天柱穴（二至）距督脉正中行 1.5 寸。

临床上"络却"不常用，常被"通天"与"天柱"取代。

秃头的人，以印堂穴直上 3 寸 (4 横指) 画一条线当作前发际，以大椎穴直上 3 寸 (4 横指) 画一条线当作后发际。

主治：目视不明、头痛、目眩、耳鸣、癫狂（膀胱经入脑，可治癫疾）。

正确找穴：至少要"二至"以上，"一至"指第一个标定点，"二至"指第二个标定点

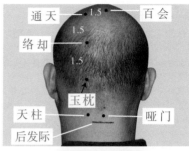

• 玉枕（Yu Zhen）BL 9

络却穴直下 1.5 寸（一至），对准天柱穴（二至），脑户旁开 1.5 寸（三至）。

临床上"玉枕"不常用，常被"通天"与"天柱"取代。玉枕至天柱相距 3.5 寸，较有争议。

头脸与颈部找穴的"分寸折量法"，前发际正中到后发际正中，为 12 寸（直寸），两个头维穴的距离为 9 寸（9 等分）（横寸）。

主治：头项痛、项强、鼻塞、目痛、近视。

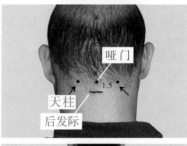

• 天柱（Tian Zhu）BL 10

后发际上 5 分（一至），即哑门，旁开 1.5 寸处（二至）。

膀胱经在背腰部由"天柱"穴开始分成两条路。

秃头的人，以印堂穴直上 3 寸（4 横指）画一条线当作前发际，以大椎穴直上 3 寸（4 横指）画一条线当作后发际。

主治：头痛、项强、肩背痛、鼻塞。

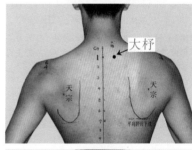

• 大杼（Da Zhu）BL 11
（八会穴之一，骨会大杼）

第 1 椎下（一至），即陶道，旁开 1.5 寸（二至）。

上背部薄如饼，用短针、横刺、浅刺与挟持押手法扎针才更安全。

腰背部取穴的"分寸折量法"，脊椎从 1 到 22 椎，凹陷有 21 个，叫 1 到 21 椎下，下 = 凹陷处（直寸：1—21 椎下）。

主治：项强、肩背痛、头痛、咳嗽、发热。

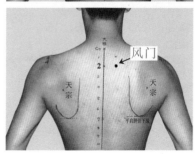

• 风门（Feng Men）BL 12

第 2 椎下（一至），旁开 1.5 寸（二至）。

上背部薄如饼，用短针、横刺、浅刺与挟持押手法扎针才更安全。

肩胛骨内侧最突出部分与脊椎的距离为 3 寸（横寸）。用"指寸法"比较不准，因医生与病人的手大小不同。

主治：项强、肩背痛、咳嗽、感冒、发热。

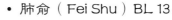

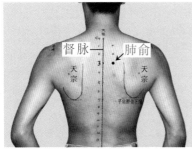

• 肺俞（Fei Shu）BL 13

第3椎下(一至)，旁开1.5寸(二至)，或以手搭背，左取右、右取左，当中指末处是穴。

上背部薄如饼，用短针、横刺、浅刺与挟持押手法扎针才更安全。

腰背部取穴的"分寸折量法"，脊椎从1到22椎，凹陷有21个，叫1到21椎下，下 = 凹陷处（直寸：1—21椎下）。

主治：咳嗽、气喘、腰背痛、盗汗、鼻塞。

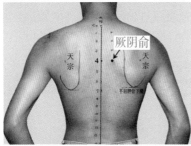

• 厥阴俞（Jue Yin Shu）BL 14

第4椎下（一至），旁开1.5寸（二至）。

肩胛骨内侧最突出部分与脊椎的距离为3寸（横寸）。用"指寸法"比较不准，因医生与病人的手大小不同。

主治：咳嗽、呼吸系统疾病、心脏病、气喘、心内膜炎、腰背痛。

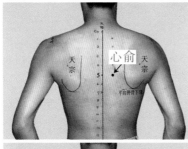

• 心俞（Xin Shu）BL 15

第5椎下（一至），即神道，旁开1.5寸（二至）。

上背部薄如饼，用短针、横刺、浅刺与挟持押手法扎针才更安全。

腰背部取穴的"分寸折量法"，脊椎从1到22椎，凹陷有21个，叫1到21椎下，下 = 凹陷处（直寸：1—21椎下）。

主治：心脏疾病、心悸、失眠、健忘、胸闷、盗汗、癫痫、腰背痛。

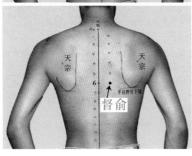

• 督俞（Du Shu）BL 16

第6椎下（一至），即灵台，旁开1.5寸（二至）。

上背部薄如饼，用短针、横刺、浅刺与挟持押手法扎针才更安全。

肩胛骨内侧最突出部分与脊椎的距离为3寸（横寸）。用"指寸法"比较不准，因医生与病人的手大小不同。

主治：心痛、胸闷、气喘、腹痛、腰背痛。

正确找穴：至少要"二至"以上，"一至"指第一个标定点，"二至"指第二个标定点

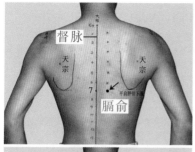

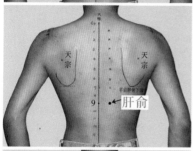

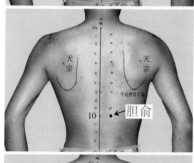

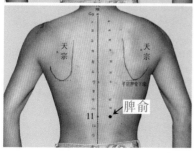

• 膈俞（Ge Shu）BL 17

（八会穴之一，血会膈俞）

第7椎下（一至），即至阳，旁开1.5寸（二至）。

上背部薄如饼，用短针、横刺、浅刺与挟持押手法扎针才更安全。

腰背部取穴的"分寸折量法"，脊椎从1到22椎，凹陷有21个，叫1到21椎下，下＝凹陷处（直寸：1—21椎下）。

主治：呕吐、呃逆、胃痛、饮食不下、咳嗽、气喘、潮热、盗汗。

• 肝俞（Gan Shu）BL 18

第9椎下（一至），即筋缩，旁开1.5寸（二至）。

上背部薄如饼，用短针、横刺、浅刺与挟持押手法扎针才更安全。

肩胛骨内侧最突出部分与脊椎的距离为3寸（横寸）。用"指寸法"比较不准，因医生与病人的手大小不同。

主治：背腰痛、胁痛、肝病、黄疸、眼中诸疾。

• 胆俞（Dan Shu）BL 19

第10椎下（一至），即中枢，旁开1.5寸（二至）。

上背部薄如饼，用短针、横刺、浅刺与挟持押手法扎针才更安全。

腰背部取穴的"分寸折量法"，脊椎从1到22椎，凹陷有21个，叫1到21椎下，下＝凹陷处（直寸：1—21椎下）。

主治：胆石痛、胆囊炎、肝炎、头痛、颈痛、肺痨、咳嗽、肠胃障碍。

• 脾俞（Pi Shu）BL 20

第11椎下（一至），即脊中，旁开1.5寸（二至）。

上背部薄如饼，用短针、横刺、浅刺与挟持押手法扎针才更安全。

肩胛骨内侧最突出部分与脊椎的距离为3寸（横寸）。用"指寸法"比较不准，因医生与病人的手大小不同。

主治：消化不良、腹胀、腹泻、水肿、腰背痛、咳嗽、喘息。

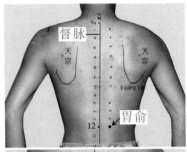

• **胃俞（Wei Shu）BL 21**

第 12 椎下（一至），旁开 1.5 寸（二至）。

上背部薄如饼，用短针、横刺、浅刺与挟持押手法扎针才更安全。

腰背部取穴的"分寸折量法"，脊椎从 1 到 22 椎，凹陷有 21 个，叫 1 到 21 椎下，下 = 凹陷处（直寸：1—21 椎下）。

主治：腹部与胃部胀痛、呕吐、肝胆病、胰腺炎。

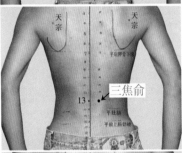

• **三焦俞（San Jiao Shu）BL 22**

第 13 椎下（一至），即悬枢，旁开 1.5 寸（二至）。

上背部薄如饼，用短针、横刺、浅刺与挟持押手法扎针才更安全。

肩胛骨内侧最突出部分与脊椎的距离为 3 寸（横寸）。用"指寸法"比较不准，因医生与病人的手大小不同。

主治：腹胀、肠鸣、呕吐、泄泻、水肿、腰背痛、肾脏炎。

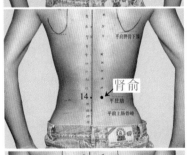

• **肾俞（Shen Shu）BL 23**

第 14 椎下（一至），即命门，旁开 1.5 寸（二至）。

上背部薄如饼，用短针、横刺、浅刺与挟持押手法扎针才更安全。

腰背部取穴的"分寸折量法"，脊椎从 1 到 22 椎，凹陷有 21 个，叫 1 到 21 椎下，下 = 凹陷处（直寸：1—21 椎下）。

主治：泌尿系疾病、梦遗、腰痛、脸部美容、月经不调、忧郁症。

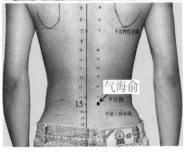

• **气海俞（Qi Hai Shu）BL 24**

第 15 椎下（一至），旁开 1.5 寸（二至）。

膀胱经在肾俞、命门以下比较安全(因其下没有重要脏腑)，可用短针、斜刺的方式扎针，但仍要慎针。

肩胛骨内侧最突出部分与脊椎的距离为 3 寸（横寸）。用"指寸法"比较不准，因医生与病人的手大小不同。

主治：腰腿痛、痛经、痔疮、肠鸣、腹胀。

正确找穴：至少要"二至"以上，"一至"指第一个标定点，"二至"指第二个标定点

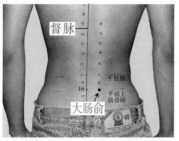

• 大肠俞（Da Chang Shu）BL 25

第16椎下（一至），即腰阳关，旁开1.5寸（二至）。

膀胱经在肾俞、命门以下比较安全（因其下没有重要脏腑），可用短针、斜刺的方式扎针，但仍要慎针。

腰背部取穴的"分寸折量法"，脊椎从1到22椎，凹陷有21个，叫1到21椎下，下＝凹陷处（直寸：1—21椎下）。

主治： 肠鸣、腹泻、便秘、腹痛、腰痛、坐骨神经痛。

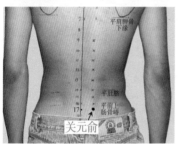

• 关元俞（Guan Yuan Shu）BL 26

第17椎下（一至），旁开1.5寸（二至）。

膀胱经在肾俞、命门以下比较安全（因其下没有重要脏腑），可用短针、斜刺的方式扎针，但仍要慎针。

肩胛骨内侧最突出部分与脊椎的距离为3寸（横寸），用"指寸法"比较不准，因医生与病人的手大小不同。

主治： 腹胀、泄泻、腰痛、小便频数或不利、遗尿。

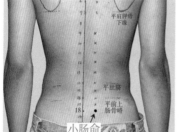

• 小肠俞（Xiao Chang Shu）BL 27

第18椎下（一至），旁开1.5寸（二至）。

膀胱经在肾俞、命门以下比较安全（因其下没有重要脏腑），可用短针、斜刺的方式扎针，但仍要慎针（上髎与小肠俞约略同高）。

腰背部取穴的"分寸折量法"，脊椎从1到22椎，凹陷有21个，叫1到21椎下，下＝凹陷处（直寸：1—21椎下）。

主治： 腰痛、腹痛、痢疾、便秘、血尿、遗精、坐骨神经痛。

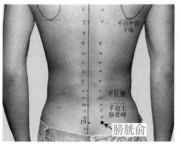

• 膀胱俞（Pang Guang Shu）BL 28

第19椎下（一至），旁开1.5寸（二至）。

膀胱经在肾俞、命门以下比较安全（因其下没有重要脏腑），可用短针、斜刺的方式扎针，但仍要慎针（次髎与膀胱俞约略同高）。

腰背部取穴的"分寸折量法"，脊椎从1到22椎，凹陷有21个，叫1到21椎下，下＝凹陷处（直寸：1—21椎下）。

主治： 泌尿系统感染、便秘、遗尿、腰痛、坐骨神经痛。

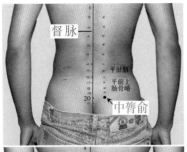

督脉

平肚脐
平前上
肠骨嵴

20

中膂俞

• 中膂俞（Zhong Lv Shu）BL 29

第 20 椎下（一至），旁开 1.5 寸（二至）。

膀胱经在肾俞、命门以下比较安全（因其下没有重要脏腑），可用短针、斜刺的方式扎针，但仍要慎针（中髎与中膂俞约略同高）。

腰背部取穴的"分寸折量法"，脊椎从 1 到 22 椎，凹陷有 21 个，叫 1 到 21 椎下，下 = 凹陷处（直寸：1—21 椎下）。

主治：痢疾、疝气、痔疮、腰脊强痛。

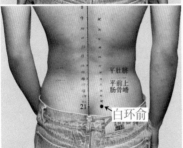

平肚脐
平前上
肠骨嵴

21

白环俞

• 白环俞（Bai Huan Shu）BL 30

第 21 椎下（一至），即腰俞，旁开 1.5 寸（二至）。

膀胱经在肾俞、命门以下比较安全（因其下没有重要脏腑），可用短针、斜刺的方式扎针，但仍要慎针（下髎与白环俞约略同高）。

肩胛骨内侧最突出部分与脊椎的距离为 3 寸（横寸）。用"指寸法"比较不准，因医生与病人的手大小不同。

主治：遗精、月经不调、白带、疝气、腰背痛、坐骨神经痛。

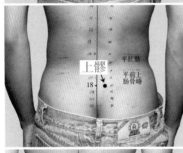

平肚脐
平前上
肠骨嵴

上髎
18

• 上髎（Shang Liao）BL 31

第 18 椎下（一至），旁开 1 寸（二至），与小肠俞同高，即第一骶椎孔（S₁）（三至）。

上、次、中、下髎的位置为倒八字形"\/"。

腰背部取穴的"分寸折量法"，脊椎从 1 到 22 椎，凹陷有 21 个，叫 1 到 21 椎下，下 = 凹陷处（直寸：1—21 椎下）。

主治：月经不调、大小便不利、腰痛、阳痿、早泄、经来腹痛。

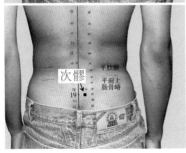

平肚脐
平前上
肠骨嵴

次髎
19

• 次髎（Ci Liao）BL 32

第 19 椎下（一至），旁开 9 分（二至），与小肠俞同高，即第二骶椎孔（S₂）（三至）。

上、次、中、下髎的位置为倒八字形"\/"。为 3 寸（横寸）。

用"指寸法"比较不准，因医生与病人的手大小不同。

主治：男女生殖器疾病、月经不调、腰痛、腹痛。

正确找穴：至少要"二至"以上，"一至"指第一个标定点，"二至"指第二个标定点

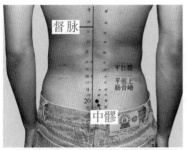

• 中髎（Zhong Liao）BL 33

第 20 椎下（一至），旁开 8 分（二至），与中膂俞同高。即第三骶椎孔（S_3）（三至）。

上、次、中、下髎的位置为倒八字形"\/"。

腰背部取穴的"分寸折量法"，脊椎从 1 到 22 椎，凹陷有 21 个，叫 1 到 21 椎下，下 = 凹陷处（直寸：1—21 椎下）。

主治：月经不调、小便不利、便秘、腰痛、阳痿、早泄、经来腹痛。

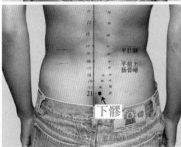

• 下髎（Xia Liao）BL 34

第 21 椎下（一至），旁开 6 分（二至），与白环俞同高，即第四骶椎孔（S_4）（三至）。

上、次、中、下髎的位置为倒八字形"\/"。

肩胛骨内侧最突出部分与脊椎的距离为 3 寸（横寸）。用"指寸法"比较不准，因医生与病人的手大小不同。

主治：大小便不利、生殖泌尿疾病、腰痛、尾骨痛。

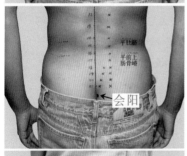

• 会阳（Hui Yang）BL 35

尾骶骨下端（一至），旁开 5 分（二至）。

上、次、中、下髎与会阳的位置，为了好记，可用 1（寸）9（分）8（分）6（分）5（分）的方式来背诵。

腰背部取穴的"分寸折量法"，脊椎从 1 到 22 椎，凹陷有 21 个，叫 1 到 21 椎下，下 = 凹陷处（直寸：1—21 椎下）。

主治：血便、痔疮、泄泻、阳痿、阴部湿疹。

• 承扶（Cheng Fu）BL 36

臀部下方横纹（一至），其中点的肌肉凹陷处（二至）。

治疗腰腿痛，承扶、殷门与委中可互相交替使用，以避免肌肉发炎或纤维化。

下肢阳面取穴的"分寸折量法"，如大转子到外犊鼻 19 寸（19 等分），大腿取穴；外犊鼻到外踝尖为 16 寸（16 等分），小腿取穴；大腿后面臀部横纹（臀沟）至膝盖后面横纹（腿窝弯横纹）为 14 寸。

主治：腰痛、骶痛、臀部痛、腿部痛、痔疮、便秘、坐骨神经痛。

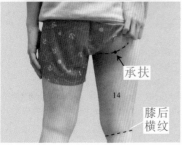

正确找穴：至少要"二至"以上，"一至"指第一个标定点，"二至"指第二个标定点

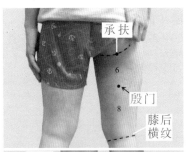

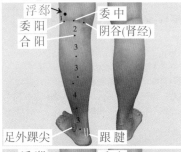

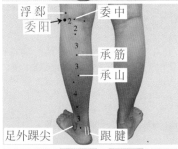

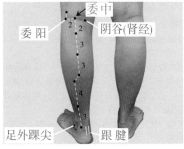

• 殷门（Yin Men）BL 37

1. 承扶穴往下 6 寸（一至），对准委中（二至）。

2. 承扶与委中连线的中点上 1 寸。

治疗腰腿痛，承扶、殷门与委中可相轮流代替，以避免肌肉发炎或纤维化。

下肢阳面取穴的"分寸折量法"，如大转子到外犊鼻 19 寸（19 等分），大腿取穴；外犊鼻到外踝尖为 16 寸（16 等分），小腿取穴。

主治：腰背痛、坐骨神经痛、下肢麻痹、项部僵便、头痛。

• 浮郄（Fu Xi）BL 38

委阳斜上 1 寸（一至），筋旁的凹陷处（二至）。

临床上"浮郄"不常用，常被"委中""殷门"与"委阳"取代。

下肢阳面取穴的"分寸折量法"，如大转子到外犊鼻 19 寸（19 等分），大腿取穴；外犊鼻到外踝尖为 16 寸（16 等分），小腿取穴；大腿后面臀部横纹（臀沟）至膝盖后面横纹（腿窝弯横纹）为 14 寸。

主治：下肢麻痹、下肢痉挛、腹胀、便秘、膝痛。

• 委阳（Wei Yang）BL 39

（三焦经的下合穴）

1. 委中往外的凹窝处，与浮郄穴相距 1 寸。

2. 委中往外 2 寸的凹陷处。

委中往内的凹陷叫阴谷（肾经），往外的凹陷叫委阳（膀胱经）。

主治：腰脊强痛、腿足拘挛疼痛、小腹胀满。

• 委中（Wei Zhong）BL 40

（合穴，十总穴之一：腰背委中求）

膝后横纹两侧的凹窝（一至），其连线的中点（二至）。

马丹阳天星十二穴：委中承山配。

古人说：腰软如何去得根？神穴"委中"立见效。

下肢阳面取穴的"分寸折量法"，如大转子到外犊鼻 19 寸（19 等分），大腿取穴；外犊鼻到外踝尖为 16 寸（16 等分），小腿取穴。

主治：腰痛、下肢麻痹、膝痛、中风、腹痛、吐泻。

正确找穴：至少要"二至"以上，"一至"指第一个标定点，"二至"指第二个标定点

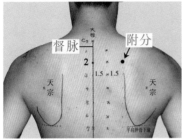

• 附分（Fu Fen）BL 41

第2椎下（一至），旁开3寸（二至）。

3寸的膀胱经由"附分"开始往下循行。

腰背部取穴的"分寸折量法"，脊椎从1到22椎，凹陷有21个，叫1到21椎下，下＝凹陷处（直寸：1—21椎下）。

主治：颈项强痛、肩背拘急、肘臂麻木（第一椎下陶道穴，旁开3寸处为肩外俞）。

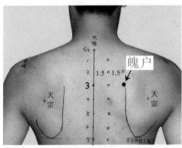

• 魄户（Po Hu）BL 42

第3椎下（一至），即身柱，旁开3寸（二至）。

肺藏魄，"肺俞"旁1.5寸叫"魄户"。

肩胛骨内侧最突出部分与脊椎的距离为3寸（横寸）。

用"指寸法"比较不准，因医生与病人的手大小不同。

主治：肺痨、喘咳、气喘、项强、肩背痛。

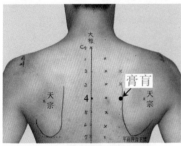

• 膏肓（Gao Huang）BL 43

第4椎下（一至），旁开3寸处（二至）。

膏肓：过去称"膏肓俞"，现改为"膏肓"。

古书：三里应"膏肓"，所以膏肓处痛可用足三里来缓解。

主治：肺痨、气喘、咳嗽、肋膜炎、神经衰弱、健忘、梦泄遗精。

（本穴下面为心肺，用短针，横刺方式较为安全）

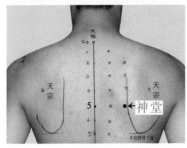

• 神堂（Shen Tang）BL 44

第5椎下（一至），即神道，旁开3寸（二至）。

心藏神，"心俞"旁1.5寸叫"神堂"。

腰背部取穴的"分寸折量法"，脊椎从1到22椎，凹陷有21个，叫1到21椎下，下＝凹陷处（直寸：1—21椎下）。

主治：气管炎、气喘、咳嗽、脊背强痛、胸闷、心悸。

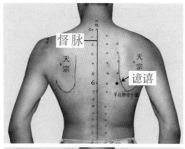

• 譩譆（Yi Xi）BL 45

第 6 椎下（一至），即灵台，旁开 3 寸（二至）。

上背部薄如饼，用短针、横刺、浅刺与挟持押手法，扎针才更安全。

腰背部取穴的"分寸折量法"，脊椎从 1 到 22 椎，凹陷有 21 个，叫 1 到 21 椎下，下 = 凹陷处（直寸：1—21 椎下）。

主治：胸腹胀满、呕逆、气喘、咳嗽、肩背痛。

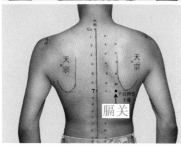

• 膈关（Ge Guan）BL 46

第 7 椎下（一至），即至阳，旁开 3 寸（二至）。

膈关、膈俞、至阳与肩胛骨下缘约略同高。

肩胛骨内侧最突出部分与脊椎的距离为 3 寸（横寸）。

用"指寸法"比较不准，因医生与病人的手大小不同。

主治：胸中噎闷、呕吐、嗳气、肠炎、脊背强痛、背部痉挛。

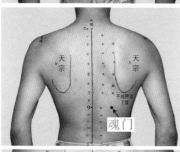

• 魂门（Hun Men）BL 47

第 9 椎下（一至），即筋缩，旁开 3 寸（二至）。

肝藏魂，"肝俞"旁 1.5 寸叫"魂门"。

腰背部取穴的"分寸折量法"，脊椎从 1 到 22 椎，凹陷有 21 个，叫 1 到 21 椎下，下 = 凹陷处（直寸：1—21 椎下）。

主治：肝脏疾病、黄疸、肋膜炎、消化不良、呕吐、胸痛、背痛。

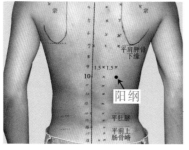

• 阳纲（Yang Gang）BL 48

第 10 椎下（一至），即中枢，旁开 3 寸（二至）。

临床上"阳纲"不常用，常被"魂门"与"志室"取代。

肩胛骨内侧最突出部分与脊椎的距离为 3 寸（横寸）。

用"指寸法"比较不准，因医生与病人的手大小不同。

主治：肝炎、黄疸、消化不良、腹痛、泄泻。

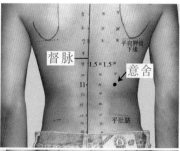

• 意舍（Yi she）BL 49

第 11 椎下（一至），即脊中，旁开 3 寸（二至）。

脾藏意，"脾俞"旁 1.5 寸叫"意舍"。

腰背部取穴的"分寸折量法"，脊椎从 1 到 22 椎，凹陷有 21 个，叫 1 到 21 椎下，下 = 凹陷处（直寸：1—21 椎下）。

主治：消化不良、腹鸣、腹胀、呕吐、背痛、腹直肌痉挛、糖尿病。

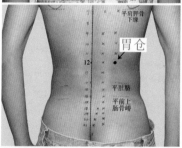

• 胃仓（Wei Cang）BL 50

第 12 椎下（一至），旁开 3 寸（二至）。

腰背部薄如饼，用短针、横刺、浅刺与挟持押手法扎针才更安全。

肩胛骨内侧最突出部分与脊椎的距离为 3 寸（横分）。用"指寸法"比较不准，因医生与病人的手大小不同。

主治：胃脘痛、腹胀、呕吐、背脊痛、泄泻。

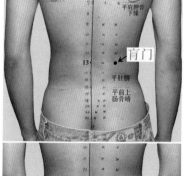

• 肓门（Huang Men）BL 51

第 13 椎下（一至），即悬枢，旁开 3 寸（二至）。

临床上"肓门"不常用，常被"胃仓"与"志室"所取代。

腰背部取穴的"分寸折量法"，脊椎从 1 到 22 椎，凹陷有 21 个，叫 1 到 21 椎下，下 = 凹陷处（直寸：1—21 椎下）。

主治：上腹痛、便秘、胃痉挛、乳腺炎、背腰痛、内脏慢性疾病。

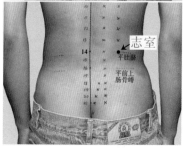

• 志室（Zhi Shi）BL 52

第 14 椎下（一至），即命门，旁开 3 寸（二至）。

肾藏志，"肾俞"旁 1.5 寸叫"志室"。

肩胛骨内侧最突出部分与脊椎的距离为 3 寸（横寸）。用"指寸法"比较不准，因医生与病人的手大小不同。

主治：生殖器疾病、遗精、阳痿、腰脊强痛、水肿、小便不利、失眠、忧郁症。

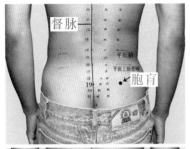

• 胞肓（Bao Huang）BL 53

第19椎下（一至），旁开3寸（二至）。

临床上"胞肓"不常用，常被"志室"与"秩边"所取代。

腰背部取穴的"分寸折量法"，脊椎从1到22椎，凹陷有21个，叫1到21椎下，下＝凹陷处（直寸：1—21椎下）。

主治：腹鸣、腹胀、便秘、腰脊强痛。

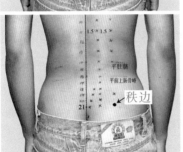

• 秩边（Zhi Bian）BL 54

第21椎下（一至），即腰俞，旁开3寸（二至）。

秩边与白环俞、下髎三穴，约略同高，秩边与环跳（胆经）都是治坐骨神经痛的局部常用要穴。

肩胛骨内侧最突出部分与脊椎的距离为3寸（横寸）。用"指寸法"比较不准，因医生与病人的手大小不同。

主治：腰痛、中风后肢体偏瘫、下肢痿痹、痔疮、膀胱炎。

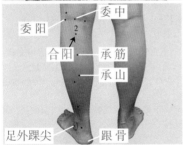

• 合阳（He Yang）BL 55

1. 委中直下2寸（一至），对准跟骨（二至）。
2. 委中与合阳相距2寸。

临床上"合阳"不常用，常被"委中"与"承山"所取代。

主治：腰脊痛、下肢酸痛、麻痹、下腹疼挛、疝气。

（膝后5穴：浮郄、委阳、委中、阴谷与合阳。）

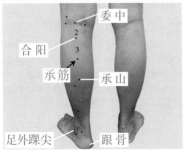

• 承筋（Cheng Jin）BL 56

1. 委中穴直下5寸（一至），对准跟骨（二至）。
2. 合阳与承筋两穴相距3寸，腓肠肌中央凹陷。

临床上"承筋"不常用，常被"委中"与"承山"所取代。

下肢阳面取穴的"分寸折量法"，如大转子到外犊鼻19寸（19等分），大腿直寸取穴；外犊鼻到外踝尖为16寸（16等分），小腿直寸取穴。横寸用"指寸法"。

主治：小腿痛、腰背拘急、痔疮、脱肛。

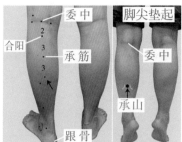

• 承山（Cheng Shan）BL 57

1. 位在委中与跟骨连线的中点。

2. 委中直下8寸（一至），对准跟骨处（二至）。

3. 脚尖垫起，小腿肚"人字缝"肌肉最凹处。

下肢阳面取穴的"分寸折量法"，如大转子到外犊鼻19寸（19等分），大腿直取穴；外犊鼻到外踝尖为16寸（16等分），小腿直取穴。横寸用"指寸法"。

主治：腰腿痛、脱肛、痔疮、便秘、吐泻。

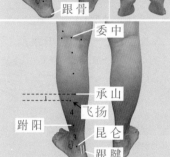

• 飞扬（Fei Yang）BL 58
（络穴）

昆仑穴直上7寸（一至），肌肉的凹陷处（二至）。

飞扬与承山两穴，水平位置的垂直距离为1寸，位于腓骨之后，腓肠肌之外端，位于阳交、外丘二穴之后，三穴成一横线。

主治：头痛、目眩、鼻塞、鼻衄、腰痛、腿软无力。

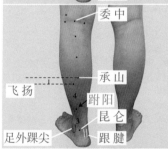

• 跗阳（Fu Yang）BL 59
（阳跷脉郄穴）

昆仑穴直上3寸（一至），肌肉的凹陷处（二至）。

跗阳、三阴交（脾）与悬钟（胆）三穴，约略同高，跗阳、悬钟二穴中间隔着腓骨。

主治：头重、头痛、腰痛、外踝红肿、瘫痪。

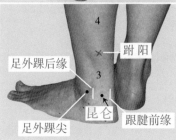

• 昆仑（Kun Lun）BL 60
（经穴）《针灸大成》：刺之落胎

1. 足外踝后缘与跟腱前缘连线的中点（一至），与足外踝尖同高处（二至）。

2. 昆仑与足内踝后缘的太溪（肾经）内外相对。

孕妇的禁针穴有五个：①合谷；②三阴交；③肩井；④缺盆；⑤昆仑。

足踝以下的找穴法，要用"指寸法"。

主治：头痛、项强、目眩、鼻衄、肩臂拘急、腰痛、脚跟痛。

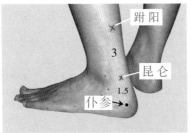

- **仆参（Pu Can）BL 61**

昆仑穴直下 1.5 寸（一至），跟骨的下缘（二至）。

仆参与昆仑都是足跟痛的局部常用要穴，但仆参比昆仑有效，因为更靠近足跟区域。

仆参与内侧的水泉穴（肾经），内外相对。

足踝以下的找穴法，要用"指寸法"。

主治：下肢麻痹、足跟痛、跟骨骨折疼痛。

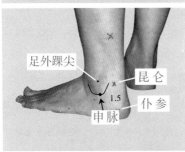

- **申脉（Shen Mai）BL 62（十三鬼穴之一，通阳跷脉）**

足外翻（一至），足外踝下缘 5 分之凹陷处（二至）。

十三鬼穴在下肢部有二个：①隐白；②申脉。

申脉是脑中风后遗症、坐骨神经痛与帕金森病所引发之腿部屈伸困难的常用要穴。

申脉与内侧的照海穴（肾经）内外相对。

主治：头痛、眩晕、失眠、癫狂、腰腿酸痛、坐骨神经痛、足外踝痛风与扭伤。

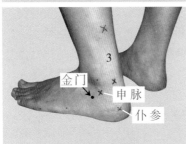

- **金门（Jin Men）BL 63（郄穴）**

申脉穴前下方 5 分（一至），筋骨之凹陷处（二至），在骰骨下缘，第 5 跖骨之后。

临床上郄穴常用来治疗急性病，是非常安全的（因为里面没有脏腑）。

足踝以下的找穴法，要用"指寸法"。

主治：头痛、癫痫、小儿惊风、腰痛、下肢痿痹、足外踝痛。

- **京骨（Jing Gu）BL 64（原穴）**

足背外侧（一至），突起高骨的下缘（二至）。

膀胱经的通谷、束骨与京骨的简单背诵法：通（谷）、束（骨）、京（骨）。

临床上"京骨"是用来治疗头痛难忍、头痛如裂的远部特效穴。

足踝以下的找穴法，要用"指寸法"。

主治：头痛（头痛如裂、头痛难忍特效穴）、项强、目翳、癫痫、腰腿痛、足背外侧痛风。

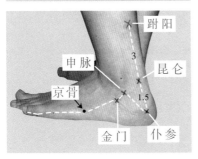

正确找穴：至少要"二至"以上，"一至"指第一个标定点，"二至"指第二个标定点

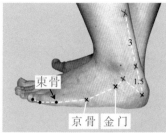

• 束骨（Shu Gu）BL 65
（输穴）

第5跖趾关节的后方（一至），骨之边缘（二至）。

古人把"束骨"当作治疗糖尿病所生之"痈疽发背"的特效穴。

注：束骨一定在跖骨边，为膀胱经。

足踝以下的找穴法，要用"指寸法"。

主治：头痛、项强、目眩、癫狂、腰腿痛、足小趾麻痛。

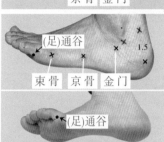

• 足通谷（Zu Tong Gu）BL 66
（荥穴）

1. 第5跖趾关节的前方（一至），骨之边缘（二至）。

2. 通谷的另一找法：足小趾微弯曲，近心端腹面横纹外侧端的骨边处。

注：（足）通谷在足背外侧趾骨边（为膀胱经），（腹）通谷在上腹部（为肾经）。

主治：头痛、项强、目眩、癫狂、鼻衄、足小趾麻痛。

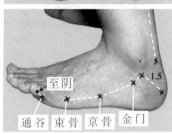

• 至阴（Zhi Yin）BL 67
（止穴、井穴）

第5足趾外侧端（一至），距趾甲角1分处（二至）。

古人没有妇产科的手术，怀孕时胎位不正常，"灸疗"至阴，生产中难产时则"针刺"至阴。

主治：头痛、目痛、鼻塞、鼻衄、胎位不正、难产、足趾痛。

备注：经脉的作用＝穴位的作用，膀胱经67穴的主治作用，同膀胱经循行路线的主治功能。

1. 根据膀胱经之循行地方与"经之所过，主治所在"的原则，以上穴位皆可主治：头脸部（眼、眉、前额、头顶、后头、后项）的疾病，背部距离脊椎1.5寸与3寸处的局部扭伤、挫伤、骶椎、肛门（例如痔疮）、大腿、小腿后侧（例如小腿静脉曲张），足外踝后缘（如痛风、扭伤）、足背外侧（第5趾）的疾病。

2. 根据古人经验，禁针穴有35穴，禁灸穴有45穴。

3. 本经（膀胱经）之禁针穴有玉枕、络却、承筋（此三穴为绝对禁针穴）。

4. 本经（膀胱经）之禁灸穴有天柱、承光、攒竹、睛明、心俞、白环俞、申脉、委中、殷门、承扶10个穴。

5. 以上禁针穴与禁灸穴，在临床中，可作为参考用，不要拘泥不变。

足少阴肾经: KI 1 ～ KI 27

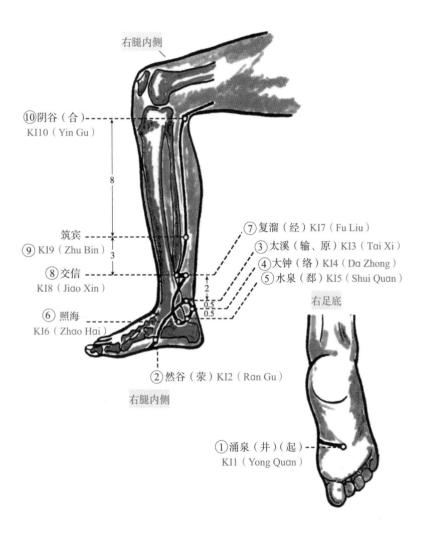

右腿内侧

⑩阴谷（合）
KI10（Yin Gu）

8

筑宾
⑨ KI9（Zhu Bin）

3

⑧交信
KI8（Jiao Xin）

⑥ 照海
KI6（Zhao Hai）

② 然谷（荥）KI2（Ran Gu）

右腿内侧

⑦复溜（经）KI7（Fu Liu）
③ 太溪（输、原）KI3（Tai Xi）
④大钟（络）KI4（Da Zhong）
⑤水泉（郄）KI5（Shui Quan）

2
0.5
0.5

右足底

① 涌泉（井）（起）
KI1（Yong Quan）

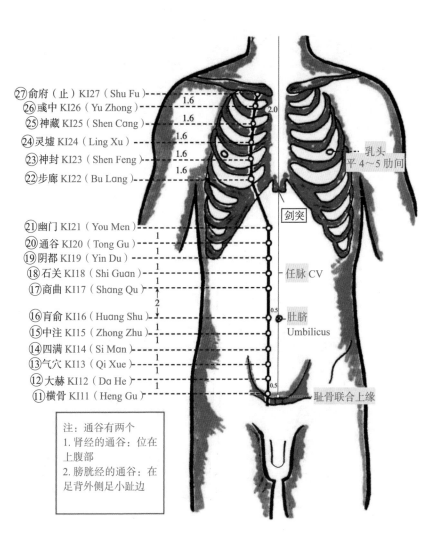

㉗俞府（止）KI27（Shu Fu）
㉖彧中 KI26（Yu Zhong）
㉕神藏 KI25（Shen Cang）
㉔灵墟 KI24（Ling Xu）
㉓神封 KI23（Shen Feng）
㉒步廊 KI22（Bu Lang）

1.6
1.6
1.6
1.6
1.6
2.0

乳头
平 4～5 肋间

剑突

㉑幽门 KI21（You Men）
⑳通谷 KI20（Tong Gu）
⑲阴都 KI19（Yin Du）
⑱石关 KI18（Shi Guan）
⑰商曲 KI17（Shang Qu）
⑯肓俞 KI16（Huang Shu）
⑮中注 KI15（Zhong Zhu）
⑭四满 KI14（Si Man）
⑬气穴 KI13（Qi Xue）
⑫大赫 KI12（Da He）
⑪横骨 KI11（Heng Gu）

1
1
1
1
2
0.5
1
1

0.5

任脉 CV

肚脐
Umbilicus

耻骨联合上缘

注：通谷有两个
1. 肾经的通谷：位在
上腹部
2. 膀胱经的通谷：在
足背外侧足小趾边

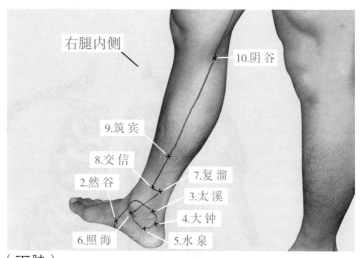

右腿内侧

10.阴谷

9.筑宾

8.交信

7.复溜

2.然谷

3.太溪

4.大钟

6.照海

5.水泉

（下肢）

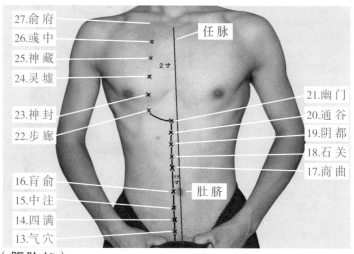

27.俞府

任脉

26.彧中

25.神藏

2寸

24.灵墟

21.幽门

20.通谷

23.神封

19.阴都

22.步廊

18.石关

17.商曲

16.肓俞

15.中注

0.5寸

14.四满

肚脐

13.气穴

（腹胸部）

足少阴肾经经穴（单侧 27 穴）

肾经之循行：由足走腹胸，酉时（17—19 时）。

足少阴肾经经穴：

左为穴位图，右为穴位取法

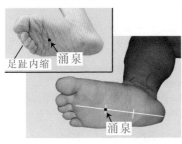

足趾内缩　涌泉

涌泉

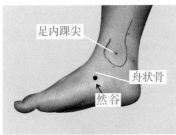

足内踝尖
舟状骨
然谷

左右各 27 穴，穴位位于 "↖" 所指之处

循行方向：由足走腹胸

• 涌泉（Yong Quan）KI 1
（起穴、井穴、回阳九针穴之一）

1. 足趾内缩（一至），足底最凹处（二至）。
2. 第 2、3 足趾缝与跟骨连线，其前 1/3 的凹陷处。

注：回阳九针穴包括：①哑门；②劳宫；③三阴交；
④太溪；⑤涌泉；⑥中脘；⑦环跳；⑧足三里；⑨合谷。
涌泉与太冲（肝经）两穴上下相对应。

主治：休克、中暑、高血压、脑出血、失眠、小儿抽
筋、癫痫、忧郁症。

• 然谷（Ran Gu）KI 2
（荥穴）

足内踝前下方突起的高骨（一至），即舟状骨，其骨之
下缘处（二至），去公孙后 1 寸陷中。

然谷是在商丘（脾经）的前面，公孙（脾经）的后面，
并与外侧京骨穴（膀胱经）内外相对。

注：然谷（肾经）一定在公孙（经）的后面。
公孙（脾经）在两足心相向，足弓距离最宽的骨边处，
一定在然谷（肾经）的前面。

主治：遗精、月经不调、阴痒、阴挺、咳血、泄泻、足跗肿痛。

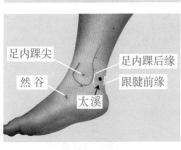

足内踝尖　　　　足内踝后缘
然谷　　　　　　跟腱前缘
　　　太溪

• 太溪（Tai Xi）KI 3
（输穴、原穴、回阳九针穴之一）

足内踝后缘（一至），与跟腱前缘，其连线的中点（二至）
与足内踝尖同高处（三至）与内外相对。

太溪是回阳九针穴之一，有提神的效果，并与手腕的太
渊穴上下相对，所以手腕桡侧端的疼痛可以用太溪，足
内踝后缘的疼痛可以用太渊。

主治：月经不调、遗精、阳痿、腰脊痛、小便频数、气
喘、咳血、耳聋。

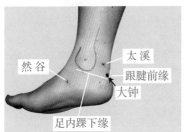

太溪
然谷　　跟腱前缘
　　　大钟
足内踝下缘

• 大钟（Da Zhong）KI 4
（络穴）

1. 太溪下 5 分与后 5 分（一至），在跟腱旁的凹陷处（二至）。
2. 足内踝下缘画一水平线，与跟腱交界的凹陷。

大钟和心经的通里（络穴）两穴配合，常用于心火衰、
肾阳不足所造成的嗜卧懒言（如忧郁症）的辅助治疗。
足踝以下的找穴法，要用"指寸法"。

主治：足跟痛、哮喘、神经衰弱、忧郁症。

正确找穴：至少要"二至"以上，"一至"指第一个标定点，"二至"指第二个标定点

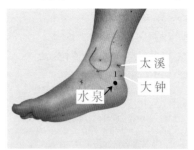

• 水泉（Shui Quan）KI 5
（郄穴）

太溪下1寸（一至），肌肉的凹陷（二至）。

1. 临床上郄穴有治疗急性病的疗效，且非常安全（因其下没有脏腑）。

2. 水泉和外侧的仆参（膀胱经）内外相对。

足踝以下的找穴法，要用"指寸法"。

主治：月经失调、子宫脱垂、近视、足跟痛、足内踝扭伤与痛风。

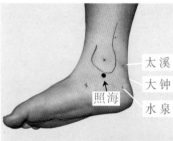

• 照海（Zhao Hai）KI 6
（通阴跷脉）

足内翻（一至），足内踝下4分骨之凹陷处（二至），与"申脉"内外相对。

足内踝下缘4分骨之凹陷是照海，足外踝下5分骨之凹陷处为申脉（膀胱经）。

主治：月经不调、疝气、小便频数、阴痒、足内踝扭伤与痛风、癫证、咽喉干痛、失眠。

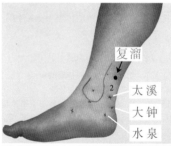

• 复溜（Fu Liu）KI 7
（经穴）

太溪上2寸（一至），对准阴谷穴（二至）。

复溜与太溪、水泉、筑宾约在同一直线上。

下肢阴面的取穴，用"分寸折量法"，耻骨联合上缘至股骨内上髁，为18寸（大腿阴面直寸）；阴陵泉到足内踝尖，为13寸（小腿阴面直寸）。

主治：肾炎、腰痛、小腿水肿、尿路感染、睾丸炎、盗汗。

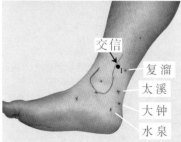

• 交信（Jiao Xin）KI 8
（阴跷脉郄穴）

复溜往前1寸（一至），胫骨的边缘处（二至）。

肾经多走在小腿阴面后路，离开胫骨较远，只有交信穴紧贴胫骨边。

横寸用"指寸法"（一个拇指指甲底部最宽处为1寸）。

主治：月经不调、崩漏、睾丸肿痛、子宫脱垂、泄泻、大便困难。

正确找穴：至少要"二至"以上，"一至"指第一个标定点，"二至"指第二个标定点

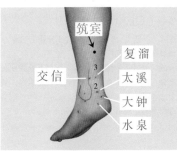

• 筑宾（Zhu Bin）KI 9
（阴维脉郄穴）

太溪上 5 寸（一至），对准阴谷穴（二至）。

1. 筑宾与肝经的太冲常用治疗皮肤病。

2. 筑宾与复溜、太溪、水泉约略成一直线。

下肢阴面的取穴，用"分寸折量法"，耻骨联合上缘至股骨内上髁，为 18 寸（大腿阴面）；阴陵泉到足内踝尖，为 13 寸（小腿阴面）。

主治：癫狂、忧郁症、小腿内侧痛、足膝酸痛。

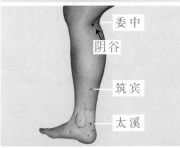

• 阴谷（Yin Gu）KI 10
（合穴）

1. 委中往内约 2 寸的凹陷处（一至），与筑宾、复溜、太溪成一直线（二至）。

2. 正坐垂足，掐着膝腘横纹头，再令伸足，以手向膝弯后摸之，按找小筋与大筋陷中。

主治：尿路感染、尿潴留、遗精、阳痿、月经过多、腹股沟疝气、膝关节内侧病症。

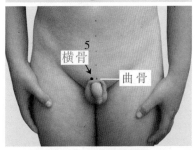

• 横骨（Heng Gu）KI 11

1. 肓俞下 5 寸（一至），离任脉曲骨穴 5 分处（二至）。

2. 曲骨穴（任脉）旁开 5 分处（一至），对准肓俞穴（二至）。

临床上横骨少用，常被气穴、肓俞取代。

腹部取穴的"分寸折量法"，如（下腹部）肚脐到耻骨连合上缘，为 5 寸（直寸）；两乳头拉至腹部，其距离为 8 寸（横寸）。

主治：阴部痛、遗精、阳痿、小便不通。

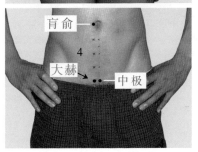

• 大赫（Da He）KI 12

肓俞下 4 寸（一至），离任脉中极穴 5 分处（二至）。

临床上大赫少用，常被气穴、肓俞取代。

腹部取穴的"分寸折量法"，如（下腹部）肚脐到耻骨连合上缘，为 5 寸（直寸）；两乳头拉至腹部，其距离为 8 寸（横寸）。

主治：阴部痛、遗精、带下、小便不利。

正确找穴：至少要"二至"以上，"一至"指第一个标定点，"二至"指第二个标定点

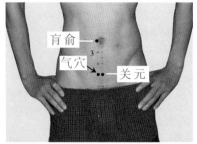

• 气穴（Qi Xue）KI 13

肓俞下 3 寸（一至），离任脉关元穴 5 分处（二至）。

临床上肾经在腹部最常用的穴位："气穴、肓俞"。

腹部取穴的"分寸折量法"，如（下腹部）肚脐到耻骨连合上缘，为 5 寸（直寸）；两乳头拉至腹部，其距离为 8 寸（横寸）。

主治：月经不调、泄泻、便秘、小便不利。

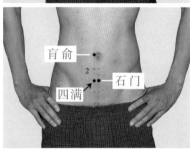

• 四满（Si Man）KI 14

肓俞下 2 寸（一至），离任脉石门穴 5 分处（二至）。

临床上四满少用，常被气穴、肓俞取代。

腹部取穴的"分寸折量法"，如（下腹部）肚脐到耻骨连合上缘，为 5 寸（直寸）；两乳头拉至腹部，其距离为 8 寸（横寸）。

主治：崩漏、月经不调、产后腹痛、泄泻。

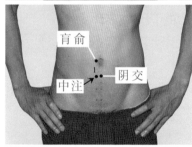

• 中注（Zhong Zhu）KI 15

肓俞下 1 寸（一至），离任脉阴交穴 5 分处（二至）。

临床上中注少用，常被气穴、肓俞取代。

腹部取穴的"分寸折量法"，如（下腹部）肚脐到耻骨连合上缘，为 5 寸（直寸）；两乳头拉至腹部，其距离为 8 寸（横寸）。

主治：月经不调、小腹痛、便秘、小便不利。

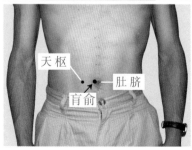

• 肓俞（Huang Shu）KI 16

肚脐旁 5 分（一至），与天枢穴（胃经）同高处（二至）。

取腹部的肾经穴，要先找肓俞穴，才能方便其他穴位的定位。

肾经在下腹部有六个穴：可用"肓（肓俞）中（中注）四（四满）气（气穴）大（大赫）横（横骨）"的记忆法来背诵。

主治：肠胃炎、腹痛、呕吐、腹胀、便秘。

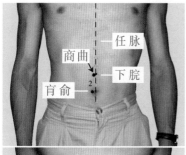

• 商曲（Shang Qu）KI 17

肓俞穴上2寸（一至），与任脉下脘穴同高处（二至），旁开5分。

临床上商曲少用，常被气穴、肓俞取代。

腹部取穴的"分寸折量法"，如（上腹部）肚脐到剑突为8寸（直寸）；两乳头拉至腹部，其距离为8寸（横寸）。

主治：肠胃炎、腹满、泄泻、便秘。

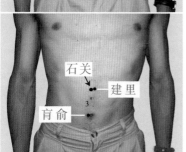

• 石关（Shi Guan）KI 18

肓俞穴上3寸（一至），与任脉建里穴同高处（二至），旁开5分。

临床上石关少用，常被气穴、肓俞取代。

腹部取穴的"分寸折量法"，如（上腹部）肚脐到剑突为8寸（直寸）；两乳头拉至腹部，其距离为8寸（横寸）。

主治：胃痛、呃逆、食管痉挛、便秘、腹胀。

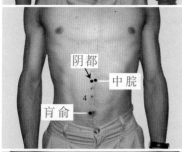

• 阴都（Yin Du）KI 19

肓俞穴上4寸（一至），与任脉中脘穴同高处（二至），旁开5分。

临床上阴都少用，常被气穴、肓俞取代。

腹部取穴的"分寸折量法"，如（上腹部）肚脐到剑突为8寸（直寸）；两乳头拉至腹部，其距离为8寸（横寸）。

主治：肠鸣、腹胀、腹痛、呃逆、呕心。

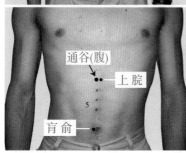

• 通谷（腹）（Tong Gu）（Fu）KI 20

肓俞穴上5寸（一至），与任脉上脘穴同高处（二至），旁开5分。

腹部取穴的"分寸折量法"，如（上腹部）肚脐到剑突为8寸（直寸）；两乳头拉至腹部，其距离为8寸（横寸）。

注：膀胱经的"通谷穴"在足背第五趾外侧，肾经的"通谷穴"在上腹部。

主治：腹痛、腹胀、呕吐、恶心、消化不良。

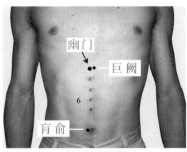

• 幽门（You Men）KI 21

肓俞穴上 6 寸（一至），与任脉巨阙穴同高处（二至），旁开 5 分。

1. 胃下口幽门，为解剖名称，幽门穴则为穴位名称。
2. 肾经在上腹部有五个穴，可用"商（商曲）石（石关）阴（阴都）通（通谷）幽（幽门）"的记忆法来背诵。腹部取穴的"分寸折量法"，如（上腹部）肚脐到剑突为 8 寸（直寸）；两乳头拉至腹部，其距离为 8 寸（横寸）。

主治：腹痛、泄泻、呕吐、胸闷、心悸。

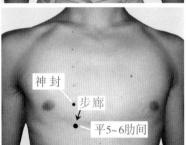

• 步廊（Bu Lang）KI 22

神封穴往下一肋间（一至），约 1.6 寸，在第 5、6 肋间处（二至），任脉中庭旁开 2 寸。

临床上步廊少用，常被神封、俞府取代。

胸部取穴的"分寸折量法"，如天突穴到膻中穴的距离，为 8 寸（直寸）；两乳头的距离，为 8 寸（横寸）；章门穴到环跳穴的距离，为 9 寸（侧寸）。

主治：咳嗽、气喘、胸闷、心悸、肋间神经痛。

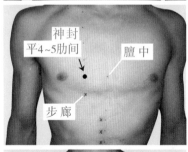

• 神封（Shen Feng）KI 23

乳头往内 2 寸（一至），在第 4、5 肋间处（二至）。

神封与乳头、膻中同高。

取肾经在胸部的穴位，要先找神封穴，才能方便其他穴位的定位。

神封与乳头、膻中（任脉）、天溪（脾经）、天池（心包经）、辄筋（胆经）等穴，约略同高。

主治：咳嗽、气喘、胸胀满、乳痈、心悸。

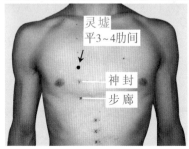

• 灵墟（Ling Xu）KI 24

神封穴往上一肋间（一至），约 1.6 寸，在第 3、4 肋间处（二至），与膺窗（胃经）约略同高（三至），玉堂（任脉）旁开 2 寸。

临床上灵墟少用，常被神封、俞府取代。

主治：咳嗽、气喘、胸胀满、乳痈、恶心。

正确找穴：至少要"二至"以上，"一至"指第一个标定点，"二至"指第二个标定点

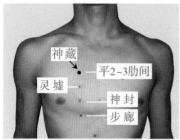

• 神藏（Shen Cang）KI 25

神封穴往上二肋间（一至），约3.2寸，在第2、3肋间处（二至），与屋翳（胃经）约略同高（三至），紫宫（任脉）旁开2寸。

临床上神藏少用，常被神封、俞府取代。

胸部取穴的"分寸折量法"，如天突穴到膻中穴的距离为8寸（直寸）；两乳头的距离，为8寸（横寸）；章门穴到环跳穴的距离，为9寸（侧寸）。

主治：咳嗽、气喘、胸痛、心悸、带状疱疹、肋间神经痛。

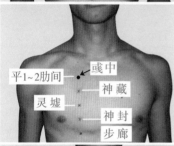

• 彧中（Yu Zhong）KI 26

神封穴往上三肋间（一至），约4.8寸，在第1、2肋间处（二至），与胃经库房约略同高（三至），任脉华盖旁开2寸。

临床上彧中少用，常被神封、俞府取代。

主治：咳嗽、气喘、胸胀满、心悸、肋间神经痛。

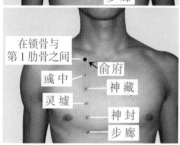

• 俞府（Shu Fu）KI 27
（止穴）

神封穴往上四肋间（一至），约6.4寸，在锁骨与第1肋骨之间（二至），任脉璇玑旁开2寸。

简便找法：乳头内2寸的神封穴，往上推至锁骨下缘，即为俞府穴。

主治：胸痛、支气管炎、哮喘、腹胀、呕吐。

备注：经脉的作用＝穴位的作用，肾经27穴的主治作用，同肾经循行路线的主治功能。

1. 根据肾经之循行地方与"经之所过，主治所在"的原则，以上穴位皆可主治：足底疾病（足底痛、足癣）、足踝肿胀、小腿疾病（腓肠肌痉挛、腘如裂）、大腿内侧后路疾病、泌尿生殖器的疾病（膀胱炎、经痛等）、肝胆肠胃等消化道疾病（肠胃炎、肝炎、胆结石等）及胸腔疾病（心悸、气喘、支气管炎）等。

2. 根据古人经验，禁针穴有35穴，禁灸穴有45穴。

3. 本经（肾经）之禁针穴有横骨（此穴是绝对禁针穴）、然谷（此穴为忌出血穴）。

4. 本经（肾经）之禁灸穴没有。

5. 以上禁针穴与禁灸穴，在临床中，可作为参考用，不要拘泥不变。

❏ 手厥阴心包经：PC 1 ~ PC 9

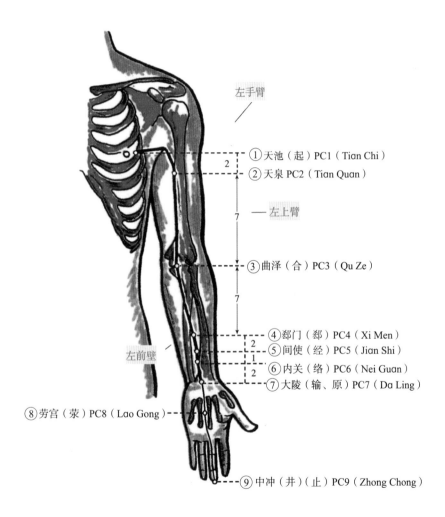

左手臂

① 天池（起）PC1（Tian Chi）

2

② 天泉 PC2（Tian Quan）

7 ── 左上臂

③ 曲泽（合）PC3（Qu Ze）

7

④ 郄门（郄）PC4（Xi Men）

2

⑤ 间使（经）PC5（Jian Shi）

1

⑥ 内关（络）PC6（Nei Guan）

2

⑦ 大陵（输、原）PC7（Da Ling）

左前壁

⑧ 劳宫（荥）PC8（Lao Gong）

⑨ 中冲（井）（止）PC9（Zhong Chong）

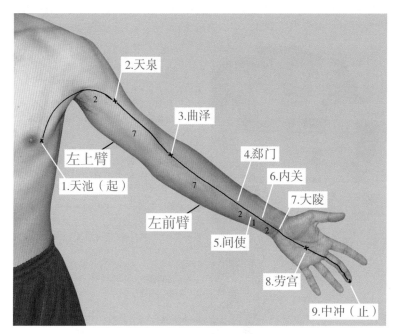

手厥阴心包经经穴（单侧 9 穴）

心包经之循行：由胸走手至中指尖的"中冲穴"，戌
时（19—21 时）。

㊟ 临床常用的穴位（可参考本书中第 3 章经外奇穴的内容）

1. 十总穴：心包经的"内关"是其中的一个（"内关"心胸胃）。

2. 十三鬼穴：心包经占有 2 个穴，"劳宫"穴与"大陵"穴。

3. 回阳九针穴：心包经占有 1 个穴，"劳宫"穴。

4. 在"心包经循行路线"中，常用的"经外奇穴"有 4 个：①二白；
②足跟点；③肠胃点；④十宣穴。

手厥阴心包经经穴：

左为穴位图，右为穴位取法

左右各9穴，穴位位于"↖"所指之处

循行方向：由胸走手至中指尖

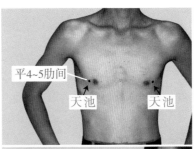

平4~5肋间
天池　天池

• 天池（Tian Chi）PC 1
（起穴）

乳头外1寸（一至），在第4、5肋间（二至）。

乳头外1寸为天池（心包经），外2寸为天溪（脾经），外3寸为辄筋（胆经），皆位于第4、5肋间。

胸部取穴的"分寸折量法"，如天突穴到膻中穴的距离，为8寸（直寸）；两乳头的距离，为8寸（横寸）；章门穴到环跳穴的距离，为9寸（侧寸）。

主治：胸闷、胁痛、四肢无力、头痛、目不明。

• 天泉（Tian Quan）PC 2

前腋窝横纹下2寸（一至），对准曲泽（二至）。

在天府（肺经）与极泉（心经）之间，故名天泉。以手按之有肌腱两条，穴在两肌腱之间。

上肢阴面的穴位，用"分寸折量法"，前腋窝横纹到肘横纹（曲泽），其距离为9寸（9个等分）。

主治：心内膜炎、心悸胸闷、肋间神经痛、支气管炎、呃逆、呕吐。

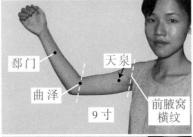

郄门　天泉
曲泽
9寸　前腋窝横纹

• 曲泽（Qu Ze）PC 3
（合穴）

屈肘握拳（一至），肱二头肌腱的尺侧端凹陷（二至），肱动脉应手处。

注：肱二头肌腱的桡侧端凹陷，叫尺泽。

上肢阴面的取穴，用"分寸折量法"，肘横纹（曲泽）到腕横纹（大陵），其距离为12寸（12个等分）。

主治：心悸、心绞痛、肘臂痛、手颤、急性胃肠炎的呕吐、腹泻、气逆、善惊。

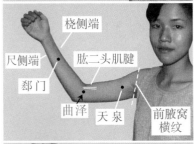

桡侧端
尺侧端　肱二头肌腱
郄门
曲泽　天泉　前腋窝横纹

• 郄门（Xi Men）PC 4
（郄穴）

微握拳，大陵上5寸（一至），两筋间，对准曲泽穴（二至）。

"郄门"为心包经的郄穴，而"阴郄"则为心经的郄穴。

主治：心绞痛、心动过速、惊恐、胸膜炎、乳腺炎、衄血、痔疮。

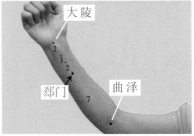

大陵
2
i．2
郄门　曲泽
7

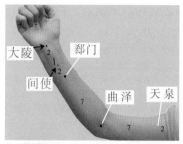

• 间使（Jian Shi）PC 5
（经穴）

微握拳，大陵上3寸（一至），两筋间，对准曲泽穴（二至）。
间使与外侧的支沟（三焦经）内外相对。
上肢阴面的取穴，用"分寸折量法"，肘横纹（曲泽）到腕横纹（大陵），其距离为12寸（12个等分）。
主治：风湿性心脏病、胸痛、癔病、癫痫、精神分裂症、肘挛痛。

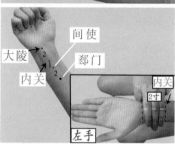

• 内关（Nei Guan）PC 6
（络穴，通阴维脉）

微握拳，大陵上2寸（一至），两筋间，对准曲泽穴（二至）。
内关与外侧的外关（三焦经）内外相对。
主治：胃痛、恶心、呕吐、胸痛、心律不齐、中风失智、肘挛痛、面热目昏、休克。
（内关单一穴的找穴法：可用指寸法。）

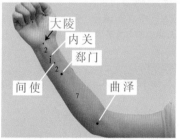

• 大陵（Da Ling）PC 7
（输穴、原穴、十三鬼穴之一）

微握拳，手腕横纹中间（一至），在两筋之凹陷处（二至）。
十三鬼穴在上肢部有四个：①少商；②大陵；③劳宫；④曲池。
注：腕横纹，一般是采用远心端的腕横纹，或者用最明显的腕横纹。
主治：心动过速、肋间神经痛、手腕部腱鞘病、肘挛痛、舌下痛、口臭。

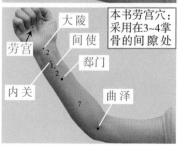

• 劳宫（Lao Gong）PC 8
（荥穴、回阳九针穴之一、十三鬼穴之一）

手指向掌心握拳，第3、4指尖（或第2、3指尖）连线的中点（一至），在第3、4掌间（或第2、3掌骨间）的凹陷处（二至）。
十三鬼穴在上肢部有四个：①少商；②大陵；③劳宫；④曲池。
注：少府（心经），是在第4、5指尖连线的中点，在第4、5掌骨间的凹陷处。
手腕以下的取穴法，要用"指寸法"。
主治：精神病、癫痫、胁痛、胸支满、手痹、呕吐。

正确找穴：至少要"二至"以上，"一至"指第一个标定点，"二至"指第二个标定点

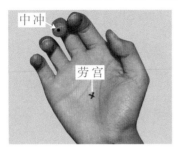

● 中冲（Zhong Chong）PC 9
（止穴、井穴）

中指尖端（一至），离指甲约 1 分处（二至）。

手腕以下的取穴法，要用"指寸法"。

注：1. 十二井穴与十宣穴（经外奇穴），其中一个穴（即中冲穴）会重复。

2. 井穴都位于指（趾）甲两旁，但中冲穴例外（中冲位在中指指甲的前端）。

主治：中风昏迷、头痛如裂、中暑、发热、心绞痛、舌强痛。

备注：经脉的作用＝穴位的作用，心包经 9 穴的主治作用，同心包经循行路线的主治功能。

1. 根据心包经之循行地方与"经之所过，主治所在"的原则，以上穴位皆可主治：胸胁部、心、肺、神志方面（健忘、失眠、记忆力减退等）的疾病，腋窝、上臂、前臂等阴面之中路及手掌心及中指的疾病。

2. 根据古人经验，禁针穴有 35 穴，禁灸穴有 45 穴。

3. 本经（心包经）之禁针穴没有。

4. 本经（心包经）之禁灸穴为中冲。

5. 以上禁针穴与禁灸穴，在临床中，可作为参考用，不要拘泥不变。

6.《针灸科学》过去之尺寸，其肘横纹至腕横纹之距离为 10 寸（10 等分之意），而大陆书籍则为 12 寸，基于"离穴不离经"及"宁失其穴而勿失其经"之原则，读者们不必担心。

7. 本书心包经的循行，从肘横纹到腕横纹，其距离以 12 寸（12 等分）为主。

另：在心包经（单侧 9 穴）的循行路线上，常见的经外奇穴，有 4 个，①二白穴；②肠胃点；③足跟点；④十宣穴。

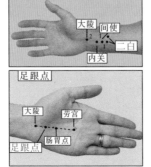

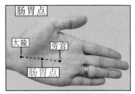

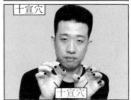

❏ 手少阳三焦经：TE 1 ~ TE 23

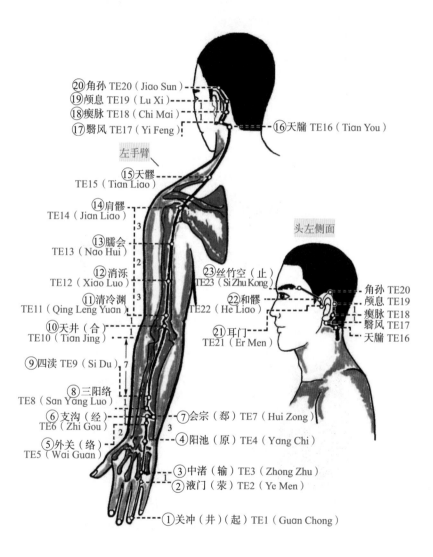

⑳角孙 TE20（Jiao Sun）
⑲颅息 TE19（Lu Xi）
⑱瘈脉 TE18（Chi Mai）
⑰翳风 TE17（Yi Feng）
⑯天牖 TE16（Tian You）

左手臂

⑮天髎
TE15（Tian Liao）

⑭肩髎
TE14（Jian Liao）

头左侧面

⑬臑会
TE13（Nao Hui）

⑫消泺
TE12（Xiao Luo）

㉓丝竹空（止）
TE23（Si Zhu Kong）

⑪清冷渊
TE11（Qing Leng Yuan）

㉒和髎
TE22（He Liao）

角孙 TE20
颅息 TE19
瘈脉 TE18
翳风 TE17
天牖 TE16

⑩天井（合）
TE10（Tian Jing）

㉑耳门
TE21（Er Men）

⑨四渎 TE9（Si Du）

⑧三阳络
TE8（San Yang Luo）

⑥支沟（经）
TE6（Zhi Gou）

⑦会宗（郄）TE7（Hui Zong）

④阳池（原）TE4（Yang Chi）

⑤外关（络）
TE5（Wai Guan）

③中渚（输）TE3（Zhong Zhu）
②液门（荥）TE2（Ye Men）

①关冲（井）（起）TE1（Guan Chong）

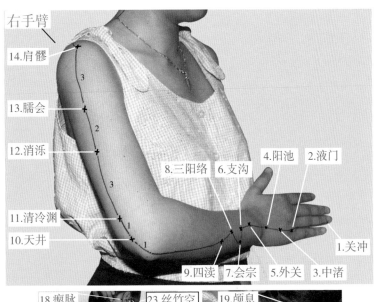

右手臂

14.肩髎
13.臑会
12.消泺
11.清冷渊
10.天井

8.三阳络　6.支沟
4.阳池　2.液门

1.关冲

9.四渎　7.会宗　5.外关　3.中渚

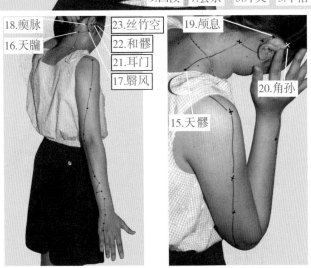

18.瘈脉
16.天牖
23.丝竹空
22.和髎
21.耳门
17.翳风

19.颅息
20.角孙
15.天髎

手少阳三焦经经穴（单侧 23 穴）

三焦经之循行：由手走头至眉毛外侧凹陷处，
亥时（21—23 时）。

手少阳三焦经经穴：

左为穴位图，右为穴位取法

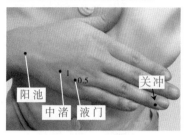

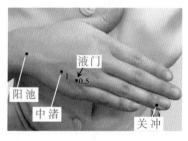

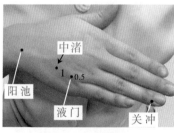

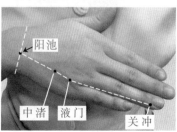

左右各 23 穴，穴位位于 "↖" 所指之处

循行方向：由手走头至眉毛外侧凹陷处

• 关冲（Guan Chong）TE 1
（起穴、井穴）

无名指尺侧端（一至），距离指甲角 1 分处（二至）。

临床上治疗上焦的疾病，例如头痛、发热，常用少商、商阳与关冲放血，常有辅助治疗的作用。

手腕以下的取穴法，要用"指寸法"。

主治：头痛、目赤、目昏、热病、心烦、肘臂痛不能举、咽喉肿痛。

• 液门（Ye Men）TE 2
（荥穴）

手指并拢，第 4、5 指缝向心方向，往上 5 分（一至），在第 4、5 掌骨间隙处（二至）。

或伏掌开指，于小指与无名指缝间取之，切向无名指侧。

"荥穴"的位置，WHO 规定在指（趾）缝的远心端，而本书则本着"离穴不离经"的立场，建议"荥穴"位于指（趾）缝的近心端，会比较干净、好扎针，临床效果与远心端的荥穴是约略相同的。

主治：手臂痛不得上下、手指肿痛、头痛、目眩、眼赤、泪出、耳聋、牙龈痛。

• 中渚（Zhong Zhu）TE 3
（输穴）

第 4、5 指缝往上 1.5 寸（一至），在第 4、5 掌骨间隙处（二至）。

中渚与液门相距 1 寸，两者都是梅尼埃病与偏头痛远部的常用要穴。

主治：耳聋、耳鸣、头部疾病、项部疾病、肩背部疾病、手臂红肿不得屈伸、咽喉肿痛。

• 阳池（Yang Chi）TE 4
（原穴）

第 4 掌骨近心端，与指总伸肌腱所构成的凹陷（一至），刚好在手背横纹上（二至）。

另一取穴法：手背腕横纹画一横线与第 4 掌骨近心端所交界的凹陷处。

阳池(三焦经)、阳谷(小肠经)与阳溪(大肠经)约略同高。

主治：前臂痉挛麻痹、风湿性关节炎、腕关节部疾病、耳聋、疟疾、糖尿病。

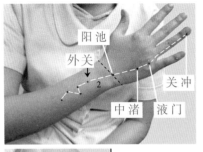

• 外关（Wai Guan）TE 5
（络穴，通阳维脉）

手背腕横纹直上2寸（一至），桡骨与尺骨两骨之间的凹陷处（二至），与内关内外相对。

外关：根据阴阳"方位"来命名。

肘横纹（肘尖）到腕横纹（阳池穴）阳面的分寸折量法，其距离为12寸（12个等分）。

主治：肘臂屈伸不利、手指痛不能握、手颤、耳聋、耳鸣、头痛、颊痛、热病。

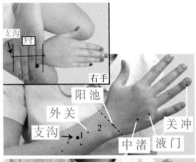

• 支沟（Zhi Gou）TE 6
（经穴）

手背腕横纹直上3寸（一至），桡骨与尺骨两骨之间的凹陷处（二至），与间使内外相对。

支沟：为十总穴之一（胁肋寻支沟）。

主治：肩臂痛、偏瘫、胸胁痛、胸膜炎、耳聋、耳鸣、腮腺炎、热病汗不出、便秘、产后失血不省人事。

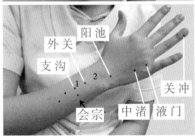

• 会宗（Hui Zong）TE 7
（郄穴）

手背腕横纹直上3寸（一至），往外1寸，尺骨之边缘（二至）。

临床上"会宗"不常用，常被"外关"与"支沟"所取代。

主治：耳聋、耳鸣、上肢痛、癫痫、肌肤热。

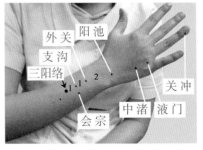

• 三 阳 络（San Yang Luo）
TE 8

手背腕横纹直上4寸（一至），桡骨与尺骨两骨之间的凹陷处（二至）。

临床上"三阳络"不常用，常被"外关"与"支沟"所取代。

主治：臂痛、肺切除术后疼痛、失语、暴喑不能言、耳聋。

正确找穴：至少要"二至"以上，"一至"指第一个标定点，"二至"指第二个标定点

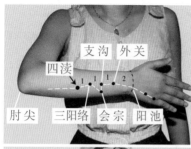

• 四渎（Si Du）TE 9

手背腕横纹直上5寸（一至），微外5分（二至），在阳池与肘尖之间，肘尖下7寸（一至）对准阳池穴（二至）。

临床上"四渎"不常用，常被"外关"与"支沟"所取代。

肘横纹（肘尖）到腕横纹（阳池穴）阳面的分寸折量法，其距离为12寸（12个等分）。

主治：上肢瘫痪、前臂痛、头痛、眩晕、神经衰弱、耳聋。

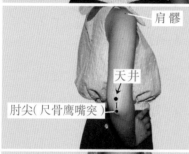

• 天井（Tian Jing）TE 10 （合穴）

肘尖（尺骨鹰嘴突）上1寸（一至），对准肩髎穴（二至）。

天井是位在肘尖上1寸，不符合合穴的位置（合穴都在手肘膝盖以下），所以找天井穴必须要手肘弯曲为90°，当手臂伸直时，天井就落在手肘上，就符合合穴的规定了。

主治：胸痛不得语、胁肋痛、肩臂腕痛不得提物、头项痛、偏头痛、瘰疬。

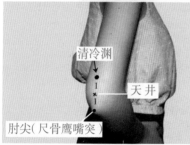

• 清冷渊（Qing Leng Yuan）TE 11

肘尖（尺骨鹰嘴突）上2寸（一至），对准肩髎穴（二至），天井与清冷渊相距1寸。

临床上"清冷渊"不常用，常被"天井"与"肩髎"所取代。

肩膀（肩髎穴）到肘横纹（肘尖）阳面的分寸折量法，其距离为10寸（10个等分）。

主治：头痛、眼痛、诸痹痛、肩臂肘臑不能举。

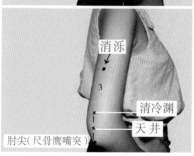

• 消泺（Xiao Luo）TE 12

肘尖上5寸（一至），对准肩髎穴（二至），清冷渊与消泺相距3寸。

临床上"消泺"不常用，常被"天井"与"肩髎"所取代。

肩膀（肩髎穴）到肘横纹（肘尖）阳面的分寸折量法，其距离为10寸（10个等分）。

主治：头痛、牙痛、项臂强痛、癫疾。

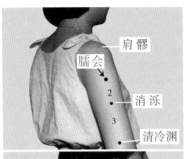

肩髎
臑会
2
消泺
3
清冷渊

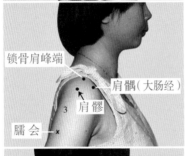

锁骨肩峰端
肩髃（大肠经）
3
肩髎
臑会

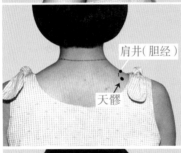

肩井（胆经）
天髎

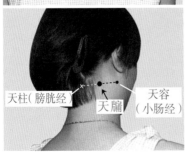

天柱（膀胱经）
天牖
天容（小肠经）

• 臑会（Nao Hui）TE 13

肘尖上 7 寸（一至），对准肩髎穴（二至），消泺与臑会相距 2 寸。

臑会（三焦经）、臑俞（小肠经）与臂臑（大肠经）都在肩膀与上臂附近，但位置都不同。

肩膀（肩髎穴）到肘横纹（肘尖）阳面的分寸折量法，其距离为 10 寸（10 个等分）。

主治：肩臂痛、五十肩、三角肌疼痛。

• 肩髎（Jlian Liao）TE 14

肩峰端后约 1.5 寸，骨边肌肉凹陷处（一至），对准肘尖（二至），臑会与肩髎相距 3 寸。

肩三穴：常指肩髃（大肠经）、肩髎（三焦经）与臑俞（小肠经）。

三焦经中有"髎"的穴位：肩髎、天髎与和髎。

主治：臂痛、肩关节周围炎、高血压、中风偏瘫、多汗症。

• 天髎（Tian Liao）TE 15

肩井穴后下 1 寸（一至），肌肉的凹陷处（二至），肩胛棘上部，曲垣前上 1 寸。

三焦经中有"天"的穴位：天井、天髎与天牖。

腰背部取穴的"分寸折量法"，脊椎从 1 到 22 椎，凹陷有 21 个，叫 1 到 21 椎下，下 = 凹陷处（直寸：1—21 椎下）。

肩胛骨内侧最突出部分与脊椎的距离为 3 寸（横寸）。用"指寸法"比较不准，因医师与病人的手大小不同。

主治：肩臂重痛、颈项急、身热汗不出、胸中烦满。

• 天牖（Tian You）TE 16

在天柱（膀胱经）与天容（小肠经）连线的中点（一至），在发际外肌肉的凹陷处（二至），与下颌骨同高，胸锁乳突肌的后缘。

临床上"天牖"不常用，常被肩井（胆经）取代。

头脸部取穴（含颈部）的"分寸折量法"，如前发际正中到后发际正中的距离，为 12 寸（直寸）；两头维穴的距离，为 9 寸（横寸）。

主治：耳鸣、耳暴聋、项强、落枕、目痛、颜面浮肿、喉痛、喉痹。

正确找穴：至少要"二至"以上，"一至"指第一个标定点，"二至"指第二个标定点

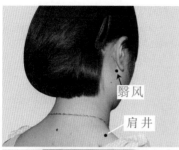

• 翳风（Yi Feng）TE 17

耳后根下方最凹处，耳垂贴颈部，耳垂下缘与侧缘的交界处，张口呈凹陷，按之引耳中痛。

翳风是腮腺炎、中耳炎与颜面神经麻痹的局部常用要穴。

主治： 耳鸣、声哑、中耳炎、下颌关节炎、牙痛、眼痛、目不明、赤白翳膜、颜面神经麻痹、口眼㖞斜、腮腺炎。

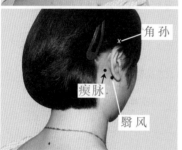

• 瘈脉（Chi Mai）TE 18

在翳风穴顺耳后根上行约1寸（一至），在翳风与角孙之间（二至），耳后完骨在此有一凹陷，按之甚酸胀。

临床上"瘈脉"不常用，常被"翳风"与"角孙"取代。

主治： 头痛、耳鸣、耳聋、目不明、小儿惊痫。

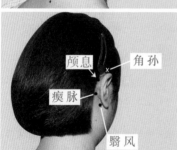

• 颅息（Lu Xi）TE 19

在瘈脉穴顺耳后根上行约1寸（一至），在青络脉（静脉）中（二至）。

临床上"颅息"不常用，常被"翳风"与"角孙"取代。

头脸部取穴（含颈部）的分寸折量法，如前发际正中到后发际正中的距离，为12寸（直寸），两头维穴的距离，为9寸（横寸）。

主治： 头风、耳鸣、耳痛、小儿呕吐、惊恐。

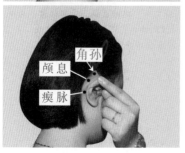

• 角孙（Jiao Sun）TE 20

耳尖上，发际下之交界处（平发际）开口按之有空隙。

三焦经在头部的特征：循行绝不入发际，所以角孙不在发际内，顶多是平发际而已。

角孙与其上1.5寸的率谷（胆经），都是偏头痛的局部常用要穴。

头脸部取穴（含颈部）的分寸折量法，如前发际正中到后发际正中的距离，为12寸（直寸）；两头维穴的距离，为9寸（横寸）。

主治： 目翳、齿痛、龈肿、耳郭红肿。

正确找穴：至少要"二至"以上，"一至"指第一个标定点，"二至"指第二个标定点

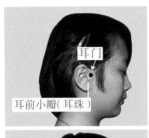

• 耳门（Er Men）TE 21

耳前小瓣（耳珠）之上方缺口，往外的凹陷处，开口则凹陷较明显，在听宫穴（小肠经）的上面。

耳门（三焦经）与听宫（小肠经）、听会（胆经）三穴上下一直线，而耳门位在最上方。

头脸部取穴（含颈部）的"分寸折量法"如前发际正中到后发际正中的距离，为12寸（直寸）；两头维穴的距离，为9寸（横寸）。

主治：耳鸣、聋哑、中耳炎、牙痛、下颚关节炎。

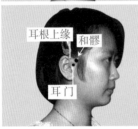

• 耳和髎（ErHe Liao）TE 22
（即和髎）

耳门穴前面微上方约3分，发锐角处（一至）与耳根上缘平齐（二至）。

耳和髎属三焦经，位在耳朵前方；而口禾髎则属大肠经，位在上唇附近。

主治：头重痛、耳鸣、颈颔肿、鼻涕、鼻梁上肿痛。

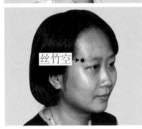

• 丝竹空（Si Zhu Kong）TE 23
（止穴）

在眉毛外侧端，骨边凹陷处（一至），在瞳子髎（胆经）的直上面（二至）。

丝竹空与瞳子髎都是偏头痛、鱼尾纹、眼尾纹与眼睛疾病的局部常用穴。

主治：目眩、目赤、倒睫、偏正头痛、牙痛、癫痫。

备注：经脉的作用＝穴位的作用，三焦经23穴的主治作用，同三焦经循行路线的主治功能。

1.根据三焦经之循行地方与"经之所过，主治所在"的原则，以上穴位皆可主治：无名指、手腕、前臂阳面中路（即尺骨、桡骨之间）的疾病，手肘尺骨鹰嘴突附近的疾病（如：手肘活动不利），手上臂阳面中路的疾病，肩膀阳面中路的疾病，背部锁骨（肩井）以下，肩胛冈以上部位的疾病，侧头部发际以下的疾病，耳朵前上方的疾病，及眉毛外侧的疾病。其他：三焦经与胆经，皆可应用于癫痫的治疗。

2.根据古人经验，禁针穴有35穴，禁灸穴有45穴。

3.本经（三焦经）之禁针穴有角孙、三阳络（此二穴为绝对禁针穴）、颅息（此穴为忌出血穴）。

4.本经（三焦经）之禁灸穴有丝竹空、天牖、阳池。

5.以上禁针穴与禁灸穴，在临床中，可作为参考用，不要拘泥不变。

6.本书肘横纹（肘尖）至腕横纹（阳池）的分寸折量法，其距离为12寸（12等分之意）。

□ 足少阳胆经：GB1 ~ GB44

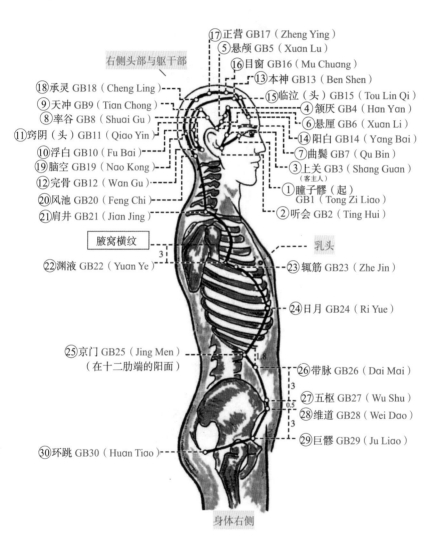

⑰正营 GB17（Zheng Ying）
⑤悬颅 GB5（Xuan Lu）
⑯目窗 GB16（Mu Chuang）
⑬本神 GB13（Ben Shen）
右侧头部与躯干部
⑱承灵 GB18（Cheng Ling）
⑮临泣（头）GB15（Tou Lin Qi）
⑨天冲 GB9（Tian Chong）
④颔厌 GB4（Han Yan）
⑧率谷 GB8（Shuai Gu）
⑥悬厘 GB6（Xuan Li）
⑪窍阴（头）GB11（Qiao Yin）
⑭阳白 GB14（Yang Bai）
⑩浮白 GB10（Fu Bai）
⑦曲鬓 GB7（Qu Bin）
⑲脑空 GB19（Nao Kong）
③上关 GB3（Shang Guan）
（客主人）
⑫完骨 GB12（Wan Gu）
①瞳子髎（起）
⑳风池 GB20（Feng Chi）
GB1（Tong Zi Liao）
㉑肩井 GB21（Jian Jing）
②听会 GB2（Ting Hui）

腋窝横纹
乳头
3
㉒渊液 GB22（Yuan Ye）
㉓辄筋 GB23（Zhe Jin）

㉔日月 GB24（Ri Yue）

㉕京门 GB25（Jing Men）
（在十二肋端的阳面）
1.8
㉖带脉 GB26（Dai Mai）
3
㉗五枢 GB27（Wu Shu）
0.5
㉘维道 GB28（Wei Dao）
3
㉚环跳 GB30（Huan Tiao）
㉙巨髎 GB29（Ju Liao）

身体右侧

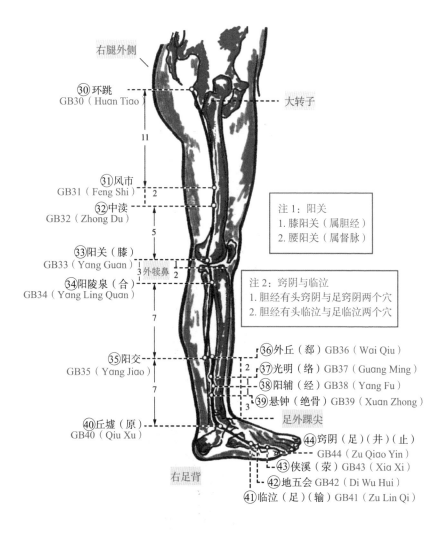

右腿外侧

㉚环跳
GB30（Huan Tiao）

大转子

11

㉛风市
GB31（Feng Shi）

2

㉜中渎
GB32（Zhong Du）

5

注1：阳关
1.膝阳关（属胆经）
2.腰阳关（属督脉）

㉝阳关（膝）
GB33（Yang Guan）

3 外犊鼻 2

㉞阳陵泉（合）
GB34（Yang Ling Quan）

注2：窍阴与临泣
1.胆经有头窍阴与足窍阴两个穴
2.胆经有头临泣与足临泣两个穴

7

㊱外丘（郄）GB36（Wai Qiu）

㉟阳交
GB35（Yang Jiao）

2 ㊲光明（络）GB37（Guang Ming）

㊳阳辅（经）GB38（Yang Fu）

7

3 ㊴悬钟（绝骨）GB39（Xuan Zhong）

㊵丘墟（原）
GB40（Qiu Xu）

足外踝尖

㊹窍阴（足）（井）（止）
GB44（Zu Qiao Yin）

㊸侠溪（荥）GB43（Xia Xi）

右足背

㊷地五会 GB42（Di Wu Hui）

㊶临泣（足）（输）GB41（Zu Lin Qi）

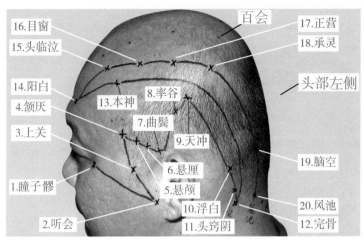

16.目窗
15.头临泣
14.阳白
4.颔厌
3.上关
1.瞳子髎
2.听会
百会
17.正营
18.承灵
头部左侧
8.率谷
13.本神
7.曲鬓
9.天冲
6.悬厘
5.悬颅
10.浮白
11.头窍阴
19.脑空
20.风池
12.完骨

（头部）

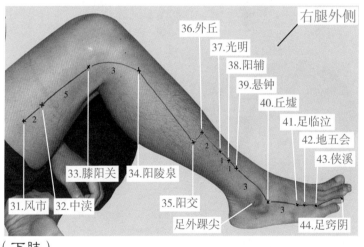

右腿外侧
36.外丘
37.光明
38.阳辅
39.悬钟
40.丘墟
41.足临泣
42.地五会
43.侠溪
33.膝阳关
34.阳陵泉
31.风市
32.中渎
35.阳交
足外踝尖
44.足窍阴

（下肢）

足少阳胆经经穴（单侧 44 穴）

胆经之循行：由头走足至足第 4 趾外侧端，
子时（23—1 时）。

足少阳胆经经穴:

左为穴位图，右为穴位取法

左右各 44 穴，穴位位于 "↖" 所指之处
循行方向：由头走足至足第 4 趾外侧

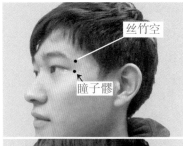

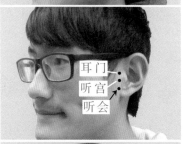

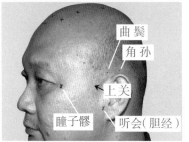

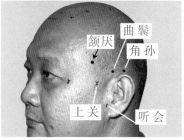

• 瞳子髎（Tong Zi Liao）GB 1（起穴）

眼外角（目锐眦）外 5 分的骨边凹陷处（一至），与丝竹空（三焦经）上下相对（二至）。

太阳穴（经外奇穴）位于丝竹空（三焦经）与瞳子髎（胆经）连线的中点，往外约 1 寸处。

主治：偏头痛、目赤肿痛、角膜炎、结膜炎、白内障、近视、视神经萎缩。

• 听会（Ting Hui）GB 2

微张口，耳小瓣（耳珠）前方凹窝（一至）与耳小瓣下方缺口同高处的凹陷是本穴（二至），耳门、听宫与听会三穴约成一直线。

听会位于 "听宫"（小肠经）的下方。

主治：耳聋、耳鸣、中耳炎、牙痛、面神经麻痹、下颌关节炎、脱臼。

• 上关（Shang Guan）GB 3（又名客主人）

颧骨弓之上缘（一至），张口时凹陷较明显（二至）。

上关与下关（胃经）上下相对，根据阴阳 "方位"（前、后、内、外、上、下）来命名。

主治：耳聋、耳鸣、偏头痛、口眼喎斜、口噤、牙痛。

• 颔厌（Han Yan）GB 4

头维下 1 寸（一至），对准曲鬓（二至），颔厌一定在发际内。

临床上 "颔厌" 穴不常用，常被 "率谷" 代替。

头脸与颈部找穴的 "分寸折量法"，如前发际正中到后发际正中，为 12 寸（直寸）；两个头维穴的距离为 9 寸（9 等分）（横寸）。

主治：偏头痛、目眩、目外眦痛、耳鸣、癫痫。

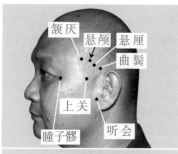

• 悬颅（Xuan Lu）GB 5

颔厌与曲鬓连线，分三等分，其次序为颔厌、悬颅、悬厘、曲鬓。

临床上"悬颅"不常用，常被"率谷"代替。

头脸与颈部找穴的"分寸折量法"，前发际正中到后发际正中为12寸（直寸）；两个头维穴的距离为9寸（9等分）（横寸）。

主治：偏头痛、目赤头痛、牙痛、鼻炎。

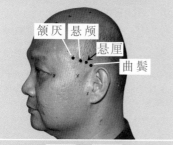

• 悬厘（Xuan Li）GB 6

颔厌与曲鬓连线，分三等分，其次序为颔厌、悬颅、悬厘、曲鬓。

临床上"悬厘"穴不常用，常被"率谷"代替。

头脸与颈部找穴的"分寸折量法"，前发际正中到后发际正中为12寸（直寸）；两个头维穴的距离为9寸（9等分）（横寸）。

主治：偏头痛、目赤肿痛、热病心烦汗不出。

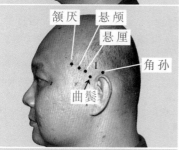

• 曲鬓（Qu Bin）GB 7

角孙（平耳尖属三焦经）前1寸（一至），对准颔厌（二至），曲鬓在发际内，开口（鼓颐）有空隙。

临床上"曲鬓"不常用，常被"率谷"代替。

主治：鬓角痛、颔颊肿、牙关紧闭、头痛项强、暴嗜、偏头痛。

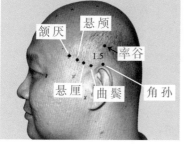

• 率谷（Shuai Gu）GB 8

角孙（平耳尖属三焦经）直上入发际1.5寸（一至），肌肉凹陷处（二至），如齿嚼物，自能鼓动是穴，率谷与角孙都是偏头痛的局部常用穴。

胆经在头部的特征：可入发际与可不入发际，故率谷在发际内，而听会与瞳子髎就在发际外。

主治：偏头痛、胸痛、宿醉烦渴呕吐、酒后皮肤痒肿、小儿急慢惊风。

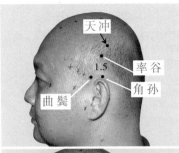

• 天冲（Tian Chong）GB 9

率谷穴后3分（一至），往上5分的肌肉凹陷处（二至）。

临床上"天冲"不常用，常被"率谷"代替。

头脸与颈部找穴的"分寸折量法"，前发际正中到后发际正中为12寸（直寸）；两个头维穴的距离为9寸（9等分）（横寸）。

主治：癫痫、牙龈肿、惊恐、头痛。

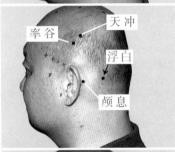

• 浮白（Fu Bai）GB 10

颅息穴（三焦经）（一至），直后入发际1寸的肌肉凹陷处（二至）。

临床上"浮白"不常用，常被"率谷"代替。

头脸与颈部找穴的"分寸折量法"，前发际正中到后发际正中为12寸（直寸）；两个头维穴的距离为9寸（9等分）（横寸）。

主治：头痛、耳鸣耳聋、项痛、肩臂不举。

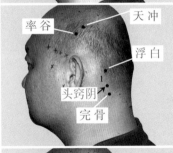

• 头窍阴（Tou Qiao Yin）GB 11

浮白下1寸（一至）对准完骨穴（二至），其肌肉的凹陷处。

临床上"头窍阴"不常用，常被"率谷"代替。

胆经的窍阴有两个：头窍阴位在头部，足窍阴位在第4趾的外侧。

主治：头项痛、耳痛、耳聋、耳鸣、胸痛口苦、咳逆、目痛。

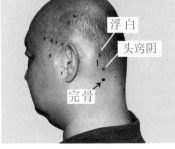

• 完骨（Wan Gu）GB 12

耳后乳突（耳后高骨）下缘凹陷处（一至）直后入发际4分处（二至），与后风池相平。

胆经在此处有一个大转弯，完骨位在后头部，下一个穴"本神"，则位在前头部。

主治：头痛、颈项强痛、牙痛、口眼㖞斜、足痿不收、失眠。

注：胆经难学的原因①头发多；②头凹凸不平；③循行时转折处多。

正确找穴：至少要"二至"以上，"一至"指第一个标定点，"二至"指第二个标定点

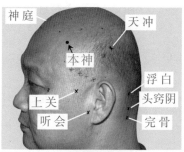

• 本神（Ben Shen）GB 13

神庭穴（督脉），前发际正中直上5分处（一至），往外3寸（二至），其肌肉凹陷处。

临床上"本神"不常用，常被"阳白"代替。

临床上脑中风后遗症、脑性麻痹、帕金森病、老年痴呆症，常用"靳三针"（智三针）：本神（双侧）、神庭。

主治：头痛、项强急痛、呕吐、目眩、惊痫、癫疾。

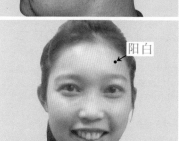

• 阳白（Yang Bai）GB 14

眉毛正中，直上1寸（一至），对准瞳孔（二至）（眉毛与前发际，相距三寸）。

"阳白"常为颜面神经麻痹，所引发的眼睛闭合不良之局部常用穴。

胆经在头脸部有20穴，其中瞳子髎、听会与阳白等3穴在发际外，其他17穴都在发际内。

主治：头痛、目痛、眶上神经痛、眼睑下垂、目瞤动、夜盲、眼睑瘙痒、呕吐、恶寒、额纹过多。

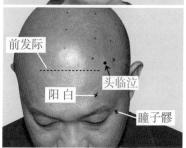

• 头临泣（Tou Lin Qi）GB 15

阳白直上入前发际5分处（一至），对准瞳孔（二至）。

胆经的临泣有两个：头临泣在头部，足临泣在足背部。

主治：目眩、目翳多泪、目痛、鼻塞、耳聋、惊痫、惊痫反视、中风不省人事。

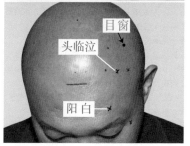

• 目窗（Mu Chuang）GB 16

头临泣直上1.5寸处（一至），对准承灵穴（百会旁3寸处）（二至）。

临床上"目窗"不常用，常被"承灵"代替。

头脸与颈部找穴的"分寸折量法"，前发际正中到后发际正中为12寸（直寸），两个头维穴的距离为9寸（9等分）（横寸）。

主治：头痛、目眩、弱视、目赤痛、近视、远视不明、面肿。

正确找穴：至少要"二至"以上，"一至"指第一个标定点，"二至"指第二个标定点

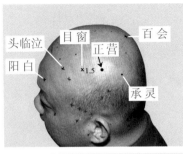

• 正营（Zheng Ying）GB 17

1. 头临泣上3寸（一至），对准承灵穴（百会旁3寸处）（二至）。

2. 目窗上1.5寸（一至），对准承灵穴（百会旁3寸处）（二至）。

临床上"正营"不常用，常被"承灵"代替。

头脸与颈部找穴的"分寸折量法"，前发际正中到后发际正中为12寸（直寸）；两个头维穴的距离为9寸（9等分）（横寸）。

主治：目眩瞑、头项偏痛、牙痛、唇吻急强。

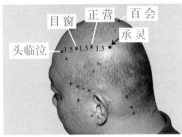

• 承灵（Cheng Ling）GB 18

1. 百会旁3寸（一至），对准头临泣（二至）。

2. 头临泣上4.5寸（一至），与百会同高处（二至）。

3. 正营穴上1.5寸（一至），与百会同高处（二至）。

在头部找胆经穴，要先找"承灵"，以方便其他穴位的定位。

主治：头痛、眩晕、鼻塞多涕、鼻衄、咳嗽喘息。

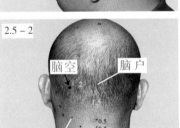

• 脑空（Nao Kong）GB 19

后发际上2.5寸（脑户穴）（一至），旁开2寸的肌肉凹陷处（二至），与脑户、玉枕三穴平。

注："脑空"属胆经，"脑户"属督脉。

主治：头痛、头重、眩晕、癫痫、颈项强痛、鼻衄、鼻痛、目瞑。

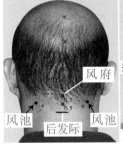

抓小猫项后部的地方

枕骨的下缘

• 风池（Feng Chi）GB 20

1. 后发际上1寸（风府）（一至），旁开2寸的筋骨凹陷处（二至）。

2. 抓小猫颈后部的地方。

3. 头部枕骨下缘（一至），筋旁的凹陷处（二至）。

主治：头晕头痛、颈项强痛、眼病、目内眦赤痛、高血压、中风、腰伛偻、腰背俱痛。

注：《伤寒论》谈到的六个穴位为风池、风府、大椎、肺俞、肝俞与期门。

风池扎针：用1寸短针浅刺3～5分，不留针，且要对准眼睛方向才更安全。

正确找穴：至少要"二至"以上，"一至"指第一个标定点，"二至"指第二个标定点

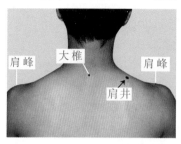

● 肩井（Jian Jing）GB 21

肩膀最高峰，其肌肉的凹陷处，是本穴大椎与肩峰连线（一至），其中点的肌肉凹陷处（二至）。

孕妇不能拍打肩井，因为胆经（肩井）循行会绕毛际。

主治：中风偏瘫、肩背痛、头项强、功能性子宫出血、难产、瘰疬。

注：1.肩井扎太深易引发气胸，所以用短针挟持押手法斜刺，较为安全。

2.古书云：三里（胃经）应肩井（胆经），乃胃经与胆经会相通于缺盆与脸颊处，故可互为调节，解除不愉快的症状。

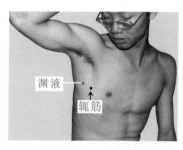

● 渊液（Yuan Ye）GB 22

腋下3寸（一至），平4～5肋间（二至），与辄筋相距1寸，与天溪、天池等穴同高（三至）。

临床上"渊液"不常用，常被"日月"取代。

● 五手指并拢，中指尖（中冲）至手腕横纹正中（大陵）为6寸，中指尖（中冲）对准前腋窝横纹，手掌往下压，手腕大陵穴所到处为6寸，其一半（1/2）即为3寸的渊液穴。

● 章门穴到跳穴的距离，为9寸（侧寸）。

主治：胁痛、胸闷、马刀挟瘿、咳嗽、恶寒发热、臂不得举。

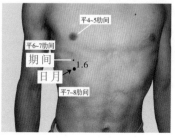

● 辄筋（Zhe Jin）GB 23

乳头外3寸（一至），平4～5肋间（二至），与渊液相距1寸（三至）。

临床上"辄筋"不常用，常被"日月"取代。

主治：胸满、胁痛、气喘、太息多唾、呕吐吞酸、四肢不遂。

注：乳头外1寸为天池（心包经）、2寸为天溪（脾经）、3寸为辄筋（胆经）、4寸为渊液（胆经）。

● 日月（Ri Yue）GB 24

（胆募穴）胆经的募穴是用自己的穴位。

乳下3肋间（一至），平7～8肋间（二至），与肝经的期门穴相距1.6寸（一个肋骨的宽度）（三至）。

注：1.乳头位于4～5肋间，和膻中穴相平齐处。

2.乳下1肋间为乳根（胃经），2肋间为期门（肝经），3肋间为日月。

主治：胁肋痛、脘痛、呕吐、吞酸、呃逆、黄疸、急慢性肝炎、胆囊炎。

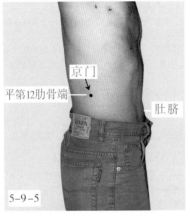

5-9-5

• 京门（Jing Men）GB 25
（肾经募穴）

1. 第 12 肋骨端（即第 12 肋骨边缘），骨之边缘处。
2. 肚脐上 5 分（一至），旁开 9 寸 5 分的肌肉凹陷处（二至）。

"募穴"多位在阴面，肾经的募穴"京门"则位在阳面，此为例外，因肾脏位于后腹腔，属于阳面。

注：京门的取穴，其简单记法为 5-9-5。

腹部取穴的"分寸折量法"如（下腹部）肚脐到耻骨联合上缘，为 5 寸（直寸）；两乳头间距，其距离为 8 寸（横寸）。

主治： 肾炎、小便不利、肠疝痛、肋间神经痛、腰腿痛与肝胆疾病等。

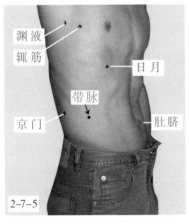

2-7-5

• 带脉（Dai Mai）GB 26

1. 腋窝横纹画一直线（一至），肚脐画一横线（二至）其交界点的肌肉凹陷处，是本穴。
2. 肚脐上 2 分（一至），旁开 7.5 寸的肌肉凹陷处（二至）。
3. 第 11 肋端章门穴下 1.8 寸。

注：1. 带脉的简单记法为 2-7-5。
2. 带脉有两个说法：①带脉穴属胆经 44 穴中的 1 个穴；②奇经八脉的带脉有 4 个穴：章门、五枢、维道、带脉。

主治： 子宫内膜炎、月经不调、白带多、膀胱炎、腰肋背痛、外伤性截瘫。

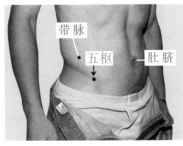

• 五枢（Wu Shu）GB 27

1. 前上肠骨崎（ASIS）的上方（一至），骨之边缘处（二至）。
2. 侧卧，带脉下稍向内斜 3 寸，水道旁 5.5 寸。

临床上"五枢"与"维道"是治疗腿部疾病的常用要穴（病在下、取之上）。

主治： 子宫内膜炎、白带多、疝痛、睾丸炎、睾丸入上腹、腰痛、小腹痛、小肠膀胱气攻两胁。

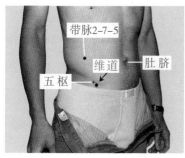

• 维道（Wei Dao）GB 28

1. 五枢穴斜下 0.5 寸（一至），骨之边缘处（二至）。

2. 章门下 5.3 寸，髂骨稍前之际。

临床上"五枢"与"维道"是治疗腿部疾病的常用要穴（病在下，取之上）。

腹部取穴的"分寸折量法"如（下腹部）肚脐到耻骨联合上缘，为 5 寸（直寸）；两乳头间距，其距离为 8 寸（横寸）。

主治：腰胯痛、小腹痛、带下、子宫脱垂、呕逆不止、不食、三焦不调。

• 居髎（Ju Liao）GB 29

前上肠骨嵴（ASIS）与大转子连线（一至），其中点的肌肉凹陷处（二至）。

另一法：裤子穿正，裤子口袋边缝线的中点处，是本穴。

臀部的疾病，前面要用胃经的"髀关"，侧面要用胆经的"居髎"，后面要用膀胱经的"秩边"。

主治：腰腿痛、下腹痛、胃痛、腰引小腹痛、睾丸炎、子宫内膜炎、膀胱炎、髋关节及周围软组织疾病。

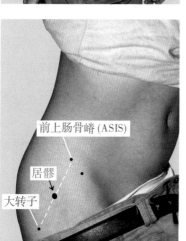

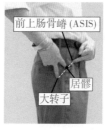

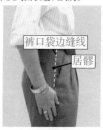

• 环跳（Huan Tiao）GB 30
（回阳九针穴之一）

1. 趴着时，尾骶骨与大转子连线的中点（一至），其肌肉的凹陷处（二至）。

2. 侧躺时，尾骶骨与大转子连线的外 1/3（一至），其肌肉的凹陷处（二至）。

3. 特殊姿势：把脚跟抬起，使脚跟碰到臀部（一至），其肌肉的凹陷处（二至）。

主治：坐骨神经痛、腰腿痛、下肢麻痹、瘫痪、髋关节及周围软组织病、遍身风疹。

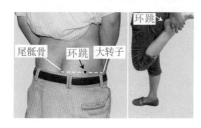

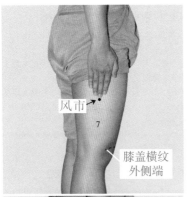

• 风市（Feng Shi）GB 31

1. 立正站好，五指并拢，紧贴大腿，中指尖所到的肌肉凹陷处是本穴。

2. 膝盖横纹外侧端（一至），直上7寸，其肌肉的凹陷处，是本穴（二至）。

风市是脑中风后遗症、坐骨神经痛与帕金森病所引发之腿部屈伸困难的常用要穴。

风市以上两种找法，位置会差一点，但不影响疗效。

主治： 中风后半身不遂、下肢瘫痪、足胫顽麻、大腿外侧神经炎、遍身瘙痒。

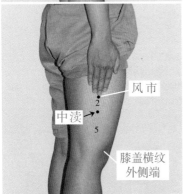

• 中渎（Zhong Du）GB 32

1. 风市直下2寸（一至），肌肉之凹陷处（二至）。

2. 膝盖横纹外侧端，直上5寸（一至），其肌肉的凹陷处，是本穴（二至），风市与中渎两穴相距2寸。

注："四渎"为三焦经，"中渎"则属胆经。

下肢阳面取穴的"分寸折量法"如大转子到外犊鼻19寸（19等分），大腿直取穴；外犊鼻到外踝尖为16寸（16等分），小腿直取穴。

横寸用"指寸法"。

主治： 下肢痿痹、麻木、半身不遂、大腿外侧痛。

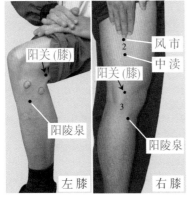

• 膝阳关（Xi Yang Guan）GB 33

1. 屈膝，按住膝盖外侧横纹端（一至），再微伸腿，此时可摸到筋与骨之间的凹陷处，是本穴（二至）。

2. 阳陵泉上3寸（一至），筋与骨之凹陷处（二至）。

361穴中，阳关穴有两个：膝阳关属胆经，位在膝盖外侧横纹端；"腰阳关"属督脉，位在腰部。

下肢阳面取穴的"分寸折量法"如大转子到外犊鼻19寸（19等分），大腿直取穴；外犊鼻到外踝尖为16寸（16等分），小腿直取穴。

横寸用"指寸法"。

主治： 膝关节及周围软组织疾病、膝不得屈伸、膝肿痛、鹤膝风、下肢瘫痪、脚气。

正确找穴：至少要"二至"以上，"一至"指第一个标定点，"二至"指第二个标定点

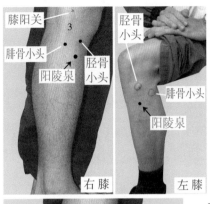

右膝　　　左膝

• 阳陵泉（Yang Ling Quan）GB 34

（合穴、八会穴之一：筋会阳陵泉）

1.胫骨小头与腓骨小头连线（一至），做一正三角形（二至），其正三角形的顶点处，是本穴（三至）。

2.腓骨小头隆起之微前下方，肌肉凹陷处。

3.正坐屈膝垂足，当膝下1寸，旁约2.5寸。

主治：膝关节痛、坐骨神经痛、偏瘫、下肢麻木、胆囊炎。十总穴之一：外伤阳陵泉。八会穴之一：筋会阳陵泉。马丹阳天星十二穴的一组：环跳与阳陵。

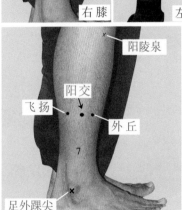

• 阳交（Yang Jiao）GB 35

（阳维脉郄穴）

足外踝尖上7寸（一至），腓骨于后缘骨边处（二至），与外丘、飞扬、中都四穴约略同高（三至）。

注：胆经在小腿，阳交在腓骨后缘，而光明、阳辅与悬钟等穴，则都在腓骨前缘。

下肢阳面取穴的"分寸折量法"如大转子到外犊鼻19寸（19等分），大腿直取穴；外犊鼻到外踝尖为16寸（16等分），小腿直取穴。

横寸用"指寸法"。

主治：胸胁胀满、胸满喉痹、膝痛、足痿无力、惊狂面肿。

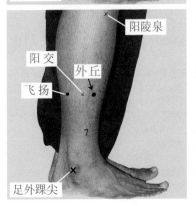

• 外丘（Wai Qiu）GB 36

（郄穴）

足外踝尖上7寸（一至），腓骨的前缘骨边处（二至），外丘与阳交（胆经）、飞扬（膀胱经）、中都（肝经）四穴约略同高（三至）。

下肢阳面取穴的"分寸折量法"如大转子到外犊鼻19寸（19等分），大腿直取穴；外犊鼻到外踝尖为16寸（16等分），小腿直取穴。

横寸用"指寸法"。

主治：头痛、颈项痛、肝炎、足外踝扭伤、脑中风后下肢偏瘫。

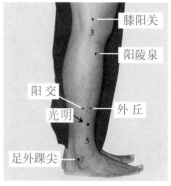

• 光明（Guang Ming）GB 37 （络穴）

足外踝尖上5寸（一至），腓骨的前缘骨边处（二至），与肝经的蠡沟穴约略同高（三至）。

眼睛疾病可用主客原络配穴法治疗，因肝开窍于目，所以用肝经的原穴太冲，配合相表里胆经的络穴光明，可以简便有效的治疗眼睛疾病。

主治：夜盲、目痛、眼疾、视神经萎缩、偏头痛、小腿外侧痛、乳房胀满。

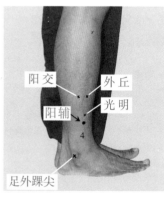

• 阳辅（Yang Fu）GB 38 （经穴）

足外踝尖上4寸（一至），腓骨的前缘骨边处（二至）。

临床上"阳辅"不常用，常被光明与悬钟代替。

下肢阳面取穴的"分寸折量法"如大转子到外犊鼻19寸（19等分），大腿直取穴；外犊鼻到外踝尖为16寸（16等分），小腿直取穴。

横寸用"指寸法"。

主治：偏头痛、颈淋巴结炎、脑中风后偏瘫、下肢麻痹、膝关节炎、腰胫酸痛不能行立。

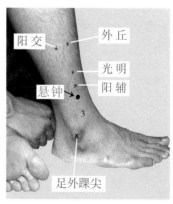

• 悬钟（Xuan Zhong）GB 39 （又名绝骨，八会穴之一：髓会悬钟）

足外踝尖上3寸（一至），腓骨的前缘骨边处（二至）。

"绝骨"常为预防与治疗足外踝扭伤的特效穴。

悬钟与内侧的三阴交（脾经）内外相对且约略同高。

下肢阳面取穴的"分寸折量法"如大转子到外犊鼻19寸（19等分），大腿直取穴；外犊鼻到外踝尖为16寸（16等分），小腿直取穴。

横寸用"指寸法"。

主治：落枕、偏头痛、坐骨神经痛、喉痹、咳逆、脚气病。

"三阴交"常为预防与治疗足内踝扭伤的特效穴。

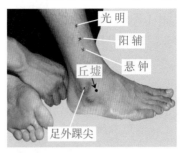

- **丘墟（Qiu Xu）GB 40**
  （原穴）

1. 足外翻，足外踝前下方的凹陷（一至），与足临泣相距3寸（二至）或足外踝下缘与前缘交界的凹陷处。

2. 沿第4趾直上，外踝骨前横纹陷中，将足抬起则横纹出现，穴在横纹上。

下肢阳面取穴的"分寸折量法"如：大转子到外犊鼻19寸（19等分），大腿直寸取穴；外犊鼻到外踝尖为16寸（16等分），小腿直寸取穴。

横寸用"指寸法"。

主治： 胸胁痛、胆囊炎、腋窝淋巴结炎、坐骨神经痛、踝关节及周围软组织疾病。

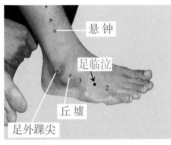

- **足临泣（Zu Lin Qi）GB 41**
  （输穴，通带脉）

1. 第4、5足趾缝往上2寸（3横指）（一至），两骨之间的凹陷处（二至）。

2. 第4、5足趾缝往上推（一至），骨之尽处，是本穴（二至）。

胆经的临泣有两个：头临泣在头部，足临泣在足背部。

足踝以下的找穴法，要用"指寸法"。

主治： 偏头痛、目外眦痛（眼外角痛）、目眩、胁肋痛、足背肿痛、乳房胀痛。

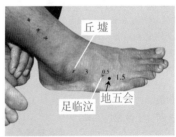

- **地五会（Di Wu Hui）GB 42**

第4、5足趾缝往上1.5寸（2横指）（一至），两骨之间的凹陷处（二至），与足临泣相距0.5寸。

临床上"地五会"不常用，常被足临泣与侠溪取代。

足踝以下的找穴法，要用"指寸法"。

主治： 目赤肿痛、泪多、腋下痛、乳房胀痛、乳腺炎、足背肿痛、耳鸣。

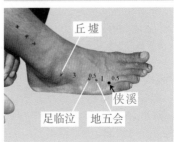

- **侠溪（Xia Xi）GB 43**
  （荥穴）

第4、5足趾缝往上5分（一至），两骨之间的凹陷处（二至）。

"荥穴"的位置，WHO规定在指（趾）缝的远心端，而本书则本着"离穴不离经"的立场，建议"荥穴"位在指（趾）缝的近心端，会比较干净、好扎针，临床效果与远心端的荥穴是相同的。

主治： 偏头痛、高血压、目外眦痛（眼外角痛）、目眩、耳鸣、耳聋、热病。

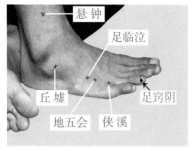

悬钟
足临泣
足窍阴
丘墟
地五会　侠溪

• 足窍阴（Zu Qiao Yin）GB 44
（止穴、井穴）

第 4 足趾外侧端（一至），距趾甲角 1 分处，如韭叶（二至）。

胆经的窍阴有两个："头窍阴"在头部，"足窍阴"在足背部。古人指甲 = 趾甲。

足踝以下的找穴法，要用"指寸法"。

主治：头痛、高血压、结膜炎、眼睛痛、耳聋、热病。

备注：经脉的作用 = 穴位的作用，胆经 44 穴的主治作用，同胆经循行路线的主治功能。

1. 根据胆经之循行地方与"经之所过，主治所在"的原则，以上穴位皆可主治：眼睛的疾病（如结膜炎、角膜炎、眼压过高、近视）、偏头痛、耳朵的疾病（如耳鸣、耳聋、听力减退、中耳炎）、肩膀阳面中路的疼痛（肩膀前路为大肠经，后路为小肠经）、肩膀正中的疼痛（缺盆中痛）、躯干阳面的疾病（如肋间神经痛、侧腰痛、肥胖症）、臀部的疼痛（如坐骨神经痛、退化性关节炎的腰痛）、大腿及小腿外侧的疼痛（足部神经痛）、足外踝的酸痛或扭伤（足外踝前侧属胆经）、足背第 4 趾外侧的疾病（如由坐骨神经痛所引发，或痛风、类风湿关节炎所引起的足趾酸痛）。其他如颜面的疾病（颜面神经麻痹、三叉神经痛）。脸部的美容，黑斑、雀斑、面疱等（因为胆经和胃经在脸部有相交会，故胆经可治疗胃经的疾病），其他泌尿生殖器的疾病，如膀胱炎、赤白带等（因胆经会绕毛际）。

2. 根据古人经验，禁针穴有 35 穴，禁灸穴有 45 穴。

3. 本经（胆经）之禁针穴有承灵（此穴为绝对禁针穴）、肩井、上关（此二穴为不可深针穴）。

4. 本经（胆经）之禁灸穴有渊液、地五会、膝阳关、头临泣。

5. 以上禁针穴与禁灸穴，在临症时，可作为参考用，不要拘泥不变。

6. 一般言，荥穴（侠溪）可在跖趾关节的前方或后方，本书"侠溪"是在跖趾关节的后方（第 4、5 足趾缝往上 5 分，骨之凹陷处）。

7. 十四经络 361 穴中，穴名有"墟"字的有两穴：丘墟（胆经）与灵墟（肾经）；穴名有"虚"字的也有两穴：上巨虚（胃经）与下巨虚（胃经）。

❏ 足厥阴肝经：LR 1 ~ LR 14

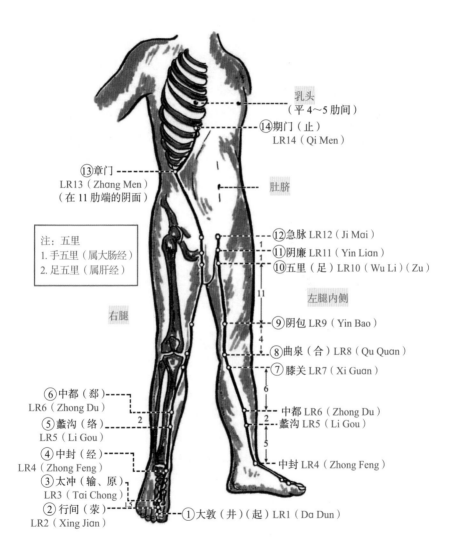

乳头
（平 4~5 肋间）

⑭期门（止）
LR14（Qi Men）

⑬章门
LR13（Zhang Men）
（在 11 肋端的阴面）

肚脐

注：五里
1. 手五里（属大肠经）
2. 足五里（属肝经）

⑫急脉 LR12（Ji Mai）
⑪阴廉 LR11（Yin Lian）
⑩五里（足）LR10（Wu Li）（Zu）

左腿内侧

右腿

⑨阴包 LR9（Yin Bao）

⑧曲泉（合）LR8（Qu Quan）
⑦膝关 LR7（Xi Guan）

⑥中都（郄）
LR6（Zhong Du）
⑤蠡沟（络）
LR5（Li Gou）
⑭中封（经）
LR4（Zhong Feng）
③太冲（输、原）
LR3（Tai Chong）
②行间（荥）
LR2（Xing Jian）

中都 LR6（Zhong Du）
蠡沟 LR5（Li Gou）

中封 LR4（Zhong Feng）

①大敦（井）（起）LR1（Da Dun）

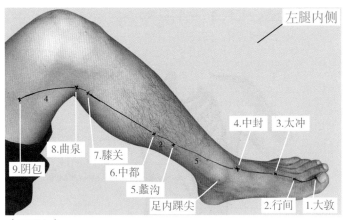

左腿内侧

4.中封　3.太冲

8.曲泉　7.膝关
9.阴包　6.中都
5.蠡沟
足内踝尖　2.行间　1.大敦

（下肢）

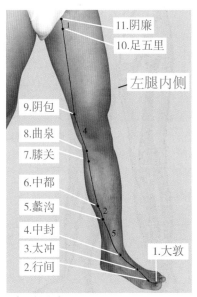

11.阴廉
10.足五里

左腿内侧

9.阴包
8.曲泉
7.膝关
6.中都
5.蠡沟
4.中封
3.太冲
2.行间
1.大敦

（下肢）

足厥阴肝经经穴（单侧 14 穴）

肝经之循行：由足走腹胸至乳下二肋间的期
门穴，丑时（1—3 时）。

足厥阴肝经经穴：

左为穴位图，右为穴位取法

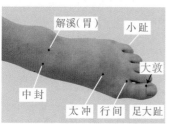

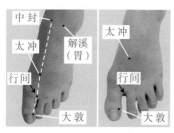

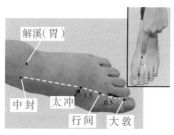

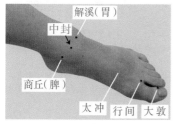

左右各 14 穴，穴位位于 "↖" 所指之处
循行方向：由足走腹胸至乳下 2 肋间

• 大敦（Da Dun）LR 1
（起穴、井穴）

肝经循行如毛中，过阴器。

足大趾的趾甲外侧端，距离趾甲角约 1 分处与足大趾趾甲内侧端的隐白穴（脾经），内外相对。

古书中的大敦穴位于足大趾甲的后面（上面），现 WHO 规定其位于足大趾甲的外侧。

阴经的穴位都在阴面；但肝经的大敦、行间、太冲与中封等四穴，都位于阳面，此为例外。

主治：子宫脱垂、崩漏、疝痛、阴痛引少腹、遗尿、小便频数失禁。

• 行间（Xing Jian）LR 2
（荥穴）

1.第 1、2 足趾缝，往上 5 分（近心端）（一至），两骨之凹陷处（二至）。

2.亦可在第 1、2 足趾缝，往前 5 分（远心端）（一至），两骨之凹陷处（二至）。

注：行间在第 1、2 足趾的前方或后方 5 分处皆可，今 WHO 规定荥穴都要在本节前方（即远心端）。

主治：月经不调、闭经、疝气、癫痫、小儿惊风、中风口喝、腰痛、肋间神经痛。

• 太冲（Tai Chong）LR 3
（输穴、原穴）

1.第 1、2 足趾缝，往上 2 寸（一至），两骨之凹陷处（二至）。

2.由 1、2 足趾缝，往上推（一至），推到骨头的尽处是本穴（二至）。

太冲与足底的涌泉（肾经）上下相对（非直对），两穴可互当解针穴。

主治：头痛、眩晕、高血压、高脂血症、月经不调、崩漏、乳腺炎、腋下马刀疡瘰。

• 中封（Zhong Feng）LR 4
（经穴）

在解溪（胃经）与商丘（脾经）之间（一至），筋之凹陷处（二至）。

因为被解溪与商丘两穴封住，所以称中封。

临床上"中封"不常用，常被解溪与商丘取代。

足踝以下的找穴法，要用"指寸法"。

主治：疝气、遗精、小便不利、腰痛、阴缩入腹引痛、内踝肿痛、痉挛。

正确找穴：至少要"二至"以上，"一至"指第一个标定点，"二至"指第二个标定点

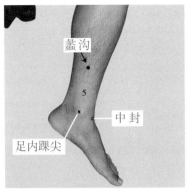

• 蠡沟（Li Gou）LR 5
（络穴）

足内踝尖上5寸（一至），对准曲泉（二至）。
蠡沟与外侧的胆经光明（络穴）约略同高。
下肢阴面的取穴，用"分寸折量法"：耻骨联合上缘至股骨内上髁，为18寸（大腿阴面）；阴陵泉到足内踝尖，为13寸（小腿阴面）。
主治：月经不调、带下赤白、小便不利、疝气、睾丸肿痛、小腿酸痛、足胫寒酸、腰背拘急、不可俯仰。

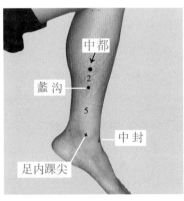

• 中都（Zhong Du）LR 6
（郄穴）

足内踝尖上7寸（一至），对准曲泉（二至），与蠡沟相距2寸（三至）。
中都与外侧的胆经阳交、外丘（郄穴）与膀胱经的飞扬（络穴）四穴约略同高。
下肢阴面的取穴，用"分寸折量法"：耻骨联合上缘至股骨内上髁，为18寸（大腿阴面）；阴陵泉到足内踝尖，为13寸（小腿阴面）。
主治：月经不调、崩漏、产后恶露不尽、疝痛、小腹痛、下肢关节痛。

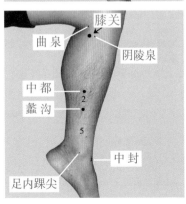

• 膝关（Xi Guan）LR 7

阴陵泉（脾经）后1寸（一至），肌肉的凹陷处（二至），对准中都（三至）。
临床上"膝关"不常用，常被"曲泉"与"阴陵泉"所取代。
下肢阴面的取穴，用"分寸折量法"：耻骨联合上缘至股骨内上髁，为18寸（大腿阴面）；阴陵泉到足内踝尖，为13寸（小腿阴面）。
主治：风湿关节痛、膝关节炎、下肢痿痹、半身不遂、喉头炎、历节风痛（常见于感冒所造成的多发性关节痛）。

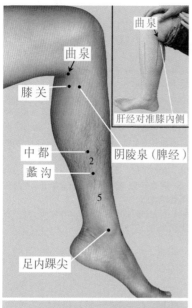

• 曲泉（Qu Quan）LR 8
（合穴）

屈膝垂足（即大腿与小腿成 90°）（一至），膝盖内侧横纹端（二至），筋之凹陷处（三至）。

膝盖外侧横纹端为膝阳关（胆经）、内侧横纹端为曲泉（肝经）。

肾经的阴谷、肝经的曲泉与脾经的阴陵泉，三穴都是合穴，但位置不一样；阴陵泉贴着靠近胫骨边，曲泉则在膝盖内侧横纹端，而阴谷则约与委中穴同高。

下肢阴面的取穴，用"分寸折量法"：耻骨联合上缘至股骨内上髁，为 18 寸（大腿阴面）；阴陵泉到足内踝尖，为 13 寸（小腿阴面）。

主治：子宫脱垂、阴部痒痛、小便不利、遗精、膝大腿内侧痛、下肢痿痹、月经不调、阴道炎、痛经、心悸、肠疝痛。

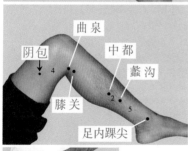

• 阴包（Yin Bao）LR 9

1. 屈膝，曲泉上 4 寸（一至），肌肉最凹处（二至）。
2. 盘腿时，膝盖内侧上方凹窝的最凹处。

阴包与曲泉相距 4 寸，而外侧膝阳关与阳陵泉则相距为 3 寸。

主治：月经不调、小便不利、遗尿、腰骶痛且牵引到少腹。

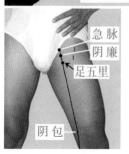

• 足五里（Zu Wu Li）LR 10

急脉下 2 寸（一至），对准阴包穴（二至），与阴廉穴相距 1 寸处（三至）。

手五里为大肠经，位置在上肢处，足五里为肝经，位置在下肢处。

主治：多汗、咳、呼吸困难、肠管闭塞、小腹痛、小便不利、阴挺、睾丸肿痛、瘰疬、嗜卧、四肢倦怠。

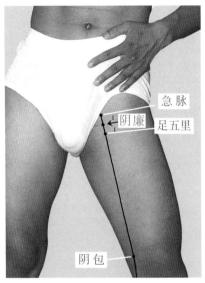

• 阴廉（Yin Lian）LR 11

1.急脉下1寸（一至），对准阴包穴（二至），与（足）五里穴相距1寸处（三至）。

2.气冲旁五分，再下一寸阴毛中。

临床上"阴廉穴"不常用，"五里"与"阴廉"两穴都在大腿内侧阴面，不在腹部，而急脉则在腹部。

下肢阴面的取穴，用"分寸折量法"：耻骨联合上缘至股骨内上髁，为18寸（大腿阴面）；阴陵泉到足内踝尖，为13寸（小腿阴面）。

主治：月经不调、带下、淋病、阴门瘙痒、小腹胀痛、股关节炎、妇人不孕、下肢拳急、大腿部牵引性疼痛。

注：足五里与阴廉两穴，位在大腿阴面中路，靠近鼠蹊部位，急脉虽靠近鼠蹊部，但却位在腹部。

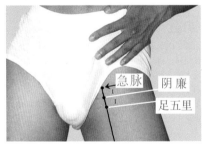

• 急脉（Ji Mai）LR 12

气冲穴（胃经）往外5分（一至），在毛发中（二至），与阴廉穴相距1寸（三至）。

《针灸大成》359穴中没有急脉穴与中枢（督脉），但《刺灸心法》357穴中则有急脉穴与中枢（督脉）。

主治：睾丸炎、阴茎痛、大阴唇炎、疝气、小腹痛、子宫脱垂、阴挺、股内侧痛、肺结核、胸膜炎、胸胁痛、支气管炎。

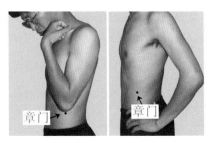

• 章门（Zhang Men）LR 13（脾募穴，八会穴之一：脏会章门）

1.屈肘，肘尖自然贴胸壁（一至），肘尖所到处，骨之边缘（二至）。

2.或第11肋骨端，骨之边缘，是本穴。

3.脐上2寸，两旁各开6寸处。

主治：腹胀痛、肠鸣腹泻、黄疸、痞块、呕吐、小儿疳积、腰脊痛。

正确找穴：至少要"二至"以上，"一至"指第一个标定点，"二至"指第二个标定点

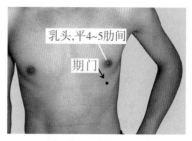

乳头，平4~5肋间

期门

医圣张仲景的名著"伤寒论"重视"期门"穴：
"女子热入血室刺期门"。

• 期门（Qi Men）LR 14
（止穴、肝募穴）

为十二条经中，最后一条肝经的最后一个穴。

1. 乳头下两肋间（一至），肋间肌的凹陷处（二至）平6~7肋间（三至）。

2. 6~7肋间（一至），对准乳头（二至），肋间肌的凹陷处（三至）。

注：乳下1肋间为乳根穴（胃经），2肋间为期门穴（肝经），3肋间为日月穴（胆经）。

主治：胸胀痛、乳痈、腹胀、腹泻、呕吐、呃逆、奔豚、月子病、肝炎、胆囊炎、胸部疼痛、神经官能症。

备注：经脉的作用 = 穴位的作用，肝经14穴的主治作用，同肝经循行路线的主治功能。

1. 根据肝经之循行地方与"经之所过，主治所在"的原则，以上穴位皆可主治：足内踝内侧前路疾病，膝内侧中路疾病，外阴部疾病，泌尿生殖器官与骨盆腔疾病（因肝经会过阴器），侧腰部疾病（阴面），肝、胆、肠胃疾病，肋间神经痛，喉咙痛、脸颊、眼睛疾病，口干与头部疾病（如高血压的颈后与头顶痛），因为肝经的循行，其支脉会经过喉咙、脸颊、眼眶与头顶（巅）。

2. 根据古人经验，禁针穴有35穴，禁灸穴有45穴。

3. 本经（肝经）之禁针穴没有。

4. 本经（肝经）之禁灸穴没有。

5. 禁针穴有35个，禁灸穴有45个，而肝经没有禁针穴，也没有禁灸穴。

6. 行间为肝经的荥穴，一般言荥穴都在"掌指关节"或"趾指关节"的前方或后方，大陆与WHO的书籍，都把荥穴放在前方，而本书则将荥穴放在前方或后方两者皆有，事实上根据"宁失其穴而勿失其经"的原则，临床上的效果都是一样的，读者不必拘泥。

肝经单侧14穴中，第一个穴"大敦"（起穴）古今的位置是不同的，但临床的疗效是一样的（穴位的作用 = 经络的作用，且"经之所过，病之所治"，所以临床疗效是相同的）。

过去

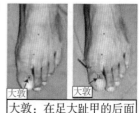

大敦　大敦

大敦：在足大趾甲的后面

现在

大敦　大敦

大敦：在足大趾甲的外侧

□ 任脉：CV 1 ～ CV 24

注：天突←→膻中的取穴，依"分寸折量法"，其直寸有8寸或6.8寸两种版本，本书采用8寸（8等分），因为一个肋骨的宽度为1.6寸，6个穴位（共5个间距）的距离，刚好为1.6寸×5=8寸，但实际上只有7.4寸，因为书中天突与璇玑的距离为1寸而非1.6寸，此点是有待深入探讨的地方。

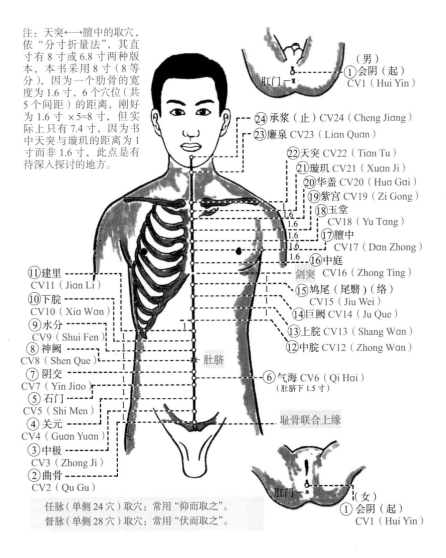

（男）
①会阴（起）CV1（Hui Yin）
肛门

㉔承浆（止）CV24（Cheng Jiang）
㉓廉泉 CV23（Lian Quan）
㉒天突 CV22（Tian Tu）
㉑璇玑 CV21（Xuan Ji）
⑳华盖 CV20（Hua Gai）
⑲紫宫 CV19（Zi Gong）
⑱玉堂 CV18（Yu Tang）
1.6
⑰膻中 CV17（Dan Zhong）
1.6
1.6
⑯中庭 CV16（Zhong Ting）
剑突
⑮鸠尾（尾翳）（络）CV15（Jiu Wei）
⑭巨阙 CV14（Ju Que）
⑬上脘 CV13（Shang Wan）
⑫中脘 CV12（Zhong Wan）

⑪建里 CV11（Jian Li）
⑩下脘 CV10（Xia Wan）
⑨水分 CV9（Shui Fen）
⑧神阙 CV8（Shen Que）
肚脐
⑦阴交 CV7（Yin Jiao）
⑥气海 CV6（Qi Hai）
（肚脐下1.5寸）
⑤石门 CV5（Shi Men）
④关元 CV4（Guan Yuan）
耻骨联合上缘
③中极 CV3（Zhong Ji）
②曲骨 CV2（Qu Gu）

肛门
（女）
①会阴（起）CV1（Hui Yin）

任脉（单侧24穴）取穴：常用"仰而取之"。
督脉（单侧28穴）取穴：常用"伏而取之"。

任脉经穴：

左为穴位图，右为穴位取法

共 24 穴，穴位位于 "↖" 所指之处

循行方向：由会阴至下巴

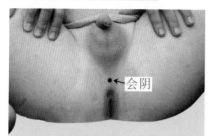

会阴

• 会阴（Hui Yin）CV 1
（起穴、十三鬼穴之一）

会阴区：两阴之间，叫会阴区，为任脉、督脉与冲脉三脉的起源。

会阴穴：生殖器后缘与肛门前缘，连线的中点，球状海绵体的中央取之，叫会阴穴。

任脉的取穴法：常用"仰而取之"的体位。

主治：阴痒、月经不调、肛门肿痛、小便不通、遗精、遗尿、癫狂。

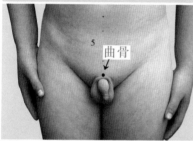

5 曲骨

• 曲骨（Qu Gu）CV 2

肚脐下 5 寸（一至），在耻骨联合的上缘（二至）。临床上"曲骨"不常用，常被"气海"与"关元"代替。

腹部取穴的"分寸折量法"如（下腹部）肚脐到耻骨联合上缘为 5 寸（直寸）；两乳头间距其距离为 8 寸（横寸）。

主治：遗精、阳痿、赤白带下、尿闭、疝气。

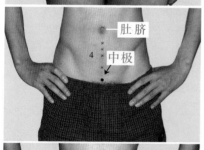

肚脐

4 中极

• 中极（Zhong Ji）CV 3
（膀胱经募穴）

肚脐下 4 寸（一至），对准耻骨联合上缘（二至）。

子宫穴（经外奇穴）：位于中极旁开 3 寸处。

主治：强壮要穴，遗尿、遗精、阳痿、月经不调、白带、尿闭、尿道炎。

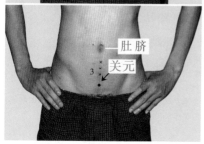

肚脐

3 关元

• 关元（Guan Yuan）CV 4
（小肠经募穴、为窥生死窍要穴）

肚脐下 3 寸（一至），对准耻骨联合上缘（二至）。

关元：为扁鹊长寿四穴（气海、关元、命门、中脘）之一。

注：民间所说的丹田，常指关元或气海。

主治：遗尿、小便不通、小便频数、遗精、痛经、闭经、带下、崩漏、疝气。

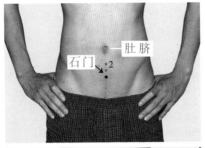

• 石门（Shi Men）CV 5
（三焦经募穴）

肚脐下2寸（一至），对准耻骨联合上缘（二至）。

古书记载：想要怀孕的妇女，禁用石门穴，但未说明其原因。

手指从肚脐往下直推，推至骨缘处，即为耻骨联合上缘。

主治：泄痢不止、不欲食、谷入不化、水肿、崩中漏下、闭经、伤寒阴证、阴囊上缩、气淋、血淋。

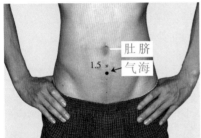

• 气海（Qi Hai）CV 6

肚脐下1.5寸（一至），对准耻骨联合上缘（二至）。

气海：为扁鹊长寿四穴（气海、关元、命门、中脘）之一。

腹部取穴的"分寸折量法"如：（下腹部）肚脐到耻骨联合上缘为5寸（直寸）；两乳头拉至腹部，其距离为8寸（横寸）。

主治：崩漏、赤白带下、月经不调、疝气、遗尿、绕脐腹痛、泄泻、便秘、下焦虚冷、水肿、上冲心腹。

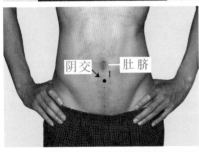

• 阴交（Yin Jiao）CV 7

肚脐下1寸（一至），对准耻骨联合上缘（二至）。

临床上"阴交"不常用，常被"气海"与"关元"代替。

主治：崩漏、带下、阴痒、疝气、产后出血、恶露不止、不得小便、脐周围冷痛、少腹冲心而痛。

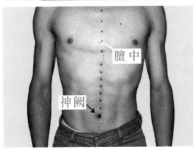

• 神阙（Shen Que）CV 8
（即肚脐）

肚脐最凹处（一至），对准膻中穴（二至）。

临床上"神阙"不常用，只用于"隔盐灸"，常被"气海"与"关元"代替。

主治：阴证伤寒、腹中虚冷、妇人血冷不受胎、肠鸣泄泻、小儿乳痢脱肛、水肿鼓胀。

正确找穴：至少要"二至"以上，"一至"指第一个标定点，"二至"指第二个标定点

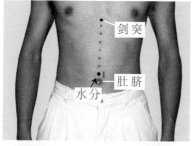

• 水分（Shui Fen）CV 9

肚脐上1寸（一至），对准剑突（二至）。

临床上水分常为腹部减肥的局部要穴之一。

（古书云，胖人多湿痰，湿痰常生于脾而贮于胃）。

腹部取穴的"分寸折量法"如：（上腹部）肚脐到剑突，为8寸（直寸）；两乳头拉至腹部，其距离为8寸（横寸）。

主治： 肠鸣泄泻、绕脐痛、小便不通、水肿鼓胀、气冲胸不得息。

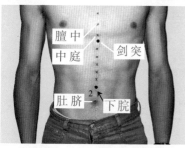

• 下脘（Xia Wan）CV 10

肚脐上2寸（一至），对准剑突（二至）。

下脘：为五柱穴之一。

五柱穴：巨阙、中脘、下脘、左梁门、右梁门。

主治： 六腑气寒、腹胀痛、肠鸣泄泻、完谷不化、呕吐、小便赤。

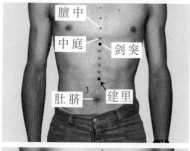

• 建里（Jian Li）CV 11

肚脐上3寸（一至），对准剑突（二至）。

临床上"建里"不常用，常被"中脘"代替。

腹部取穴的"分寸折量法"如（上腹部）肚脐到剑突，为8寸（直寸）；两乳头拉至腹部，其距离为8寸（横寸）。

主治： 胃痛、胃脘满、肠鸣腹胀、水肿、逆气而上、呕吐。

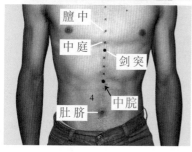

• 中脘（Zhong Wan）CV 12
（胃经募穴，八会穴之一：腑会中脘，回阳九针穴之一）

肚脐上4寸（一至），对准剑突（二至）。

用手指从肚脐往上直推，推至胸骨下缘处，即为剑突；往下推至耻骨，即为耻骨联合上缘。

中脘：为五柱穴之一，位于正中处。

主治： 一切胃病、伤饱食不化、心脾烦热疼痛、小儿癫痫、泄泻、痢疾、大便难、尿赤黄、急慢惊风。

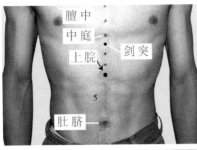

• **上脘**（Shang Wan）CV 13

肚脐上 5 寸（一至），对准剑突（二至）。

上脘：临床上"上脘"与"中脘"相距 1 寸，"中脘"与"下脘"相距 2 寸。所以"上脘"与"下脘"则相距 3 寸。

腹部取穴的"分寸折量法"如（上腹部）肚脐到剑突为 8 寸（直寸）；两乳头拉至腹部，其距离为 8 寸（横寸）。

主治：胃痛、反胃、呕吐、腹胀积聚、奔豚、黄疸、惊风不能食、癫证、心悸。

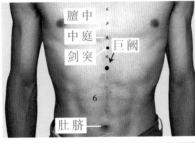

• **巨阙**（Ju Que）CV 14

   （心经募穴）

肚脐上 6 寸（一至），对准剑突（二至）。

巨阙为五柱穴（巨阙、中脘、下脘、左梁门、右梁门）之一。

主治：反胃、吞酸、呕吐、霍乱、胸闷、心痛、上气、咳逆、唾血、癫狂、惊悸、健忘。

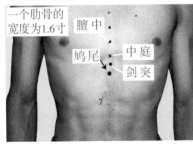

• **鸠尾**（Jiu Wei）CV 15

   （又名尾翳，络穴）

肚脐上 7 寸（一至），剑突下 5 分，对准剑突（二至）。

鸠尾穴：其下为胃，所以针刺时要谨慎。

主治：心惊悸、神气耗散、癫痫、发狂、心绞痛、热病小腹痛。

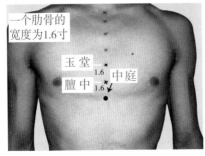

• **中庭**（Zhong Ting）CV 16

膻中下 1.6 寸（一至），对准肚脐（二至）。

中庭：属于任脉（位在胸部）。

内庭：属于胃经（位在足背）。

神庭：属于督脉（位在前头部）。

胸部取穴的"分寸折量法"如天突到膻中的距离为 8 寸（直寸）；两乳头的距离为 8 寸（横寸）；章门穴到环跳穴的距离为 9 寸（侧寸）。

主治：胸胁胀满、心痛、咽痛、饮食不下、呕吐、小儿吐乳汁、咽喉肿痛、梅核气。

正确找穴：至少要"二至"以上，"一至"指第一个标定点，"二至"指第二个标定点

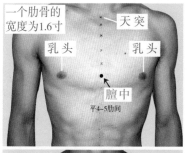

一个肋骨的宽度为1.6寸
天突
乳头　　乳头
膻中
平4～5肋间

• 膻中（Dan Zhong）CV 17
（八会穴之一：气会膻中）

两乳头之间的凹陷处（一至），对准天突（二至）。
膻中永远位在胸部与第4～5肋间相平齐处。
- 膻中为心包经的募穴。
- 心经的募穴则为巨阙。
- 膻中穴的针刺，非常安全，因其下有胸骨柄。

主治： 气滞、气虚、短气、痰喘咳嗽、呃逆、胸痛、肺痈吐血、产妇乳汁少、乳腺炎。

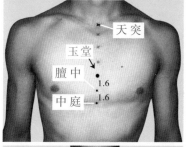

天突
玉堂
膻中　1.6
中庭　1.6

• 玉堂（Yu Tang）CV 18

膻中上1.6寸（一至），对准天突（二至）。
临床上"玉堂"不常用，常被"膻中"代替。
胸部取穴的"分寸折量法"如天突穴到膻中穴的距离为8寸（直寸）；两乳头的距离为8寸（横寸）；章门穴到环跳穴的距离为9寸（侧寸）。

主治： 咳逆喘满、呕吐烦心、胸部疼痛、喉痹咽肿、胸部带状疱疹。

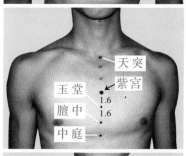

天突
紫宫
玉堂
膻中　1.6
中庭　1.6

• 紫宫（Zi Gong）CV 19

膻中上3.2寸（一至），对准天突（二至）。
临床上"紫宫"不常用，常被"膻中"代替。

主治： 胸胁支满、喉痹咽肿、咳逆上气、吐血烦心、饮食不下。

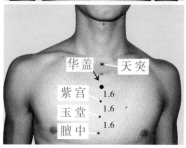

华盖　天突
紫宫　1.6
玉堂　1.6
膻中　1.6

• 华盖（Hua Gai）CV 20

膻中上4.8寸（一至），对准天突（二至）。
临床上"华盖"不常用，常被"膻中"代替。

主治： 咳逆喘急、哮喘、喉痹咽肿、胸胁满痛、水浆不入（即食不下之意）。

注：任脉在胸部的穴位，由天突→膻中，可用"天、璇、华、紫、玉、膻中"的口诀，比较好记忆，除天突与璇玑的距离为1寸外，其他穴与穴之距离皆为1.6寸。

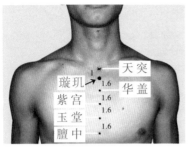

• 璇玑（Xuan Ji）CV 21

1. 膻中上 6.4 寸（一至），对准天突（二至）。

2. 天突下 1 寸（一至），对准膻中（二至）。

璇玑：临床上为三才穴（百会、璇玑、涌泉）之一。

胸部取穴的"分寸折量法"如天突穴到膻中穴的距离为 8 寸（直寸）；两乳头的距离为 8 寸（横寸）；章门穴到环跳穴的距离为 9 寸（侧寸）。

主治：咳逆上气、喘不能言、胸胁满痛、喉痹咽食不下。

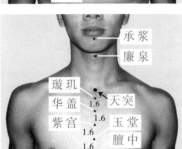

• 天突（Tian Tu）CV 22

胸骨柄上方之凹窝处（一至），对准廉泉（二至）。

天突：属任脉，位在前颈部正中行。

水突：属胃经，位在前颈部，离中行任脉 1.5 寸。

扶突：属大肠经，位在颈前部，离中行任脉 3 寸。

主治：咳嗽、哮喘、咽喉肿痛、扁桃腺炎、暴喑、梅核气、胸痛、噎膈。

注：古书记载天突到膻中的距离为 8 寸或 6.8 寸。

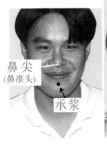
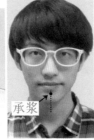

• 廉泉（Lian Quan）CV 23

喉结上方 3～4 分的凹陷处（一至），对准鼻尖（二至）。

上廉泉为经外奇穴，针刺时常比廉泉穴安全一些。

头脸与颈部找穴的"分寸折量法"如前发际正中到后发际正中为 12 寸（直寸）；两个头维穴的距离为 9 寸（9 等分）（横寸）。

主治：口舌生疮、咽喉肿痛、舌强不语、舌下肿痛、吞咽困难、流涎、暴喑、喉痹、咳嗽喘急。

• 承浆（Cheng Jiang）CV 24
（止穴、十三鬼穴之一）

颐（下巴）唇（下唇）沟中央的最凹处（一至），对准鼻尖（二至）。

承浆为任脉、督脉、大肠经与胃经等四条经的交会穴。

十三鬼穴在头脸部有五个：风府、上星、人中、承浆、颊车。

主治：口眼㖞斜、癫痫、口噤不开、口舌生疮、暴喑、牙痛龈肿、流涎、面浮、消渴、七疝、瘰聚。

备注：经脉的作用＝穴位的作用，任脉24穴的主治作用，同任脉循行路线的主治功能。

1. 根据任脉之循行地方与"经之所过，主治所在"的原则，以上穴位皆可主治：泌尿、生殖系统（膀胱、子宫、卵巢、输卵管）、消化系统（肝、胆、肠与胃）、胸部心肺疾病、喉咙、口腔牙齿的疾病及下巴、脸肿与眼眶等疾病（例如：黑斑、雀斑、面疱、眼睛干涩），因任脉的支脉，会"循面入目"。

2. 根据古人经验，禁针穴有35穴，禁灸穴有45穴。

3. 本经（任脉）之禁针穴有膻中、神阙、水分、会阴（此四穴为绝对禁针穴）、鸠尾（此穴为不可深针穴）、石门（此穴为妇女禁针穴）。

4. 本经（任脉）之禁灸穴有鸠尾。

5. 以上禁针穴与禁灸穴，在临床中，可作为参考用，不要拘泥不变。

6. 天突←→膻中的取穴，依"分寸折量法"，其直有有8寸或6.8寸两种版本，本书采用8寸（8等分），因为一个肋骨的宽度为1.6寸，6个穴位（共5个间距）的距离，刚好为8寸，但实际上只有7.4寸，因为书中天突与璇玑的距离为1寸，而非1.6寸，此点是有待深入探讨的地方。

回阳九针穴：

哑门劳宫三阴交，太溪涌泉中脘接，
环跳三里合谷并，此是回阳九针穴。

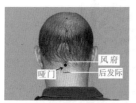

哑门（督脉）

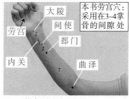

劳宫（心包经）

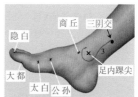

三阴交（脾经）

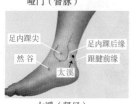

太溪（肾经）

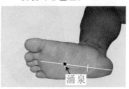

涌泉（肾经）

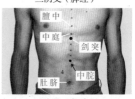

中脘（任脉）

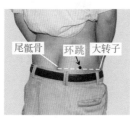

环跳（胆经）

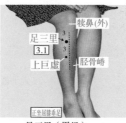

足三里（胃经）

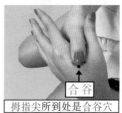

合谷（大肠经）

143

❑ 督脉：GV 1 ～ GV 28

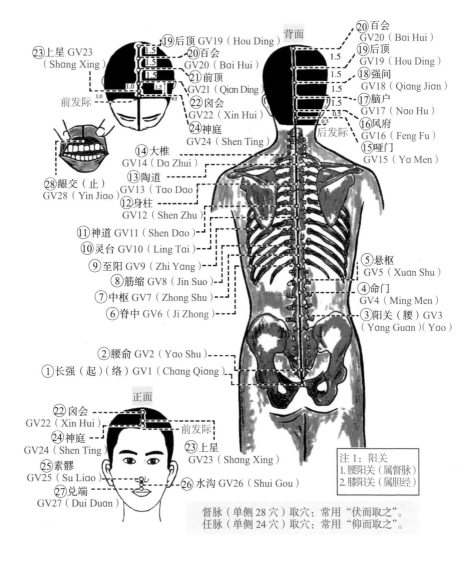

㉓上星 GV23（Shang Xing）

⑲后顶 GV19（Hou Ding）

⑳百会 GV20（Bai Hui）

㉑前顶 GV21（Qian Ding）

前发际

㉒囟会 GV22（Xin Hui）

㉔神庭 GV24（Shen Ting）

背面

⑳百会 GV20（Bai Hui）

⑲后顶 GV19（Hou Ding）

⑱强间 GV18（Qiang Jian）

⑰脑户 GV17（Nao Hu）

⑯风府 GV16（Feng Fu）

后发际

⑮哑门 GV15（Ya Men）

㉘龈交（止）GV28（Yin Jiao）

⑭大椎 GV14（Da Zhui）

⑬陶道 GV13（Tao Dao）

⑫身柱 GV12（Shen Zhu）

⑪神道 GV11（Shen Dao）

⑩灵台 GV10（Ling Tai）

⑨至阳 GV9（Zhi Yang）

⑧筋缩 GV8（Jin Suo）

⑦中枢 GV7（Zhong Shu）

⑥脊中 GV6（Ji Zhong）

⑤悬枢 GV5（Xuan Shu）

④命门 GV4（Ming Men）

③阳关（腰）GV3（Yang Guan）（Yao）

②腰俞 GV2（Yao Shu）

①长强（起）（络）GV1（Chang Qiang）

正面

㉒囟会 GV22（Xin Hui）

㉔神庭 GV24（Shen Ting）

㉕素髎 GV25（Su Liao）

㉗兑端 GV27（Dui Duan）

前发际

㉓上星 GV23（Shang Xing）

㉖水沟 GV26（Shui Gou）

注1：阳关
1.腰阳关（属督脉）
2.膝阳关（属胆经）

督脉（单侧28穴）取穴：常用"伏而取之"。
任脉（单侧24穴）取穴：常用"仰而取之"。

144

督脉经穴：

左为穴位图，右为穴位取法

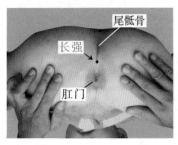

共 28 穴，穴位位于 "↖" 所指之处

循行方向：由长强至上龈

• 长强（Chang Qiang）GV 1
（起穴、络穴）

1. 肛门后缘与尾骶骨连线的中点处，是本穴。
2. 督脉的取穴法：常用 "伏而取之" 的体位，针尖要朝向脊椎，不然会扎到直肠。
3. 长强与会阴，一后一前，互相对应。

任脉与督脉在下列三处相通：会阴、龈交与承浆。亦可借着 "鸠尾"（任脉的络穴）与 "长强"（督脉的络穴）相通，因此按摩长强可打通任、督两脉。

主治：脱肛、腰脊疼痛、尾骶骨痛、房劳阴缩、大小便难。

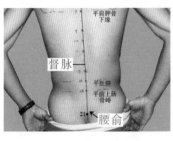

• 腰俞（Yao Shu）GV 2

1. 第 21 椎下（即第 4 骶椎下）（一至），与白环俞、秩边、下髎三穴同高处（二至）。
2. 古人称 "腰俞" 和 "三阴交" 为求子嗣要穴。

腰背部取穴的 "分寸折量法"，脊椎从 1 到 22 椎，凹陷有 21 个，叫 1 到 21 椎下，下 = 凹陷处（直寸：1—21 椎下），肩胛骨内侧最突出部分与脊椎的距离为 3 寸（横寸），用 "指寸法" 比较不准，因医师与病人的手大小不同。

主治：月经不调、腰脊强痛、痔疾、下肢痿痹。

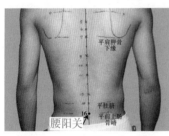

• 腰阳关（Yao Yang Guan）GV 3

1. 第 16 椎下（即第 4 腰椎下）（一至），与大肠俞、前上肠骨嵴（ASIS）同高处，是本穴（二至）。
2. 腰阳关治疗腰酸背痛，使腰挺直。
3. 361 穴中，有 2 个 "阳关" 穴，膝阳关属胆经，腰阳关则属督脉。

主治：腰骶疼痛、下肢痿痹、月经不调、赤白带下、遗精、阳痿。

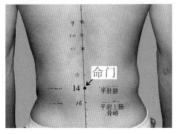

• 命门（Ming Men）GV 4

1. 在第 14 椎下（即第 2 腰椎下）（一至），与肚脐、肾俞、志室同高处（二至）。
2. 在此施行灸法或针的补法，功同八味地黄丸，可延缓衰老，治命门火衰。
3. 命门为扁鹊长寿四穴（气海、关元、命门、中脘）之一。

主治：脊强腰痛、阳痿、遗精、带下、泄泻、惊恐头眩。

正确找穴：至少要"二至"以上，"一至"指第一个标定点，"二至"指第二个标定点

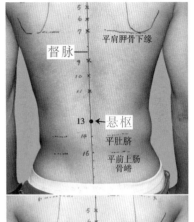

• 悬枢（Xuan Shu）GV 5

第 13 椎下（即第 1 腰椎下）（一至），与三焦俞、肓门同高处（二至）。

临床上"悬枢"不常用，常被命门穴取代。

腰背部取穴的"分寸折量法"，脊椎从 1 到 22 椎，凹陷有 21 个，叫 1 到 21 椎下，下 = 凹陷处（直寸：1—21 椎下）。

肩胛骨内侧最突出部分与脊椎的距离为 3 寸（横寸），用"指寸法"比较不准，因医师与病人的手大小不同。

主治：完谷不化、腰脊强痛、腹中积气上下疼痛、腹胀、腹痛、腹泻、痢疾。

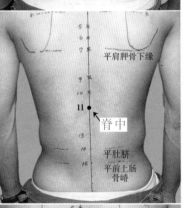

• 脊中（Ji Zhong）GV 6

第 11 椎下（即第 11 胸椎下）（一至），与脾俞、意舍同高处（二至）。

临床上"脊中"不常用，常被命门穴取代。

腰背部取穴的"分寸折量法"，脊椎从 1 到 22 椎，凹陷有 21 个，叫 1 到 21 椎下，下 = 凹陷处（直寸：1—21 椎下）。

肩胛骨内侧最突出部分与脊椎的距离为 3 寸（横寸），用"指寸法"比较不准，因医师与病人的手大小不同。

主治：黄疸、泄泻、痫证、脱肛、腰脊强痛。

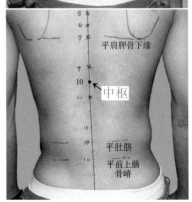

• 中枢（Zhong Shu）GV 7

第 10 椎下（即第 10 胸椎下）（一至），与胆俞、阳纲同高处（二至）。

临床上"中枢"不常用，常被命门穴取代。

《针灸大成》359 穴中，没有中枢穴（督脉），但《刺灸心法》357 穴中，则有中枢穴（督脉）。

主治：胃脘痛、腹满、腰痛、脊强、视物不清、四肢寒热。

正确找穴：至少要"二至"以上，"一至"指第一个标定点，"二至"指第二个标定点

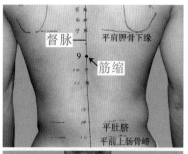

• 筋缩（Jin Suo）GV 8

第9椎下（即第9胸椎下）（一至），与肝俞、魂门同高处（二至）。

腰背部取穴的"分寸折量法"，脊椎从1到22椎，凹陷有21个，叫1到21椎下，下＝凹陷处（直寸：1—21椎下）。

肩胛骨内侧最突出部分与脊椎的距离为3寸（横寸），用"指寸法"比较不准，因医师与病人的手大小不同。

主治：痫证、惊狂、脊强、胃痛、眼睛无神。

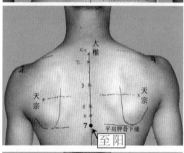

• 至阳（Zhi Yang）GV 9

1.第7椎下（即第7胸椎下）（一至），与膈俞、膈关、肩胛骨下缘同高处（二至）。

2.至阳为肝胆疾病引发的黄疸、胁肋痛、食不下等病之特效穴。

主治：咳嗽、气喘、黄疸、胸背痛、腰脊强痛、胃中寒不食。

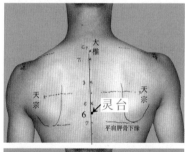

• 灵台（Ling Tai）GV 10

第6胸椎棘突下（一至），与督俞、譩譆同高处（二至）。

灵台与身柱，都是发表与解毒的要穴。

腰背部取穴的"分寸折量法"，脊椎从1到22椎，凹陷有21个，叫1到21椎下，下＝凹陷处（直寸：1—21椎下）。

肩胛骨内侧最突出部分与脊椎的距离为3寸（横寸），用"指寸法"比较不准，因医师与病人的手大小不同。

主治：咳嗽、气喘、背痛项强、疔疮。

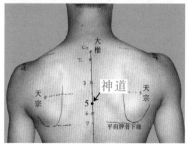

• 神道（Shen Dao）GV 11

第5胸椎棘突下（一至），与心俞、神堂同高处（二至）。

腰背部取穴的"分寸折量法"，脊椎从1到22椎，凹陷有21个，叫1到21椎下，下＝凹陷处（直寸：1—21椎下）。

肩胛骨内侧最突出部分与脊椎的距离为3寸（横寸），用"指寸法"比较不准，因医师与病人的手大小不同。

主治：健忘、咳嗽、咬合不良、口张不合、心痛、背脊强痛。

正确找穴：至少要"二至"以上，"一至"指第一个标定点，"二至"指第二个标定点

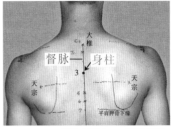

• 身柱（Shen Zhu）GV 12

第3胸椎棘突下（一至），与肺俞、魄户同高处（二至）。

古人：常把"身柱"与"大椎"作为治疗小儿咳喘的"名灸要穴"。

腰背部取穴的"分寸折量法"，脊椎从1到22椎，凹陷有21个，叫1到21椎下，下＝凹陷处（直寸：1—21椎下）。

主治：咳嗽、气喘、痫证、妄言妄语、腰脊强痛、疔疮

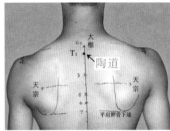

• 陶道（Tao Dao）GV 13

第1胸椎棘突下（一至），与大杼、肩外俞同高处（二至）。

肩胛骨内侧最突出部分与脊椎的距离为3寸（横寸）。

点头依靠的关节是第1颈椎与枕骨的寰枕关节，摇头主要依靠的关节是第1颈椎与第2颈椎的寰枢关节。

用"指寸法"比较不准，因医师与病人的手大小不同。

主治：脊强、头痛、头重目眩、疟疾、烦满汗不出、热病、落枕等。

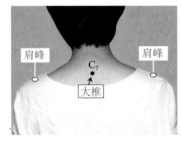

• 大椎（Da Zhui）GV 14

1. 第7颈椎棘突下（一至），与肩峰平齐处（二至），两肩峰连线的中点（一至），两骨之凹陷处（二至）。

2. 大椎到后发际之间，无督脉的穴位。

3. "大椎"是督脉与六条阳经等共七条经脉的交会穴。

腰背部取穴的"分寸折量法"，脊椎从1到22椎，凹陷有21个，叫1到21椎下，下＝凹陷处（直寸：1—21椎下）。

主治：热病、骨蒸潮热、咳嗽、气喘、项强、脊背强急。

• 哑门（Ya Men）GV 15

（回阳九针穴之一）

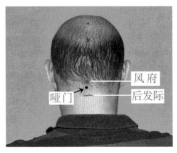

1. 后发际正中，直上0.5寸（5分）（一至），其肌肉的凹陷处（二至），哑门与风府两穴相距0.5寸。

2. 临床观察发现：哑门与风府是最危险穴位之一。

头脸与颈部找穴的"分寸折量法"如前发际正中到后发际正中为12寸（直寸）；两个头维穴的距离为9寸（9等分）（横寸）。

秃头的人，以印堂穴直上3寸（4横指）画一条线当作前发际；以大椎穴直上3寸（4横指）画一条线当作后发际。

主治：癫证、痫证、中风舌强不语、鼻衄、过敏性鼻炎、落枕。

正确找穴：至少要"二至"以上，"一至"指第一个标定点，"二至"指第二个标定点

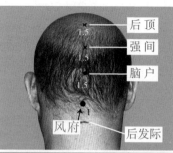

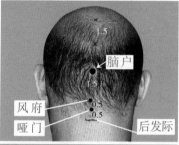

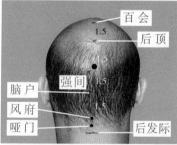

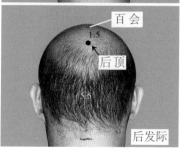

• 风府（Feng Fu）GV 16
（十三鬼穴之一）

1.后发际正中，直上1寸（一至），枕骨的下缘（二至）。

2.临床上，"风府"是督脉最危险的穴位之一。

风府的里面是延脑与小脑，针刺要浅刺与慎针。

头脸与颈部找穴的"分寸折量法"如前发际正中到后发际正中为12寸（直寸）；两个头维穴的距离为9寸（9等分）（横寸）。

主治：头痛、项强、目眩、咽喉肿痛、中风不语、半身不遂。

• 脑户（Nao Hu）GV 17

后发际正中，直上2.5寸（一至），枕骨的凹陷处（二至）。

临床上：针刺哑门与风府比脑户更危险，（因脑户下面为枕骨，非常安全）。

古书云：刺头部，中"脑户穴"立死，故要慎针。

秃头的人，以印堂穴直上3寸（横指）画一条线当作前发际；以大椎穴直上3寸（4横指）画一条线当作后发际。

主治：癫痫、头晕、后头痛、目不明、舌本体出血。

• 强间（Qiang Jian）GV 18

1.后发际正中，直上4寸（一至），对准百会的凹陷处（二至）。

2.百会往后下3寸（一至），对准后发际正中处（二至）。

头脸与颈部找穴的"分寸折量法"如前发际正中到后发际正中为12寸（直寸），两个头维穴的距离为9寸（9等分）（横寸）。

主治：癫狂、头痛、项强、呕吐涎沫。

• 后顶（Hou Ding）GV 19

1.后发际正中，直上5.5寸（一至），对准百会的凹陷处（二至）。

2.百会往后下1.5寸（一至），对准后发际正中处（二至）。

秃头的人，以印堂穴直上3寸（4横指）画一条线当作前发际；以大椎穴直上3寸（4横指）画一条线当作后发际。

主治：癫狂、痫证、头痛眩晕、额颅上偏头痛。

正确找穴：至少要"二至"以上，"一至"指第一个标定点，"二至"指第二个标定点

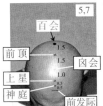
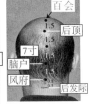

• 百会（Bai Hui）GV 20

（又名"三阳五会"，为6条阳经、督脉与肝经共8条经脉的交会穴）

离前发际5寸（一至），后发际7寸处（二至）。

百会：临床上三才穴（百会、璇玑、涌泉）之一。

百会其他的取穴法（但都不是很正确）：①鼻尖画一直线，两耳尖画一横线，其交会处是百会；②两拇指各放在左右耳尖上，其中指往中线（督脉）相伸展，其交会处是百会穴。

主治：癫狂、中风半身不遂、耳鸣、鼻塞、头痛、眩晕。

• 前顶（Qian Ding）GV 21

百会往前1.5寸（一至），对准前发际正中（二至）。

前发际正中，直上3.5寸（一至），对准百会（二至）。

秃头的人，以印堂穴直上3寸（4横指）画一条线当作前发际；以大椎穴直上3寸（4横指）画一条线当作后发际。

主治：痫证、头晕、目眩、头顶痛、鼻渊、小儿惊风。

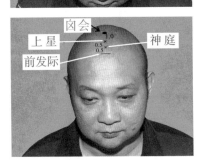

• 囟会（Xin Hui）GV 22

前发际正中，直上2寸（一至），对准百会处（二至）。

"囟会"穴是穴位名，"囟门"则为解剖的名称。

小儿前囟15～18个月闭合，后囟则在出生3个月闭合。所以古书云，小孩7岁以下不要针刺头部（实为2岁以下）。

主治：头痛、目眩、鼻渊、惊痫。

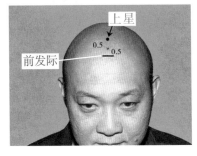

• 上星（Shang Xing）GV 23

（十三鬼穴之一）

1. 前发际正中直上1寸（一至），对准百会处（二至），发际正中，直上1寸则为风府。

2. 上星：为治疗慢性鼻炎、癫痫的局部要穴之一。

秃头的人，以印堂穴直上3寸（4横指）画一条线当作前发际；以大椎穴直上3寸（4横指）画一条线当作后发际。

主治：头痛、目痛、鼻渊、鼻衄、癫狂。

正确找穴：至少要"二至"以上，"一至"指第一个标定点，"二至"指第二个标定点

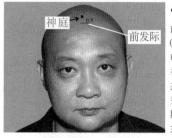

• 神庭（Shen Ting）GV 24

前发际正中，直上 5 分（即 0.5 寸）（一至），对准百会处（二至）。

临床上常用靳三针（智三针），即本神、神庭（督脉）、本神（胆经），来治疗脑中风后遗症、失智症、脑性麻痹与巴杰森病。

秃头的人，以印堂穴直上 3 寸（4 横指）画一条线当作前发际；以大椎穴直上 3 寸（4 横指）画一条线当作后发际。

主治：痫证、惊悸、头痛、眩晕、鼻渊、失眠。

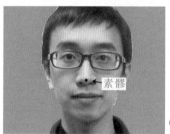

• 素髎（Su Liao）GV 25

鼻准头（鼻尖）的凹陷处（依自然标志取穴）（即按鼻尖，两片软骨的凹陷处）。

素髎对左右鼻孔同时鼻塞的效果不错（因病在旁，可取之中）。左鼻孔鼻塞，常用右合谷、左迎香；而右鼻孔鼻塞，则用左合谷、右迎香。

头脸与颈部找穴的"分寸折量法"，前发际正中到后发际正中为 12 寸（直寸）；两个头维穴的距离为 9 寸（9 等分）（横寸）。

主治：昏厥、鼻塞、鼻衄、酒渣鼻、喘息多涕。

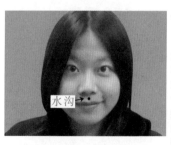

• 水沟（Shui Gou）GV 26
（又名人中）（十三鬼穴之一）

1. 鼻下沟（一至），上 1/3 的凹陷处（二至），与口禾髎穴相平齐，两穴相距 5 分。

2. 人中治疗功最高（人中治疗癫痫，古代认为有显著效果）。十三鬼穴在头脸部有 5 个：风府、上星、人中、承浆、颊车。

主治：癫狂、痫证、昏迷、小儿惊风、口眼㖞斜、腰脊强痛（人中是督脉、大肠经与胃经三条经络的交会穴）。

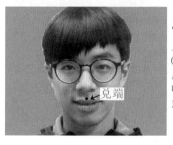

• 兑端（Dui Duan）GV 27

上唇尖端，为皮肤与黏膜的交界处（一至），对准鼻尖（二至）。

皮肤与黏膜交界处的穴位，扎针会比较痛，所以对鼻子、嘴唇与牙齿的疾病，兑端穴常被水沟和承浆取代。

主治：癫痫吐沫、黄疸、口疮、溺赤、尿黄、㖞唇疱疹。

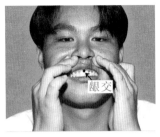

● 龈交（Yin Jiao）GV 28

（止穴，督脉、任脉与胃经的交会穴）

位置：在上唇系带下方的凹陷，即门牙上方的牙龈上约3分凹陷处。

龈交放血：可治疗牙周病、口臭、胃火旺、痔疮出血、月经崩漏、流鼻血等各种出血之症。有类似"清胃散"清胃火之效果，为十四经中，最后一条督脉的最后一个穴。

头脸与颈部找穴的"分寸折量法"：前发际正中到后发际正中为12寸（直寸）；两个头维穴的距离为9寸（9等分）（横寸）。

主治：急性腰扭伤、鼻息肉、牙周病、精神病。

备注：经脉的作用＝穴位的作用，督脉28穴的主治作用，同督脉循行路线的主治功能。

1. 根据督脉之循行地方与"经之所过，主治所在"的原则，以上穴位皆可主治痔疮、脱肛、便秘、尾椎骨挫伤或骨折、脊椎的疾病（压迫性骨折、侧弯、僵直性关节炎、退化性关节炎）、颈椎的疾病（颈椎压迫症候群）、颈肌的疾病（落枕）、脑部病变（癫痫、后头痛、头顶痛、前头痛）、鼻子的疾病（鼻炎、鼻窦炎）、上唇的疾病（带状疱疹、单纯疱疹、嘴唇色素增生）、三叉神经痛与颜面神经麻痹与牙龈的疾病等（因督脉循行，会经过上唇系带与上牙龈）。

2. 根据古人经验，禁针穴有35穴，禁灸穴有45穴。

3. 本经（督脉）之禁针穴有神庭、脑户、神道、灵台（此四穴为绝对禁针穴）、囟会（此穴为小儿禁针穴）。

4. 本经（督脉）之禁灸穴有哑门、风府、素髎、脊中四个穴。

5. 以上禁针穴与禁灸穴，在临床中，可作为参考用，不要拘泥不变。

6. 哑门同"痖门"，两种皆可通用。

7. 针灸治疗、中医药治病与民俗调理等，均是保健与治病的好方法，皆是以"经络学说"为主要的理论架构，所以古典医学名《黄帝内经》常言："经络者，可决死生、调虚实，处百病，不可不通"，而临床经验也是，经络是保健与治病的捷径，而执行的落点，则是在穴位上；因此14条经络与其上的361个穴位，对人体的保健与治病是非常重要的。

8. 本书的编写与WHO(世界卫生组织)所公布的14条经络与其上的361穴位，95%以上约略相同，只有一些不同，例如"荥穴"的位置，WHO规定在指（趾）缝的远心端，而本书则本着"离穴不离经"的立场，建议"荥穴"位在指（趾）缝的近心端，会比较干净，也比较好扎针，且临床效果与远心端的荥穴是约略相同的。

9. 另外，任脉由天突穴到膻中穴的距离为6.8寸或8.0寸皆可，但以8.0寸最恰当（每一个肋骨的宽度约1.6寸，6个穴位5个距离刚好是8寸，好记又好找），此点尚请读者注意之。

10. 十二条经络的"荥穴"：鱼际、二间、内庭、大都、少府、前谷、通谷、然谷、劳宫、液门、侠溪、行间。WHO规定在指（趾）缝的远心端，而本书则本着"离穴不离经"的立场，建议"荥穴"位在指（趾）缝的近心端。

第4章 临床常用70多个经外奇穴的清晰图片与简易取穴法

一、头颈部经外奇穴（23穴）各论

穴名与英文编号	取穴方法与临床应用
四神聪 Sishencong 	**四神聪 EX-HN 1** 1. 头顶正中线，离前发际5寸，离后发际7寸处为百会穴（督脉），百会穴的前1寸（即离前发际4寸），后1寸（即离后发际6寸）左1寸与右1寸共4个穴，叫四神聪 2. 在百会穴前后左右各相去1寸处取之 ● 针刺深度：横刺2～3分；灸3壮（虚者才灸） **主治：**中风、头风目眩、头痛、精神病、癫痫、失眠、健忘、耳聋
当阳 Dangyang 	**当阳 EX-HN 2** 1. 在胆经路线上，临泣穴上5分，与上星穴（督脉）相平者 2. 正视，瞳孔上人前发际1寸处取之 ● 针刺深度：横刺2～8分；灸3壮 **主治：**头风目眩、眼痛、目赤肿痛及其他眼疾、感冒、鼻塞、卒不认人
印堂 Yintang 	**印堂 EX-HN 3** **（又名曲眉）** 1. 在督脉路线上，两眉间正中点处 2. 两眉连线中点凹陷处、对准鼻尖处取之 ● 针刺深度：斜刺或横刺3～5分；灸3～5壮 ● 针刺时针尖朝向病灶 **主治：**久年头痛、眩晕、鼻渊、鼻塞、鼻衄、头颈部之疔疮、三叉神经痛、眼疾、两眉角疼痛、小儿急慢性惊风、惊搐、重舌、经漏、产后血晕、子痫、失眠、高血压、呕吐
鱼腰 Yuyao 	**鱼腰 EX-HN 4** 1. 眉弓中心凹陷处，阳白穴下1寸 2. 眉毛中间，瞳孔直上处取之 ● 针刺深度：向攒竹或丝竹空横刺1～3分 ● 为禁灸穴之一 **主治：**前额痛、眉棱骨痛、眼睑瞤动、眼睑下垂、近视、结膜炎、眼睑缘炎、眼生翳膜、面神经麻痹

穴名与英文编号	取穴方法与临床应用
太阳 Taiyang 	**太阳 EX–HN 5** （又名前关） 1.位于丝竹空穴与瞳子髎穴连线中点外方，约1横指处（1寸） 2.眉梢与目外眦之间，向后约1寸凹陷处取之 ● 针刺深度：直刺3～5分。为禁灸穴之一 **主治**：头痛、烂弦、风牵㖞斜、口眼㖞斜、头风目眩、目赤肿痛、目涩、眼皮生珠、视神经萎缩、视网膜出血、牙痛、三叉神经痛、面痛、面神经麻痹、神经衰弱
耳尖 Erjian 	**耳尖 EX–HN 6** （又名耳涌） 1.折耳向前，耳郭上方的尖端处 2.折耳向前，上耳翼尖处取之 ● 针刺深度：斜刺或横刺1分；放血3～5滴；灸3～5壮 **主治**：头痛、咽喉肿痛、高热、目赤肿痛、眼生翳膜、沙眼、急性结膜炎、锁口疗、吊角疗
球后 Qiuhou 	**球后 EX–HN 7** 1.眼下缘外侧1/4与内侧3/4之交界处 2.平视，眶下缘与眼球间外1/4处取之 ● 针刺深度：斜刺3～5分，不可大幅提插及捻转；不灸疗，以避免烫伤眼球 **主治**：近视、青光眼、白内障早期、视神经炎、视神经萎缩、视网膜色素变性
上迎香 Shangying xiang 	**上迎香 EX–HN 8** （又名鼻通） 1.鼻背上，鼻翼软骨与鼻骨的交界处 2.鼻背侧，鼻唇沟上端尽处取之 ● 许多专家又说上迎香又名鼻通 ● 针刺深度：沿鼻唇沟向上或向下斜刺或横刺3～8分 **主治**：烂眩火眼、久流冷泪、头额痛、过敏性鼻炎、鼻息肉、萎缩性鼻炎、鼻窦炎、肥厚性鼻炎、伤风鼻塞

穴名与英文编号	取穴方法与临床应用
内迎香 Neiyingxiang 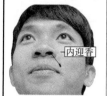	**内迎香 EX–HN 9** 1. 鼻孔内后上部之黏膜上 2. 鼻孔内后上方与鼻翼软骨相对的鼻黏膜处取之 ● 针刺深度：斜刺 1～2 分；点刺放血；不宜灸 **主治**：热病、中恶、猝死、喉痹、鼻病、头剧痛、目赤热暴痛
聚泉 Juquan 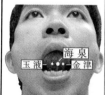	**聚泉 EX–HN 10** 1. 舌背正中缝之中点处 2. 张口伸舌，舌面正中缝的中点处取之 ● 针刺深度：直刺或斜刺 1～2 分出血，或斜刺 8 分 **主治**：舌强、舌肌麻痹、舌苔厚腻、哮喘、咳嗽、消渴
海泉 Haiquan 	**海泉 EX–HN 11** 1. 舌头下，舌系带的中点 2. 舌头上卷，舌系带中点，金津、玉液两穴中点处取之 ● 针刺深度：三棱针刺 1～2 分 ● 针刺时针尖向后下方 ● 不宜灸 **主治**：呃逆、呕吐、重舌胀痛、热极难言、喉痹、消渴、腹泻
金津 Jinjin (L) 玉液 Yuye (R) 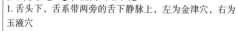	**金津（左边）EX–HN 12** **玉液（右边）EX–HN 13** 1. 舌头下，舌系带两旁的舌下静脉上，左为金津穴，右为玉液穴 2. 舌头上卷，舌系带旁之静脉上取之，左为金津穴，右为玉液穴 ● 针刺深度为：三棱针刺 2～3 分 ● 针刺时针尖向后下方 ● 不宜灸 **主治**：喉痹、扁桃体炎、舌卒肿、舌炎、口疮、失语症、消渴、呕吐、腹泻、中暑、绞肠痧、月经不调、痛经、黄疸

穴名与英文编号	取穴方法与临床应用
翳明 Yiming 	**翳明 EX-HN 14** 1. 头部，颞骨乳突之高骨下缘，即胸锁乳突肌之停止部 2. 翳风穴后1寸，正当耳后乳突高骨之下缘处取之 • 针刺深度：向耳后方斜刺5～8分；灸3～5壮 **主治**：头痛、眩晕、耳鸣、白内障早期、视神经萎缩、青少年近视、老年远视、夜盲症、失眠
颈百劳 Bailao 	**颈百劳 EX-N 15** （又名百劳） 1. 后发际下1寸，正中线左右各旁开1寸处 2. 大椎穴直上2寸，左右各旁开1寸处取之 • 针刺深度：直刺或斜刺4～8分；灸7壮 **主治**：肺系疾病、咳喘（咳嗽、哮喘、百日咳）、自汗盗汗、骨蒸潮热、颈项强痛、落枕、妇人产后浑身疼痛、瘰疬
安眠 1Anmian-1 	**安眠 1 EX-N 16** （位置在发际外） 1. 头部，颞骨乳突之高骨下缘前5分凹陷处（在发际外） 2. 翳风穴与翳明穴联机的中点处取之 • 针刺深度：直刺或斜刺0.5～1寸 **主治**：高血压、精神病、神经衰弱、头痛、眩晕、失眠、心悸、耳鸣、噫病
安眠 2Anmian-2 	**安眠 2 EX-N 17** （位置在发际边缘或发际内） 1. 项部肌肉隆起外缘的凹陷，与颞骨乳突下缘连线的中点（在发际内） 2. 风池穴与翳明穴连线的中点处取之 • 针刺深度：直刺或斜刺3～5分 **主治**：高血压、失眠、烦躁不安、精神分裂症、癫痫、心悸、头痛、眼病、噫病

穴名与英文编号	取穴方法与临床应用
兴奋 Xingfen 	**兴奋 EX-N 18** 1.头部，颞骨乳突后缘上 5 分处 2.安眠 2，斜上 5 分处取之 ● 针刺深度：直刺或斜刺 1～1.5 分；灸 3～5 壮 **主治**：心脏骤停、肢体乏力、药物中毒引起的音哑嗜睡
机关 Jiguan 	**机关 EX-N 19** 1.下颌结节上方凹陷中 2.耳下 8 分（颊车穴）在其微前上取之 ● 针刺深度：直刺或斜刺 3～5 分；灸 3～7 壮 **主治**：卒中风、口噤不语、口僻、风牙痛
发际 Faji 	**发际 EX-N 20** 1.在经路线上，本神穴下 5 分发际处 2.前发际正中点，两侧各 3 寸处取之 ● 针刺深度：直刺或斜刺 2 分；灸 3 壮 **主治**：头风、头痛、头眩晕、中风不语、颧骨疔疮、小儿惊痫
颈臂 Jingbi 	**颈臂 EX-N 21** 1.缺盆穴与气舍穴之连线中点 2.转头向对侧，胸锁乳突肌之锁骨头外缘，当锁骨上 1 寸处取之 ● 针刺深度：斜刺 3～5 分 **主治**：肩臂手指疼痛或麻木、上肢痿软、瘫痪、痹痛

穴名与英文编号	取穴方法与临床应用
上廉泉 ShangLian-Quan 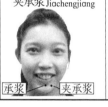 上廉泉	**上廉泉 EX-N 22** 拇指指腹横纹中点对准下巴正中，拇指往前压，拇指指尖所到处，就是上廉泉 ● 针刺深度：斜刺 5 分～1 寸（针刺方向要对准鼻尖，才不会扎到气管与食管） **主治**：咳嗽、声音沙哑、喉咙痛、舌头溃烂、胸闷与脑中风后的言语困难
夹承浆 Jiachengjiang 承浆 夹承浆	**夹承浆 EX-N 23** 位于承浆（任脉）左右旁开 1 寸处 ● 针刺深度：直刺或斜刺 3～5 分 **主治**：口角歪斜、牙齿痛、鼻塞、流鼻水、脸颊无力、黑斑、雀斑、面疱、胸闷、心悸。（夹承浆与承浆两穴可互为替换针刺，以避免肌肉纤维化）

备注

1. 由于头部的肌肉比较少，且头颅乃由数块头骨所结合而成。且皆有细缝，为了安全起见，不宜直刺，一般以短针横刺较佳，若针感不足时，则可改变角度与深度来加强之，如针深 3 分者可改为 5 分、横刺者可改为微斜刺，如此则可同时兼顾安全与疗效。而头部的针感往往为酸、胀、痛的混合，故有些病人可加以强刺激，如中风病患。而有些病患则不宜，如紧张性的病患、虚弱体质的病患等。又头部的消毒不易，但仍须保持针刺部位的清洁以避免发炎及医疗纠纷。此外，扎针时的疼痛多半来自毛孔及血管，故扎针时，要尽量避开此二者，以减少病患扎针时的不适。

2. 根据古人的经验，头、颈部的扎针，属于重要的危险区域，故其穴位要比躯干及四肢少得多，躯干部的穴位有 147 个最多，四肢的穴位有 141 个，而头部则仅有 73 个为最少者，其中，颈部的穴位又比头部更少。一般而言，颈部的扎针以短针、横刺、用挟持押手法与不留针为原则，用以避免伤及气管及大的血管，因为不留针，亦可防止病患移动时造成的伤害。

3. 经外奇穴的主治，于头部正中者属于督脉，督脉旁开 1.5 寸者为膀胱经，发际以上、膀胱经以外的部位属于胆经，故头部的经外奇穴于临床主治，除了古人及上表所述外，亦包含督脉、胆经及膀胱经的临床主治，甚至包括肝经，因为肝与胆经为表里经，又和督脉相交会于头顶。

4. 经外奇穴虽不属于十四经络上的穴位，但其皆位于十四经络的循行路线上或在其附近处，故亦有十四经络的临床主治效果，如上星（属于督脉）可治疗鼻病，若疗效不佳时，则可选用经外奇穴印堂（位于督脉循行路线上），因其较上星更接近鼻部。

5. 四神聪分别位于百会穴的前后左右各1寸处，临证时可四者同时选用，但通常以两个为一对以交替使用，如此可避免扎针次数过多所引起的发炎、肌肉纤维化及遗留针感。而百会前后左右旁开1寸5分处，则分别为：前顶、后顶及左右两个通天穴（膀胱经）。

6. 鱼腰穴虽为禁灸穴，但对于某些疾病，如颜面神经麻痹、眉毛一高一低、眼睛视力不良者，仍可灸之，但最好以红外线代替之，以免烫伤脸部或眼球。一般而言，脸部少用灸法，若要使用时，最好要小心，以防烫伤发生。

7. 眼部疾病一般以胆经的上关穴治疗之，但上关穴于扎针时容易血肿，故可用太阳穴代替或两者交替使用以增加安全性。

8. 耳尖穴于临床上，对于高热有显著的疗效，发热病患往往于此穴位处出现深红色，基于穴位为疾病的反应点及治疗点的理论，故耳尖穴位于临床上有明显的退热作用。治疗发热病患时，若用少商、商阳、关冲放血后仍未改善时，则可选用耳尖穴以加强疗效。

9. 金津、玉液两穴一般用于舌头转不灵活的病患，如中风后遗症的病患。此穴于临床扎针时并不方便，故医者可用纱布拉出病患的舌头、消毒之后，再行针法，并且不留针，以防止病患牵动舌头部肌肉造成伤害。

10. 安眠1与安眠2的位置，一于发际外（安眠1），一于发际内（安眠2）。

11. 头脸部为诸阳之会，一般虚证时，可于此处使用灸法，但须注意壮数及火力的大小，以避免发生烫伤，实证病患头脸部则不宜灸疗。

二、胸腹部经外奇穴（7穴）各论

穴名与英文编号	取穴方法与临床应用
子宫 Zigong 任脉 子宫　子宫 中极	**子宫 EX-CA 1** （又名侠玉泉） 1. 脐下4寸，正中线两侧旁开3寸处 2. 脐下4寸，即中极穴两侧旁开3寸处取之 ● 直刺或斜刺0.5～1寸；灸3～7壮 **主治**：妇人胞下垂注阴下脱、妇淋、血崩、月经不调、膨胀虚肿、不孕、子宫血肿、子宫内膜炎。骨盆腔炎、膀胱炎、肠疝痛、阑尾炎、睾丸炎
脐旁 Qipang 脐旁	**脐旁 EX-CA 2** 以病人嘴角之长度，做一正三角形，其上方点置于脐心，则其下两顶点即为此穴 ● 灸5～7壮 **主治**：绕脐疼痛、奔豚气绕脐上冲、疝气坠胀、冷疝、腹部疾病、不孕症、心痛
胁堂 Xietang 胁堂　2寸	**胁堂 EX-CA 3** 腋窝下2寸，两肋骨凹陷处取之 ● 针刺深度：横刺3～4分；灸3～5壮 **主治**：噫哕喘逆、吐血、唾血、胸胁支满、目黄

穴名与英文编号	取穴方法与临床应用
肓募 Huangmu	**肓募 EX–CA 4** **（又名舒积、胃募）** 1.第8肋季弓下，约1横指处 2.乳中穴直下，即期门穴（6～7肋间）下1寸处取之 ● 灸7～15壮 **主治：** 结气囊裹、针药所不及者、腹中积块疼痛、黄疸、萎黄病、病后极度衰弱
胞门 Baomen 子户 Zihu 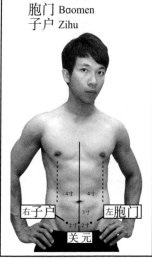	**胞门（左边）EX–CA 5** **子户（右边）EX–CA 6** 1.和胃经的水道穴同位，左为胞门穴，右为子户穴 2.脐直下3寸为关元，左右旁开2寸处取之（左为胞门，右为子户） ● 针刺深度：直刺或斜刺1寸；灸15～50壮 **主治：** 妇人不孕、难产、堕胎腹痛、胎漏见赤、胞衣不出、胎死腹中、腹中积聚

穴名与英文编号	取穴方法与临床应用
三角灸 Sanjiaojiu 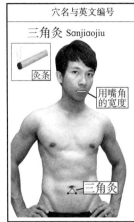 灸条 用嘴角的宽度 △三角灸	**三角灸 EX-CA 7** 用嘴角的宽度在肚脐做一个正三角形，其顶点就是肚脐 ● 灸疗壮数：灸 7～15 壮（少用针刺，多用灸疗） **主治：**①肚脐周围的病（例如小肠炎、拉肚子、肚脐周围痛）；②疝气（古人没有开刀的项目，掉到阴囊的东西，以小肠居多，而小肠的生理位置在肚脐周围，所以在肚脐周围做三角灸，可以有提升小肠的作用，并能缓解阴囊和鼠蹊部位的不舒服）；③调理任脉，对人体有补气血的作用

备注

1. 一般而言，胸部的经外奇穴扎针以短针，横刺与挟持押手法为主，且勿针上拔罐以免针身深陷而伤及内脏。而腹部由于肌肉较多，因此扎针时较胸部来得安全，而采用短针斜刺。因为此二处易伤及内脏，故扎针时应注意针的角度及深度，尽量少用直刺，古人云："刺中心一日死"，即为了提醒后人刺中内脏时所造成的伤害，不可不慎。

2. 腹部的经外奇穴虽然数量不多，但其主治病症除了上表所述以外，尚包括任脉、肾经、胃经、脾经及肝经，因为腹部正中为任脉，旁开 5 分处为肾经，旁开 2 寸处为胃经，旁开 4 寸处为脾经，4 寸以外至侧腹内面则为肝经，因为腹部的经外奇穴皆位于此 5 条正经的循行路线上或其附近处，故有此疗效。

3. 胸部的经外奇穴虽然数量也不多，但其主治病症除了上表所述之外，尚包括正中的任脉、旁开 4 寸的胃经、旁开 6 寸的脾经与胆经、心包经、肺经及心经等，因为胸部之经外奇穴皆位于以上正经的循行路线上或其附近处，故有此疗效。

三．背部经外奇穴（15 穴）各论

穴名与英文编号	取穴方法与临床应用
定喘 Dingchuan 	**定喘 EX-B1** 1. 颈后第 7 颈椎与第 1 胸椎之间，左右各旁开 5 分处 2. 督脉大椎穴左右旁开 5 分处取之 ● 针刺深度：斜刺 0.5～1 寸；灸 3～7 壮 **主治**：哮喘、咳嗽、支气管炎、项强、落枕、肩背痛、荨麻疹
华佗夹脊 **Huatuojiaji** 	**华佗夹脊 EX-B2** （又名夹脊、脊旁） 1. 第 1 胸椎至第 5 腰椎棘突左右各旁开 5 分处（左右共 34 穴） 2. 第 1 胸椎棘突下起至第 5 腰椎棘突下旁开 5 分处取之 ● 针刺深度：颈胸部斜刺 3～5 分，腰部斜刺 8 分～1 寸；灸 7～15 壮 **主治**：胸椎 1～4 治疗肺脏疾病和上肢疾病（含头面部）；胸椎 4～7 治疗心脏疾病；胸椎 7～10 治疗肝胆疾病；胸椎 10～12 治疗脾胃疾病；腰椎 1～2 治疗肾脏疾病；腰椎 3～5 治疗膀胱、大肠、小肠、生殖器及下肢疾病
胃脘下俞 Weiwan **xiashu** 	**胃脘下俞 EX-B3** （又名八俞、胰俞） 第 8 胸椎棘突下，左右旁开 1.5 寸处取之 ● 针刺深度：斜刺 3～5 分；灸 7～10 壮 **主治**：胃痛、胰脏炎、胸胁痛、消渴、咽干、咳嗽

穴名与英文编号	取穴方法与临床应用
痞根 Pigen	**痞根 EX-B 4** 第 1、2 腰椎棘突之间，左右旁开 3.5 寸处取之 ● 针刺深度：自背向前下直刺或斜刺 5～6 分；灸 3～15 壮 主治：痞块、肝脾大、疝痛、腰痛、反胃、胃扩张、胃痉挛
下志室 Xiazhishi	**下志室 EX-B 5** 1. 第 3 腰椎棘突下，左右旁开 3 寸处 2. 膀胱经循行上，志室穴下 1 寸处取之 ● 针刺深度：直刺或斜刺 5～6 分；灸 5～7 壮 主治：腰脊强痛、小便淋沥、阳痿、遗精
腰宜 Yaoyi	**腰宜 EX-B 6** 1. 第 4、5 腰椎棘突连线中点，左右旁开 3 寸处 2. 大肠俞左右旁开 1.5 寸处取之 ● 针刺深度：直刺或斜刺 5～8 分；灸 3～7 壮 主治：妇人血崩、腰痛、脊柱肌痉挛
腰眼 Yaoyan	**腰眼 EX-B 7** （又名癸亥、鬼眼、遇仙） 1. 第 4 腰椎棘突下，左右旁开 3.5 寸处 2. 督脉阳关穴，左右旁开 3.5 寸处取之 ● 针刺深度：直刺或斜刺 0.8～1.2 寸；灸 5～15 壮 主治：虚弱羸亏、血凝气滞、痨瘵病、肺结核、气管炎、梅毒劳虫、睾丸炎、妇产病、消渴、腰痛

穴名与英文编号	取穴方法与临床应用
十七椎 Shiqizhui (Josen) 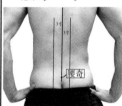	**十七椎 EX-B 8 （又名腰孔）** 第5腰椎棘突下凹陷处取之 ● 针刺深度：直刺或斜刺0.5～1.5寸；灸50壮 **主治**：腰骶痛、腿痛、遗尿、痛经、崩漏、功能性子宫出血、转胞
腰奇 Yaoqi 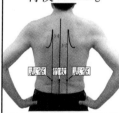	**腰奇 EX-B 9** 1.第2、3骶椎棘突连线中点处 2.尾骨尖端直上2寸处取之 ● 针刺深度：斜刺1～1.5寸 **主治**：头痛、失眠、腰骶痛、便秘、癫痫
竹杖 Zhuzhang 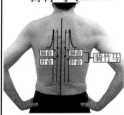	**竹杖 EX-B 10** 1.腰部正中线，第3腰椎棘突上方 2.脐心水平线交于背部正中线处（即命门穴）取之 ● 灸3～7壮 **主治**：小儿脐肿、脏毒肠风及下血不止、食欲不振、慢性肠炎、腰痛、脊髓疾病、痔疮、脱肛
骑竹马 Qizhuma	**骑竹马 EX-B 11** 1.第7或9胸椎，左右旁开1.5寸处 2.相当于膀胱经之肝俞穴或膈俞穴处取之 ● 灸3～30壮 **主治**：一切痈疽发背、无名肿毒、痈疔等恶疮

穴名与英文编号	取穴方法与临床应用
喘息 Chuanxi 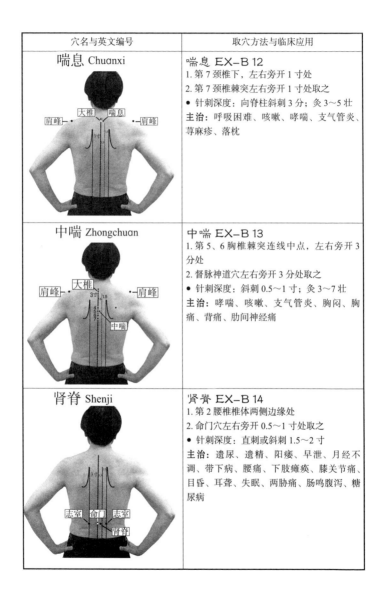	**喘息 EX-B 12** 1. 第 7 颈椎下，左右旁开 1 寸处 2. 第 7 颈椎棘突左右旁开 1 寸处取之 ● 针刺深度：向脊柱斜刺 3 分；灸 3～5 壮 **主治**：呼吸困难、咳嗽、哮喘、支气管炎、荨麻疹、落枕
中喘 Zhongchuan	**中喘 EX-B 13** 1. 第 5、6 胸椎棘突连线中点，左右旁开 3 分处 2. 督脉神道穴左右旁开 3 分处取之 ● 针刺深度：斜刺 0.5～1 寸；灸 3～7 壮 **主治**：哮喘、咳嗽、支气管炎、胸闷、胸痛、背痛、肋间神经痛
肾脊 Shenji	**肾脊 EX-B 14** 1. 第 2 腰椎椎体两侧边缘处 2. 命门穴左右旁开 0.5～1 寸处取之 ● 针刺深度：直刺或斜刺 1.5～2 寸 **主治**：遗尿、遗精、阳痿、早泄、月经不调、带下病、腰痛、下肢瘫痪、膝关节痛、目昏、耳聋、失眠、两胁痛、肠鸣腹泻、糖尿病

穴名与英文编号	取穴方法与临床应用
四花 Sihua 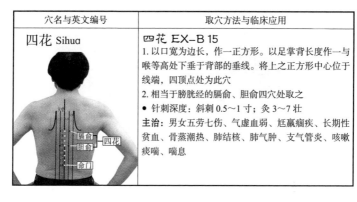	**四花 EX–B 15** 1. 以口宽为边长，作一正方形。以足掌背长度作一与喉等高处下垂于背部的垂线。将上之正方形中心位于线端，四顶点处为此穴 2. 相当于膀胱经的膈俞、胆俞四穴处取之 ● 针刺深度：斜刺 0.5～1 寸；灸 3～7 壮 **主治**：男女五劳七伤、气虚血弱、尪羸瘤疾、长期性贫血、骨蒸潮热、肺结核、肺气肿、支气管炎、咳嗽痰喘、喘息

备注

1. 由于穴位的作用与经络的作用一致，因此本经外奇穴，临床主治除了本表所列的主治作用外，亦同时包括十四经络循行所叙述之主治病症，因为经外奇穴皆位于十四经络循行线上或其附近处，故临症时，尚请读者加以重视并发挥之。

2. 背部经外奇穴无禁针穴。

3. 背部经外奇穴禁灸穴有腰奇穴。

4. 以上禁灸穴，在临症时，可作为参考用，不须拘泥不变。

5. 古人曾云"肚腹深似井，背部薄如饼。"故于背部扎针时最好以短针、斜刺与挟持押手法，且不针上拔罐、不留针以避免针上拔罐或病患移动时针尖深陷而伤及内脏。临床上若针感不足时，可借改变深度及角度来改善之，如此则可同时兼顾安全与疗效。

6. 背部经外奇穴的临床主治除了上表所述，尚包括行于背部正中的督脉、循行于脊髓脊柱的肾经、督脉旁开 1.5 寸及 3 寸的膀胱经及膀胱经以外至侧腰阳面的胆经等四条经络的临床主治，因为背部的经外奇穴皆位于此四条经络的循行路线上或其附近处，故可发挥"经之所过，病之所治"的疗效。

7. 华佗夹脊的穴位由第 1 胸椎旁开 5 分处至第 5 腰椎旁开 5 分处，左右各 17 穴，两侧合为 34 穴，临床上可补充督脉、肾经及膀胱经疗效的不足处。由于其解剖位置处于脊髓神经附近，故扎针时要特别注意角度及深度以避免发生危险，下针时可沿膀胱经的循行方向或脊椎的方向扎，其中以膀胱经的循行方向较为安全。临床使用时，左右各选数穴即可，无须同时使用 34 穴，也能达到一定之疗效。

临床常用的经外奇穴

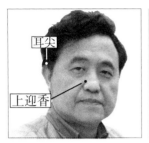

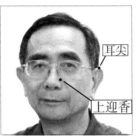

四．上肢部经外奇穴（16穴）各论

穴名与英文编号	取穴方法与临床应用
肘尖 Zhoujian 肘尖	**肘尖 EX-UE 1** 1.肘后部，尺骨鹰嘴突的尖端 2.屈肘90°，尺骨鹰嘴突尖端处取之 ● 针刺深度：斜刺或横刺1～3分；灸7～15壮 **主治**：瘰疬、痈疽、肠痈
二白 Erbai 大陵　间使 二白 内关	**二白 EX-UE 2** 1.掌面腕横纹中点直上4寸，桡侧屈腕肌腱的尺侧及桡侧处 2.间使穴上1寸，桡侧屈腕肌腱的两侧取之 ● 针刺深度：直刺或斜刺3～8分；灸3壮 **主治**：胸胁痛、前臂神经痛、痔疮、脱肛
中泉 Zhongquan 中泉　中泉 阳池　阳溪　阳池	**中泉 EX-UE 3** 1.腕背侧横纹中，伸指肌腱桡侧的凹陷处 2.阳池穴与阳溪穴之间取穴 ● 针刺深度：斜刺3～5分；灸3～7壮 **主治**：目白翳、胸胁胀满、气满不得卧、腕关节痛、前臂诸肌痉挛或麻痹、胃痛、胃气上逆、呕吐、唾血、掌中热、喘咳、中风

穴名与英文编号	取穴方法与临床应用
中魁 Zhongkui 中魁：在中指指背关节正中，或远心端指关节正中上皆可 中魁 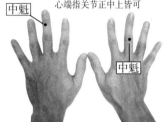 中魁	**中魁 EX-UE 4** 1.中指指背正中线，中指节骨与近指节骨之关节处 2.中指指背，第2关节中处取之 ● 针刺深度：斜刺1～2分；灸3～7壮，宜泻之（对实证） **主治**：牙痛、鼻衄、白癜风、反胃、噎膈、食管狭窄、食欲减退
大骨空 Dagukong 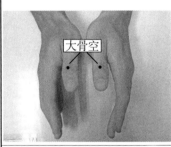 大骨空	**大骨空 EX-UE 5** 1.拇指指背正中线，近指节与远指节之关节中点 2.拇指指背，骨关节中处取之 ● 针刺深度：斜刺1～2分；灸3～7壮 **主治**：目痛、目翳、风眩目烂、冷泪等一切目疾、吐泻、衄血
小骨空 Xiaogukong 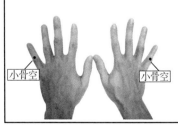 小骨空 小骨空	**小骨空 EX-UE 6** 1.小指指背正中线，中指关节与近指节骨之关节中点 2.小指指背第2骨关节中处取之 ● 针刺深度：斜刺1～2分；灸3～7壮 **主治**：目痛、目翳、风眩目烂、红眼、冷泪、手指痛、手指麻木疼痛、耳聋、喉痛、失眠

穴名与英文编号	取穴方法与临床应用
腰痛点 Yaotongdian （即腰腿点 1 与腰腿点 2） 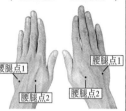	**腰痛点** （腰腿点） 1.手背，腕横纹与掌指关节的中点，第 2、3 掌骨间及第 4、5 掌骨之间 2.腕背横纹前 1 寸，第 2、3（腰腿点 2）掌骨间及第 4、5（腰腿点 1）掌骨间取之 ● 腰痛点分腰痛点 1 与腰痛点 2 两穴 ● 针刺深度：斜刺 3～5 分 **主治**：小儿急慢惊风、手背红肿疼痛、痰壅气促、腰扭伤、劳损
外劳宫 Wailaogong 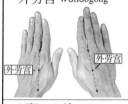	**外劳宫 EX-UE 8** 第 2、3 掌骨间，腕背横纹至掌骨小头连线之中点处取之 ● 针刺深度：直刺或斜刺 5 分；灸 3 壮 **主治**：粪白不变、五谷不消、肚腹泄泻、小儿消化不良、脐风、掌指麻痹、五指不能伸屈
八邪（八关）Baxie 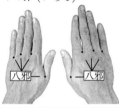	**八邪 EX-UE 9** （又名八关） 1.手背，每两个相邻掌骨小头之间 2.手背侧微握拳，手五指歧骨间 ● 针刺深度：向掌上部斜刺 5～8 分，点刺出血（对实证）；灸 3～5 壮 **主治**：手臂红肿、手指麻木、烦热牙痛、毒蛇咬伤、目赤肿痛
四缝 Sifeng 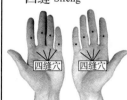	**四缝 EX-UE 10** 食指、中指、无名指、小指掌侧，中指节骨与近指节骨之间取之 ● 针刺深度：斜刺 1 分，挤出液体；灸至红润 **主治**：小儿疳积、消化不良、腹泻、百日咳、咳嗽气喘、胆道蛔虫

穴名与英文编号	取穴方法与临床应用
十宣 Shixuan 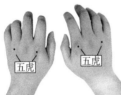 十宣穴	**十宣 EX-UE 11** **（又名鬼城、手十指头、手十指端）** 两手十指尖，距指甲1分处取之 ● 针刺深度：直刺或斜刺1～3分，放血；灸3～5壮 **主治**：昏迷、晕厥、中暑、热病、咽喉肿痛、乳蛾、小儿惊厥、指端麻木
鬼哭 Guiku (2少商+2隐白) 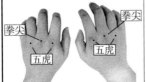 少商 鬼哭 隐白	**鬼哭 EX-UE 12** **（又名鬼眼四穴）** 两手拇指、足大踇趾（趾）并起，用帛缚定，当两指指缝中取之 ● 灸3壮 **主治**：卒中、口噤、癫痫、恍惚、狐惑、遗精。小儿五痫症发病时，灸之甚效
五虎 Wuhu 五虎　五虎	**五虎 EX-UE 13** 握拳，在手背第2、4掌骨小头高点处取之 ● 针刺深度：斜刺或横刺1～3分；灸3壮 **主治**：手指拘挛
拳尖 Quanjian 拳尖　拳尖 五虎　五虎	**拳尖 EX-UE 14** 1. 于手中指背侧，本节前的骨尖上 2. 握拳，在手背第3掌骨小头高点处取之 ● 针刺深度：斜刺或横刺1～3分；灸3壮 **主治**：红眼、风眼、翳膜疼痛、小儿热毒风盛、牙痛

穴名与英文编号	取穴方法与临床应用
落枕 Luozhen 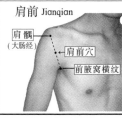 落枕穴	**落枕 EX-UE 15** 在第2、3掌骨间隙，前1/3处（较偏向第2掌骨之大肠经的循行路线上） ● 针刺深度：斜刺5～7分；灸3～7壮 **主治**：颈部扭伤疼痛、僵硬、头颈部转动不灵活、头痛、喉痛、腱鞘炎
肩前 Jianqian 肩髃 （大肠经） 肩前穴 前腋窝横纹	**肩前 EX-B 16** 在肩髃（大肠经）和前腋窝横纹连线的中点 ● 针刺深度：针刺时宜斜刺5～8分；灸3～7壮 **主治**：肺经与大肠经的疾病（因为肩前穴靠近肺经与大肠经），例如五十肩、咳嗽、气喘、喉咙痛、胸闷、心悸

备注

1.上肢部经外奇穴的临床主治除上表所述，尚包括上肢阴面前路的肺经、阴面中路的心包经、阴面后路的心经、阳面前路的大肠经、阳面中路的三焦经及阳面后路的小肠经之临床主治，因为上肢部的经外奇穴皆位于此六条正经的经络循行路线上，故可发挥"经之所过，病之所治"的疗效，临床上若六条正经的治疗效果不佳时，则可选用经外奇穴以加强疗效，如三焦经上的天井穴可治疗瘰疬，若效果不彰时，则可选用位于三焦经循行路线上的经外奇穴"肘尖"以辅助之。

2.经外奇穴的十宣穴中，包括心包经的中冲穴在内。

3.外劳宫的取穴部位，应位于2、3掌骨之间，但亦有云位于3、4掌骨之间者，依笔者经验，两者皆可。

4.二白穴为上肢部的经外奇穴，其中之一位于心包经的循行路线上，故具有治疗心包经的疗效。心包经中，大陵穴上2寸为内关穴，上3寸处为间使穴，上5寸处为郄门穴，而4寸处并无穴位，于临证时可用经外奇穴的二白穴代之。此外，心包和三焦互为表里，故三焦经的疾病，二白穴亦有相当的疗效，心包经的循行历络三焦，故二白穴可治疗下焦的痔疮、脱肛、泌尿系统疾病，中焦的肠胃疾病，及上焦的胸部疾病或上肢的疾病等。

五、下肢部经外奇穴（13穴）各论

穴名与英文编号	取穴方法与临床应用
髋骨 Kuangu 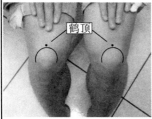	**髋骨 EX-LE 1** （又名髋市） 1. 位于股直肌和股外侧肌之间 2. 梁丘穴两旁各1.5寸处取之 ● 针刺深度：直刺或斜刺5～8分；灸5～7壮 **主治**：腿痛、脚肿、鹤膝风等膝、腿疾病
鹤顶 Heding	**鹤顶 EX-LE 2** （又名膝顶） 屈膝，于膝关节上，髌骨上缘正中凹陷处取之 ● 针刺深度：直刺或斜刺5～8分；灸5～7壮 **主治**：膝关节疼痛、鹤膝风、风湿性关节炎、腿足无力、脚气
膝内 Xinei 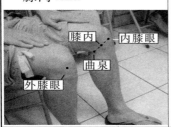	**膝内 EX-LE 3** 1. 膝内侧，髌骨下缘，髌韧带内侧 2. 膝内侧，曲泉与内膝眼连线中点 ● 针刺深度：直刺或斜刺5～8分；灸3～5壮 **主治**：膝关节疼痛、下肢无力

穴名与英文编号	取穴方法与临床应用
内膝眼 Neixiyan 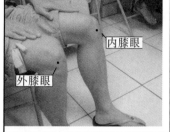	**内膝眼 EX–LE 4** 1. 膝部前内面 2. 屈膝，在髌韧带内侧的凹陷处取之 ● 针刺深度：直刺或斜刺 0.5～1 寸；灸 5～7 壮 **主治**：膝中疼痛不仁、膝部肿痛、运动障碍、膝关节炎、脑中风
膝眼 Xiyan 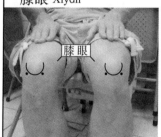	**膝眼 EX–LE 5** 　**（又名膝目）** 屈膝，髌韧带两侧凹陷中，分别称为内、外膝眼 ● 针刺深度：向膝中斜刺 0.5～1 寸；灸 3～5 壮 **主治**：膝盖红肿、鹤膝风、腿痛、膝关节炎、膝冷痛不已、脚气、中风、癫痫
胆囊 Dannang 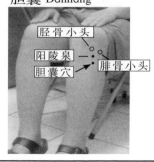	**胆囊 EX–LE 6** 1. 小腿前外侧面上部，阳陵泉穴下 1～2 寸处 2. 腓骨小头前下方凹陷，阳陵泉穴下 1～2 寸压痛点处取之 ● 针刺深度：直刺或斜刺 0.5～1 寸 **主治**：急慢性胆囊炎、胆道感染、胆道蛔虫症、胆石症、胆囊切除后右上腹疼痛、胁肋痛、下肢麻痹、胰脏炎、耳聋

穴名与英文编号	取穴方法与临床应用
阑尾 Lanwei 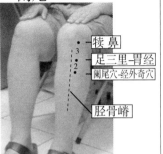 犊鼻 足三里-胃经 阑尾穴-经外奇穴 胫骨嵴	**阑尾 EX-LE 7** 1.在小腿外侧，外犊鼻下5寸（即足三里下2寸处），位在胫骨前肌外侧缘 2.足三里与上巨虚穴间之压痛点处取之 ● 针刺深度：直刺或斜刺0.5～1.5寸；灸10壮 **主治：** 单纯性急性阑尾炎、小儿麻痹后遗症、下肢瘫痪、胃脘疼痛、消化不良
内踝尖 Neihuaijian 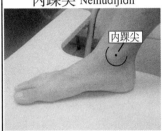 内踝尖	**内踝尖 EX-LE 8** （又名吕细） 1.足内踝骨尖是穴 2.足内侧面，当内踝之最突出处取之。（本穴常为足内踝痛的局部特效穴） ● 针刺深度：斜刺或横刺1～2分；灸3～7壮 **主治：** 下牙痛、脚内廉转筋、霍乱转筋、小儿不语、诸恶漏、扁桃腺炎
外踝尖 Waihuaijian 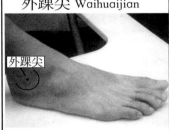 外踝尖	**外踝尖 EX-LE 9** 1.足外踝骨尖是穴 2.足外侧面，当外踝之最突出处取之 ● 针刺深度：斜刺或横刺1～2分，点刺出血（实证）；灸3～7壮 **主治：** 脚气、脚外廉转筋、十趾拘挛、白虎历节风痛、卒淋、淋病、牙痛、牙痈、小儿重舌、扁桃腺炎。（本穴常为足外踝痛的局部特效穴）

穴名与英文编号	取穴方法与临床应用
八风 Bafeng 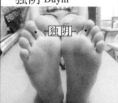	**八风 EX-LE 10** （又名八冲、阴独八穴） 1.足背五趾趾缝间，左右共 8 穴 2.当趾蹼缘上方的趾缝中处取之 ● 针刺深度：向足底斜刺 5～8 分，针刺出血；灸 3～5 壮 **主治**：脚背红肿、脚气、趾痛、妇人月经不调、疟疾、头痛
独阴 Duyin 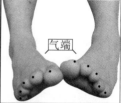	**独阴 EX-LE 11** （又名独会） 1.第 2 足趾掌面，远端趾节横纹中点是穴 2.足第 2 趾下横纹中点处取之 ● 针刺深度：直刺或斜刺 1～3 分，灸 3～5 壮 **主治**：干呕、胸痛、积聚、奔豚、吐冷酸、难产、胎衣不下、月经不调、疝气、小肠疝气、肠胃不适
气端 Qiduan 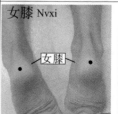	**气端 EX-LE 12** 足十趾尖端，距趾甲游离缘 1 分，左右共 10 穴 ● 针刺深度：直刺或斜刺 3 分，点刺出血；灸 3～7 壮 **主治**：脚气、手足瘛疭、足趾麻木、足痛、足背红肿、卒腹痛、脑充血、急救、可辅助下肢足三阳经（胃、胆、膀胱）与足三阴经（脾、肝、肾）治病时的不足之处
女膝 Nvxi	**女膝 EX-LE 13** （又名女须、女婿、丈母） 1.足后跟正中线赤白肉际 2.俯卧或侧卧，足后跟正中线赤白肉际处取之 ● 针刺深度：直刺或斜刺 1～2 分；灸 3～7 壮 **主治**：失心惊悸、牙槽风、齿槽脓疡、霍乱转筋、癫狂气逆、足跟痛、足底筋膜炎、坐骨神经痛与足踝痛。（本穴常为足跟痛的局部特效穴）

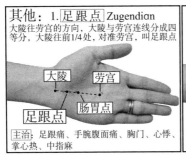

其他：1.足跟点 Zugendian
大陵往劳宫的方向，大陵与劳宫连线分成四等分，大陵往前1/4处，对准劳宫，叫足跟点

大陵　劳宫
肠胃点
足跟点

主治：足跟痛、手腕腹面痛、胸门、心悸、掌心热、中指麻

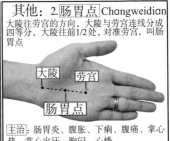

其他：2.肠胃点 Changweidian
大陵往劳宫的方向，大陵与劳宫连线分成四等分，大陵往前1/2处，对准劳宫，叫肠胃点

大陵　劳宫
肠胃点

主治：肠胃炎、腹胀、下痢、腹痛、掌心热、掌心出汗、胸闷、心悸

备注

1.由于穴位的作用与经络的作用一致，因此本经外奇穴，临床主治除了本表所列的主治作用外，亦同时包括十四经络循行所叙述之主治病症，因为经外奇穴皆位于十四经络循行线上或其附近处，故临症时，尚请读者加以重视并发挥之。

2.下肢部经外奇穴无禁针穴。

3.下肢部经外奇穴无禁灸穴。

4.一般而言，由于下肢的肌肉较厚，且无重要脏腑藏于其中，故扎针时要比头颈部、胸腹部及腰背部来得安全。

5.下肢部经外奇穴的临床主治除上表所述，尚包括下肢阴面前路的脾经、阴面中路的肝经、阴面后路的肾经、阳面前路的胃经、阳面中路的胆经及阳面后路的膀胱经之临床主治，因为下肢部的经外奇穴皆位于此六条正经的经络循行上或其附近处，故可发挥"经之所过，病之所治"的疗效，临床上若六条正经的治疗效果不佳，则可选用经外奇穴以加强疗效。

6.下肢部扎针时，大关节可直刺，而小关节则宜斜刺。膝眼穴由于扎针时针身直接进入关节腔，故扎针前必须注意消毒且要避免手触摸针身以提供无菌环境与避免感染。若担心久扎膝眼穴时，而引起肌肉的纤维化，则可用阴陵泉或三阴交替代内膝眼，而用阳陵泉或悬钟（绝骨）代替外膝眼。

7.内踝尖与外踝尖于扎针时可用挟持押手法，用横刺或斜刺方式进针，与位于下肢的经外奇穴的直刺与斜刺有点不同，尚请读者留意（因内踝尖与外踝尖皮薄肉少，临床上以横刺且用挟持押手法的方式较易进针）。

注意事项

1. 足太阳膀胱经于《十四经发挥》中，左右各 63 穴，与今 67 穴不同，少眉冲（BL3）、督俞（BL16）、气海俞（BL24）、关元俞（BL26）四穴。

2. 手少阳三焦经的禾髎穴，即今和髎穴（TE22）。

3. 手阳明大肠经的禾窌穴，即口禾髎（LI19）。

4. 督脉于《十四经发挥》中共 27 穴，与今 28 穴不同，少中枢（GV7）一穴。

5. 足少阳胆经于《十四经发挥》中，左右各 43 穴与今 44 不同，少风市（GB31）一穴；"居窌"即"居髎"。

6. 手少阳三焦经的和髎穴（TE22）又名"耳和髎"。

7. 古典针灸医学名著有 6 种：《黄帝内经》、《针灸甲乙经》（晋代皇甫谧）、《针灸铜人模型》（宋代王惟一）、《十四经发挥》（元代滑寿）、《针灸大成》（明代杨继洲）、《医宗金鉴·刺灸心法》（清代吴谦）。

8. 当今针灸名著有四种：①《中国针灸学》（承淡安）②《针灸科学》（黄维三）③ WHO Standard Acupuncture Point Locations in the Western Pacific Region（2008 年西太平洋地区 WHO 标准针灸穴位）④《新篇彩图针灸学》（林昭庚等）。

9. 医学院针灸科目图考或以前特考中医针灸专科，必读三本书：①古典针灸经穴医学名著明朝《针灸大成》（杨继洲主编）；②古典针灸穴医学名著清朝医宗金鉴书中的《刺灸心法》（吴谦主编）；③现代针灸经学名著医药大学教科书《针灸科学》（黄维三教授主编）或《新编彩图针灸学》（林昭庚教授主编）。

第5章 经络简介

一、经络之定义

1.《灵枢·本脏》云:"经脉者,所以行血气,而营阴阳,濡筋骨,利关节者也"。

2. 所谓"经络"就是人体气血运行,脏腑联络与沟通内外及贯串上下的道路。可用来说明人体的生理功能与病理变化情形,且可有助于疾病之诊断及治疗。

二、经络之系统

经络之系统,可分为经脉、络脉、经筋皮部三部分。

1. 经脉:为气血运行的主要部分,为直行,且伏于分肉之间,深而不见。又分为①十二正经;②奇经八脉;③十二经别三部分。

2. 络脉:是经脉的分支,为横行,浮而常见,分布无所不及,数目极多,不可胜数。

3. 经筋皮部:经络内连脏腑,外络筋肉皮肤,故周身之筋肉与皮肤皆为经络中气血所濡养的部分,它又分为十二经筋和十二经皮部两部分。

现将经络各系统,分项叙述如下。

（一）十二经脉

1.十二经脉之名称与意义

(1) 十二经脉各与脏腑直接联属，而且阴经与阳经之间，互相表里配合，为气血运行之主要干路，故又称为正经。

(2) 十二正经之经名，均以手足称之，包含有阴阳、六气及所联属脏腑之名称，如手（手足）太阴（阴阳＋六气）肺（脏腑）经。

2.十二经在人体分布之情形

(1) 头面部：正中为任、督二脉所通过。

①足三阳分布于整个头面部之肌表，属外侧，又分前、中、后三路。

- 足阳明胃经自鼻旁至耳前，分布整个面部，属前路。
- 足少阳胆经行耳前后，上抵头角，属中路。
- 足太阳膀胱经循督脉旁约 1.5 寸，上额交巅下项，属后路。

②手三阳只分布于面颊部分，呈带状分布，亦分前、中、后三路。

- 手阳明大肠经自颈前贯颊，交人中，挟鼻旁，属前路。
- 手少阳三焦经自颈侧而上绕行耳前后，属中路。
- 手太阳小肠经自颈后上颊，却入耳中，属后路。

③头为诸阳之会，故手足六阴经均不上行头面，其在头面

无所属腧穴。足三阴经虽不上行头面肌表，但仍达头面之深部，是为在内，亦分前中后三路。

- 足太阴脾经挟咽散舌下，属前路。
- 足厥阴肝经入颃颡连目系，属中路。
- 足少阴肾经循喉咙挟舌本，属后路。

④手三阴经仅手少阴心经挟咽，系目系，行头面之深部。

(2) 躯干部：正中为任、督二脉所过。

①足三阳经分布于整个躯干部之肌表，是为在外，又分前中后三路。

- 足阳明胃经行于前面胸腹，属前路。
- 足少阳胆经行于侧面胁肋，属中路。
- 足太阳膀胱经行于后面背腰，属后路。

②手三阳经分布于肩部，接臑臂之外廉，属外侧，亦分前中后三路。

- 手阳明大肠经循臑外前廉上肩，属前路。
- 手少阳三焦经循臑外上肩，属中路。
- 手太阳小肠经循臑外后廉上肩，属后路。

③足三阴经分布于躯干部之体腔，属内侧，亦分前中后三路。

- 足太阴脾经入腹内后，属脾络胃，属前路。
- 足厥阴肝经抵少腹后，挟胃属肝，络胆，上贯膈，布胁肋。

- 足少阴肾经入少腹后，贯脊属肾，属后路。

④手三阴经分布于胸胁，出腋下，与臑臂之内廉相连，属内侧，亦分前中后三路。

- 手太阴肺经从肺系横出腋下，连臑内前属前路（臑指上臂）。
- 手厥阴心包经循胸出胁，抵腋下，连臑中行，属中路。
- 手少阴心经从心系上肺出腋下，连臑内后廉，属后路。

(3) 四肢部：六阳经循行于四肢外侧，六阴经循行于四肢内侧。

①手三阳经分布于上肢外侧，分三路。

- 手阳明大肠经循行于上肢外侧前路。
- 手少阳三焦经循行于上肢外侧中路。
- 手太阳小肠经循行于上肢外侧后路。

②手三阴经分布于上肢内侧，分三路。

- 手太阴肺经循行于上肢内侧前路。
- 手厥阴心包经循行于上肢内侧中路。
- 手少阴心经循行于上肢内侧后路。

③足三阳经分布于下肢外侧，分三路。

- 足阳明胃经循行于下肢外侧前路。
- 足少阳胆经循行于下肢外侧中路。
- 足太阳膀胱经循行于下肢外侧后路。

④足三阴经分布于下肢内侧，分三路。

- 足太阴脾经先循行于下肢内侧中路，继行于内侧前路。

- 足厥阴肝经先循行于下肢内侧前路，继行于内侧中路。

- 足少阴肾经循行于下肢内侧后路（即小腿在内踝上方8寸以下的经络，肝经在前路，脾经在中路，肾经在后路；足内踝上方8寸以上的经络，则脾经在前路，肝经在中路，肾经在后路）。

3.十二经脉之病候

(1) 十二经脉的病候与其循行部位大致吻合。

(2) 临床治疗时即根据各经脉的病候作为诊断、取穴、针灸治疗之重要指导方针，此即俗云"经之所过，病之所治"或"经之所过，主治所在"之意。

4.经脉之病候常分成"是动病"与"所生病"两种

"是动病"一般是偏向气分病，即循行于经脉中的气血产生了变动，类似现代医学中的症状（Symptom）或功能性疾病。"所生病"一般偏向血分病，即循行于经脉中的气血，不仅产生了变动，而且又产生了较为突出或严重的症状，即类似医学中的症候（syndrome）或器质性疾病。

5.十二经脉之流注、循行时刻、前中后三路之循形路线与经络表里关系，列表说明如下

(1) 肺与大肠，胃与脾，心与小肠，膀胱与肾，心包与三焦，胆与肝均属一阴一阳，或一阳一阴，且互为表里经。

(2) 十二经脉之流注：一定由手三阴（由胸走手）交给手

三阳（由手走头），再交给足三阳（由头走足），最后再足三阴（由足走腹、胸），如此周而复始，生生不息，非常有规律。

(3) 手三阴的前路是肺经，后路是心经，中路是心包经。

(4) 手三阳的前路是大肠经，后路是小肠经，中路是三焦经。

(5) 足三阳的前路是胃经，后路是膀胱经，中路是胆经。

(6) 足三阴的前路是脾经，后路是肾经，中路是肝经。

(7) 肺经是十二经脉流注中之第一条经，属寅时（早上3—5点）；最后一条经是肝经，属丑时（早上1—3点）。

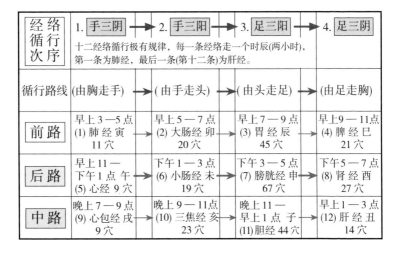

经络循行次序	1. 手三阴 ➡	2. 手三阳 ➡	3. 足三阳 ➡	4. 足三阴
	十二经络循行极有规律，每一条经络走一个时辰(两小时)，第一条为肺经，最后一条(第十二条)为肝经。			
循行路线	(由胸走手) ➡	(由手走头) ➡	(由头走足) ➡	(由足走胸)
前路	早上3—5点 (1) 肺经寅 11穴	早上5—7点 (2) 大肠经卯 20穴	早上7—9点 (3) 胃经辰 45穴 ➡	早上9—11点 (4) 脾经巳 21穴
后路	早上11—下午1点午 (5) 心经 9穴	下午1—3点 (6) 小肠经未 19穴	下午3—5点 (7) 膀胱经申 67穴	下午5—7点 (8) 肾经酉 27穴
中路	晚上7—9点 (9) 心包经戌 9穴	晚上9—11点 (10) 三焦经亥 23穴	晚上11—早上1点 子 (11)胆经44穴 ➡	早上1—3点 (12) 肝经丑 14穴

（二）奇经八脉

1. 奇经八脉之意义与功能

(1) 奇经八脉不与脏腑直接连属，为古人于十二正经，另发现有八条脉之存在，故名奇经，于临床上有补充十二正经应用之不足处。十二经脉是河流是主干，奇经八脉是湖泽是支干。

(2) 奇经八脉是督、任、冲、带、阴维、阳维、阴跷、阳跷等八脉的总称。

(3) 奇经八脉在生理功能上，能统帅诸经，而有调节十二经脉气血之作用。

2. 奇经八脉之循形部位

(1) 督脉者，起于下极之腧，并于脊里，上至风府，入脑上巅，循额至鼻柱，属阳脉之海。

(2) 任脉者：起于中极之下，以上毛际，循腹里，上关元，至咽喉，上颐，循面，入目，络舌。

(3) 冲脉者：起于气动，并足阳明之经，夹脐上行，至胸中而散。

(4) 带脉者：起于季胁，回身一周。

(5) 阳跷脉者：起于跟中，循外踝上行入风池。

(6) 阴跷脉者：亦起于跟中，循内踝上行至咽喉，交贯冲脉。

(7) 阳维、阴维脉者：维络于身，灌溉诸经者也，故起于诸阳会，阴维起于诸阴交。

3. 奇经八脉之病候

(1) 督脉之为病：脊强而厥（脊椎僵硬，活动不顺与无力）。

(2) 任脉之为病：其内苦结，男子七疝，女子瘕聚中痞块。

(3) 冲脉之为病：逆气而里急。

(4) 带脉之为病：腹满，腰溶溶，若坐水中，身重如带五千钱。

(5) 阴跷之为病：阳缓而阴急（阳面松弛而阴面挛缩）。

(6) 阳跷之为病：阴缓而阳急（阴面松弛而阳面挛缩）。

(7) 阴维之为病：苦心痛。阴阳不能自相维，则怅然失志，溶溶不能自收持。

(8) 阳维之为病：苦寒热。

（三）十二经别

1. 经别与经脉之支脉、支别不同，乃十二正经构成全身循环主要干路以外之别行部分。

2. 十二经别的作用，在互相表里之阴经与阳经间，出入离合，作为中途联系之通路，十二经各有一条经别由经脉中别出，故称十二经别。

3. 十二经别均在十二经脉之四肢部位别出，先深入内脏，然后复出于头项。

4. 六阳经之经别，别行之后，仍还合于本经。

5. 六阴经之经别，别行之后，并不复还本经，而与本经互相表里之阳经之经别相会合。

（四）络与孙络

1.经脉与络脉为气血循环之整体，经脉为主要干线，络脉为细小的分支，由络再行分出细支为孙络。

2.络与孙络分布遍及全身，无所不在，但仍分属于诸经。

3.人体较大的络脉为十五别络，最小的络脉为孙络或浮络。

（五）十五别络

1.十二经脉及任督二脉各有一别络，再加上脾之大络（大包），合称十五别络。

2.别络是人体较大之络脉，各自于十二经脉及任督二出别行，负担互相表里两经间的联络工作。

（六）十二经筋

1.十二经筋为十二经脉循行部位之筋肉，受十二经脉的经气濡养。

2.其功用是联络百骸，维络周身。

3.全身之筋肉各受十二经濡养，所以分成不同系统，分属十二经脉。

（七）十二皮部

1.十二经脉的络脉，浮行于体表的皮肤，各有一定的分布区域，所以称十二经皮部。

2. 其区大体与十二正经之循行部位一致，而且亦受经脉中气血之濡养。

（八）十二经气血之多少

1. 经脉为气血通行之道路，其气血多少有一常数。多气多血——阳明经；多气少血——少阳，太阴与少阴等经；多血少气——太阳与厥阴等经。

2. 凡少气之经，不可针刺过度，以免耗伤元气（例如胆经属多气少血之经：要多针，少灸）。

3. 凡少血之经，不可艾灸过多，以防灼伤阴血（例如膀胱经属多血少气之经：要多灸，少针）。

三、经络在人体的分布

（一）经络之分布各成系统

1. 十二经脉是人体以五脏六腑和心之包络（即心包），共十二个内脏为中心，每一脏腑各自联属一条经脉。

2. 每一经脉又各统帅若干支脉、支别、络脉及许许多多不计其数的孙络来濡养经筋和皮部，所以经络的分布虽复杂，然却条理有序。

（二）各经络系统复联成整体

1. 人体各部分除了十二经脉系统之外，尚有奇经八脉纵横其间，以为之联系。

2. 两相表里经脉之间，有十五别络、十二经别作为中途的联系；而络及孙络也彼此联络。而使各成系经络连接，构成整个的联络网。

（三）经脉之循行曲折不定

经脉之循行，并非如经穴图所示，两穴之间连成直线，实际上是曲曲折折的路线。

（四）经脉之循行深浅不同

经脉在人体中循行，有时深入内脏，有时外达肌肤，自经脉之起点至终点之间，深浅有所不同，故针刺心经末梢的井穴如少冲穴，要刺浅；而针刺心经少海穴则可刺深些。

（五）一经中仍有分合

经脉之循行，并非只有一条路线，其干线上常有分歧，分歧之后又有可能合并，故经络循行可各成系统又可联成整体。

（六）二经之间相互衔接

1. 各经之间，必须互相衔接，才能构成整体的循环（例如靠经别、络脉等互相衔接）。

2. 经脉之衔接均在经脉之起点与终点，于两经相接近之处，各分出支脉或支别而彼此连接。

（七）**经脉之交会**

1. 二条经或数条经在循行之中途相遇，若针刺该部位之腧穴可以同时影响此二条经或数条经者，称为经脉之交会，而此腧穴即称为"交会穴"。

2. 经脉之交会如为平面交会，可有交会穴，例如：三阴交为肝经、脾经与肾经三条经的交会穴。

3. 经脉之交会如为立体交会，则无交会穴，例如：在足内踝上方8寸处，肝经与脾经有交叉（立体）而过，但是没有交会穴出现。

四、经络学说在针灸治疗上之应用

重要性：①"经脉者，所以决生死，处百病，调虚实，不可不知。"②"不明十二经络，开口动手便错。"③医师必须精通经络学说，然后分析病因与诊断，对此再选取适当之穴位及配合各种手法，才能发挥针灸之疗效。

（一）**依据循经取穴的原则**

循经取穴者，即系于有病之本经，或系于和该经之他经来选取腧穴。其原则如下。

1. **凡呈现经脉病候者**：于本经之经脉上取穴。如本五腧穴，十二原穴，十五络穴，十六郄穴及特效穴等。

2. **凡呈现脏病候者**：①若是脏系有病，当于与脏腑相连之经脉上取穴；②若是脏器实质有病，则再配合选取各脏之募穴与背俞穴。

3. 凡呈现脏腑病候或经脉病候：审其病因若与其他脏经有关者：当取与该脏、经有关经脉之腧穴。如母子经，互相表里配偶经等。

4. 凡奇经八脉有病：①任督二脉上有穴位，所以可取其经脉上穴位；②冲、带、阴维、阳维、阴跷、阳跷六脉因无专穴，所以要十二经脉与奇经交会之腧穴选与奇经八脉相通之八法交会穴。

5. 凡络脉有病者：①若十五别络有病，取其络穴；②若普通络脉及孙络有病，则刺小络之血脉（即放血疗法，对实证疗效佳）。

6. 凡经筋系统有病者：视病之所布，以痛为腧（即选用阿是穴）。

（二）依据宁失其穴，勿失其经的原则

1. 临床取穴是很重要的，若穴位不正确，就会影响疗效。

2. 若下针时穴位不正确，但仍在该穴所属的经脉上无大碍，仍可达到预期的目的（此即"离穴不离经"的原则，意思是穴位之选取，上下差一点没关系，但左右不可差太多，否则所选取之穴位会离开原本的经脉，所以穴位取不准，疗效就会受影响）。

（三）依据迎随补泻的原则

针灸之作用在调和气血；施针之手法首重迎随补泻，即在用针之时，依气血之不足或有余，施以补或泻之手法，刺激经脉中运行之气血而产生增强或减弱之作用。此即"迎而夺之，随而济之"的原则。

古人迎随补泻之法有三

(1) 子母迎随补泻法：以十二经之五腧穴与经脉之五行属性的相生、相克，分别母、子；虚则补其母穴为随，实则泻其子穴为迎，这两种手法则合称为迎随。

(2) 针芒迎随补泻法：这是下针时所使用的手法，着重于针芒方向与经脉之往来所成之顺逆。迎其经脉所来之方向刺入为泻，随其经脉所去方向刺入为补。

(3) 转针迎随补泻法：此为行针时所用之手法，着重针身之左转右转，产生两种相反之力量。增加气血运行者为随、为补；减弱者为迎、为泻，大致上以左转为补，右转为泻。

古人常谓，下针时，即需明"补泻"，故临床时对病症的"虚"或"实"；或"虚中带实"或"实中带虚"等，诊断要清楚，以提供针灸治疗时，下针或施灸，要补要泻的参考。

临床常用的穴位：十总穴（九总穴十阿是穴）

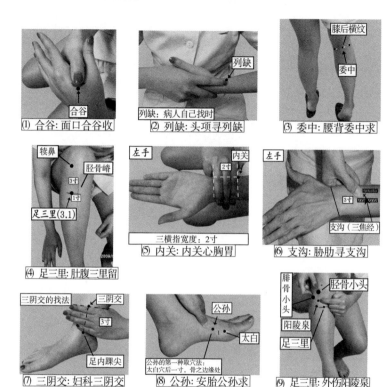

(1) 合谷: 面口合谷收

(2) 列缺: 头项寻列缺
列缺：病人自己找时

(3) 委中: 腰背委中求
膝后横纹
委中

(4) 足三里: 肚腹三里留
犊鼻
胫骨嵴
3寸
1寸
足三里(3.1)

(5) 内关: 内关心胸胃
左手
内关
2寸
三横指宽度: 2寸

(6) 支沟: 胁肋寻支沟
左手
3寸
支沟（三焦经）

(7) 三阴交: 妇科三阴交
三阴交的找法
三阴交
3寸
足内踝尖

(8) 公孙: 安胎公孙求
公孙
太白
公孙的第一种取穴法：
太白穴后一寸, 骨之边缘处

(9) 足三里: 外伤阳陵泉
腓骨小头
胫骨小头
阳陵泉
足三里

(10) 阿是穴: 阿是不可缺

又叫不定穴，非穴也，天应穴，以痛处为腧穴（穴道）之处，有病时，才会出现，病好后，就会消失，所以别名叫不定穴，可辅助以上九个穴道，于应用时的不足之处。

第6章 古代十四经络循行图

一、仰人尺寸之图

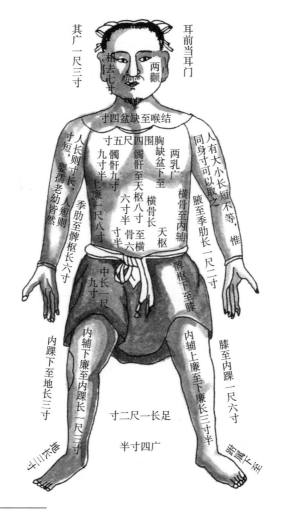

注：参考元代滑伯仁《十四经发挥》

二、伏人尺寸之图

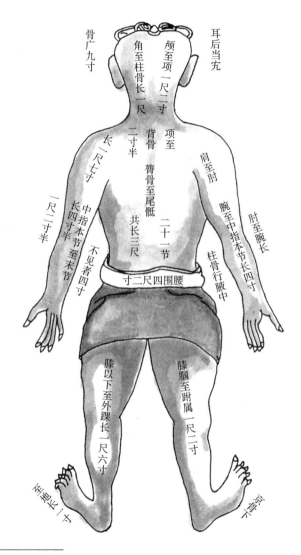

注：参考元代滑伯仁《十四经发挥》

三、手太阴肺经之图

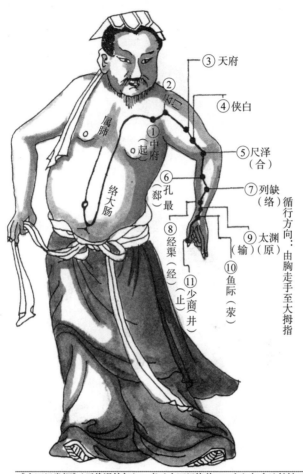

③ 天府

④ 侠白

② 云门

属肺

① 中府（起）

络大肠

⑤ 尺泽（合）

⑥ 孔最（郄）

⑦ 列缺（络）

⑧ 经渠（经）

⑨ 太渊（输）（原）

⑩ 鱼际（荥）

⑪ 少商（井）

循行方向：由胸走手至大拇指

《十四经发挥》（元代滑伯仁）一书（十四经络共354穴）与今比较缺7穴

1. 膀胱经缺4穴：督俞、气海俞、眉冲与关元俞
2. 胆经缺1穴：风市
3. 肝经缺1穴：急脉
4. 督脉缺1穴：中枢

注：参考元代滑伯仁《十四经发挥》

四、手阳明大肠经之图

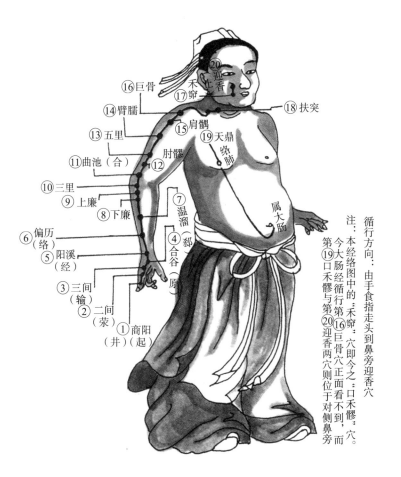

㉒迎香
⑰禾窌
㉒巨骨
⑭臂臑
⑮肩髃
⑬五里
⑲天鼎
㉒扶突
络肺
⑪曲池（合）
肘髎
⑫
属大肠
⑩三里
⑨上廉
⑧下廉
⑦温溜
⑥偏历（络）
④合谷（原）
㊀郄
⑤阳溪（经）
③三间（输）
②二间（荥）
①商阳（井）（起）

循行方向：由手食指走头到鼻旁迎香穴

注：本经络图中的"禾窌"穴即今之"口禾髎"穴。今大肠经循行第⑯巨骨穴正面看不到，而第⑲口禾髎与第㉒迎香两穴则位于对侧鼻旁

《十四经发挥》（元代滑伯仁）一书（十四经络共354穴）与今比较缺7穴

1. 膀胱经缺4穴：督俞、气海俞、眉冲与关元俞
2. 胆经缺1穴：风市
3. 肝经缺1穴：急脉
4. 督脉缺1穴：中枢

注：参考元代滑伯仁《十四经发挥》

五、足阳明胃经之图

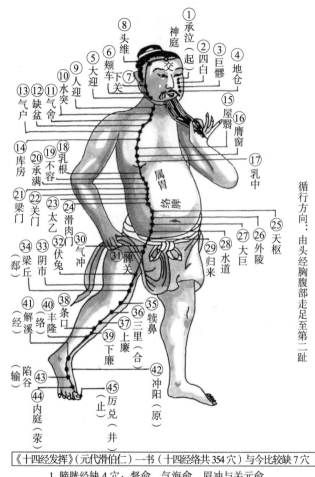

① 承泣（起）
② 四白
③ 巨髎
④ 地仓
⑤ 颊车
⑥ 下关
⑦ 交
⑧ 头维
⑨ 人迎
⑩ 水突
⑪ 气舍
⑫ 缺盆
⑬ 气户
⑭ 库房
⑮ 屋翳
⑯ 膺窗
⑰ 乳中
⑱ 乳根
⑲ 不容
⑳ 承满
㉑ 梁门
㉒ 关门
㉓ 太乙
㉔ 滑肉门
㉕ 天枢
㉖ 外陵
㉗ 大巨
㉘ 水道
㉙ 归来
㉚ 气冲
㉛ 髀关
㉜ 伏兔
㉝ 阴市
㉞ 梁丘（郄）
㉟ 犊鼻
㊱ 三里（合）
㊲ 上廉
㊳ 下廉
㊴ 丰隆
㊵ 条口
㊶ 解溪（经）
㊷ 冲阳（原）
㊸ 陷谷（输）
㊹ 内庭（荥）
㊺ 厉兑（井）（止）

神庭 属胃 络脾

循行方向：由头经胸腹部走足至第二趾

《十四经发挥》（元代滑伯仁）一书（十四经络共354穴）与今比较缺7穴
1. 膀胱经缺4穴：督俞、气海俞、眉冲与关元俞
2. 胆经缺1穴：风市
3. 肝经缺1穴：急脉
4. 督脉缺1穴：中枢

注：参考元代滑伯仁《十四经发挥》

六、足太阴脾经之图

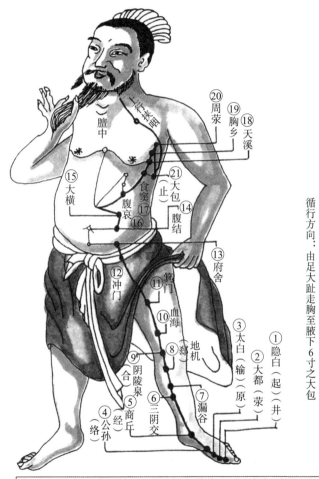

膻中

上行挟咽

⑳ 周荣
⑲ 胸乡
⑱ 天溪

⑮ 大横

⑳ 食窦
㉑ 大包（止）
⑰
腹哀
⑯
⑭ 腹结

⑬ 府舍

⑫ 冲门

⑪ 箕门
⑩ 血海
⑧ 漯
地机
⑨ 阴陵泉（合）

③ 太白（输）（原）
① 隐白（起）（井）
② 大都（荥）

⑤ 商丘（经）
④ 公孙（络）
⑥ 三阴交
⑦ 漏谷

循行方向：由足大趾走胸至腋下6寸之大包

《十四经发挥》（元代滑伯仁）一书（十四经络共354穴）与今比较缺7穴

1. 膀胱经缺4穴：督俞、气海俞、眉冲与关元俞
2. 胆经缺1穴：风市
3. 肝经缺1穴：急脉
4. 督脉缺1穴：中枢

注：参考元代滑伯仁《十四经发挥》

七、手少阴心经之图

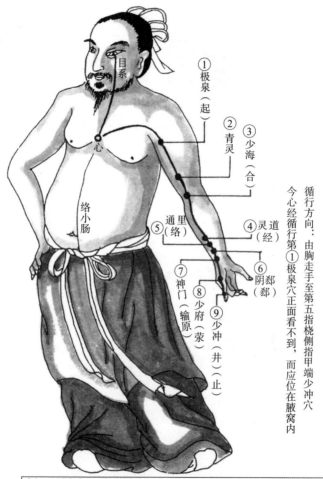

目系

① 极泉（起）

② 青灵

③ 少海（合）

心

络小肠

通里（络）

⑤

④ 灵道（经）

⑦ 神门（输原）

⑥ 阴郄（郄）

⑧ 少府（荥）

⑨ 少冲（井）（止）

循行方向：由胸走手至第五指桡侧指甲端少冲穴

今心经循行第①极泉穴正面看不到，而应位在腋窝内

《十四经发挥》（元代滑伯仁）一书（十四经络共354穴）与今比较缺7穴

1. 膀胱经缺4穴：督俞、气海俞、眉冲与关元俞
2. 胆经缺1穴：风市
3. 肝经缺1穴：急脉
4. 督脉缺1穴：中枢

注：参考元代滑伯仁《十四经发挥》

八、手太阳小肠经之图

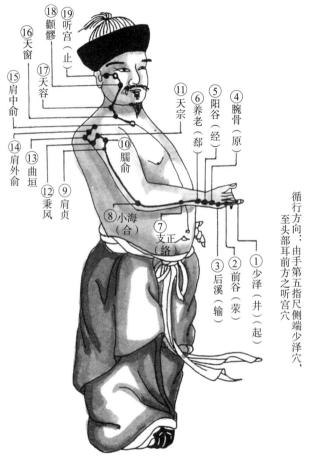

⑲听宫（止）
⑱颧髎
⑯天窗
⑰天容
⑮肩中俞
⑪天宗
⑤阳谷（经）
⑥养老（郄）
④腕骨（原）
⑭肩外俞
⑬曲垣
⑩臑俞
⑫秉风
⑨肩贞
⑧小海（合）
⑦支正（络）
③后溪（输）
②前谷（荥）
①少泽（井）（起）

循行方向：由手第五指尺侧端少泽穴，至头部耳前方之听宫穴

《十四经发挥》（元代滑伯仁）一书（十四经络共354穴）与今比较缺7穴
1. 膀胱经缺4穴：督俞、气海俞、眉冲与关元俞
2. 胆经缺1穴：风市
3. 肝经缺1穴：急脉
4. 督脉缺1穴：中枢

注：参考元代滑伯仁《十四经发挥》

九、足太阳膀胱经之图

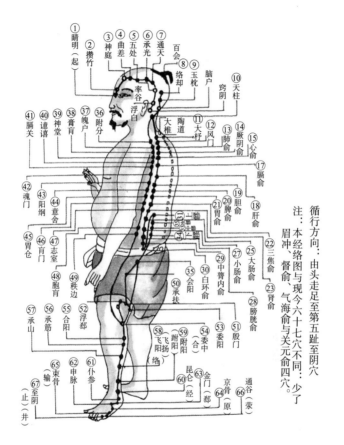

①睛明（起）
②攒竹
③神庭
④曲差
⑤五处
⑥承光
⑦通天
百会
⑧络却
⑨玉枕
脑户
⑩天柱
窍阴
率谷 浮白
大椎 陶道
⑪大杼
⑫风门
⑬肺俞
⑭厥阴俞
⑮心俞
⑯督俞
⑰膈俞
⑱肝俞
⑲胆俞
⑳脾俞
㉑胃俞
㉒三焦俞
㉓肾俞
㉔气海俞
㉕大肠俞
㉖关元俞
㉗小肠俞
㉘膀胱俞
㉙中膂内俞
㉚白环俞
㉛上髎
㉜次髎
㉝中髎
㉞下髎
㉟会阳
㊱附分
㊲魄户
㊳膏肓
㊴神堂
㊵譩譆
㊶膈关
㊷魂门
㊸阳纲
㊹意舍
㊺胃仓
㊻肓门
㊼志室
㊽胞肓
㊾秩边
㊿承扶
51殷门
52浮郄
53委阳
54委中（合）
55承筋
56承山
57合阳
58飞扬（络）
59跗阳
60昆仑（经）
61仆参
62申脉
63金门（郄）
64京骨（原）
65束骨（输）
66通谷（荥）
67至阴（井）

注：本经络图与现今六十七穴不同：少了眉冲、督俞、气海俞与关元俞四穴。

循行方向：由头走至足至第五趾至阴穴

《十四经发挥》（元代滑伯仁）一书（十四经络共354穴）与今比较缺7穴
1. 膀胱经缺4穴：督俞、气海俞、眉冲与关元俞
2. 胆经缺1穴：风市
3. 肝经缺1穴：急脉
4. 督脉缺1穴：中枢

注：参考元代滑伯仁《十四经发挥》

十、足少阴肾经之图

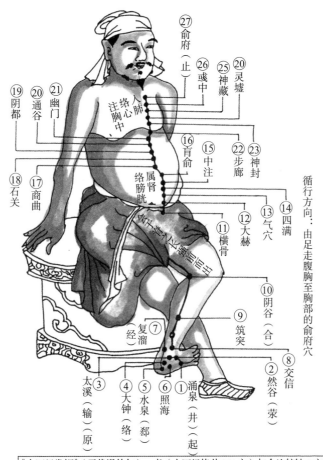

循行方向：由足走腹胸至胸部的俞府穴

㉗俞府（止）
㉖或中
㉕神藏
⑳灵墟
注络心胸中·人肺
络属膀胱肾
⑲阴都
⑳通谷
㉑幽门
⑱石关
⑰商曲
⑯肓俞
⑮中注
㉒步廊
㉓神封
⑭四满
⑬气穴
⑫大赫
⑪横骨
⑩阴谷（合）
⑨筑突
⑧交信
②然谷（荥）
复溜（经）⑦
太溪（输）（原）③
④大钟（络）
⑤水泉（郄）
⑥照海
①涌泉（井）（起）

《十四经发挥》（元代滑伯仁）一书（十四经络共354穴）与今比较缺7穴

1. 膀胱经缺 4 穴：督俞、气海俞、眉冲与关元俞
2. 胆经缺 1 穴：风市
3. 肝经缺 1 穴：急脉
4. 督脉缺 1 穴：中枢

注：参考元代滑伯仁《十四经发挥》

十一、手厥阴心包经之图

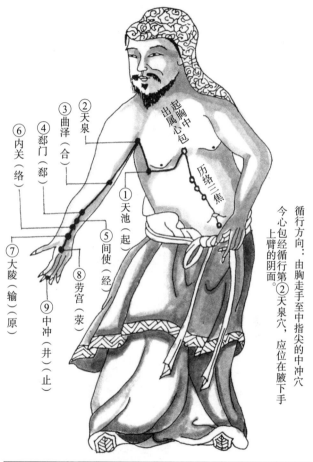

起胸中
出属心包

历络三焦

② 天泉

③ 曲泽（合）

④ 郄门（郄）

⑥ 内关（络）

① 天池（起）

⑤ 间使（经）

⑧ 劳宫（荥）

⑨ 中冲（井）（止）

⑦ 大陵（输）（原）

循行方向：由胸走手至中指尖的中冲穴
今心包经循行第②天泉穴，应位在腋下手
上臂的阴面。

《十四经发挥》（元代滑伯仁）一书（十四经络共354穴）与今比较缺7穴

1. 膀胱经缺4穴：督俞、气海俞、眉冲与关元俞
2. 胆经缺1穴：风市
3. 肝经缺1穴：急脉
4. 督脉缺1穴：中枢

注：参考元代滑伯仁《十四经发挥》

十二、手少阳三焦经之图

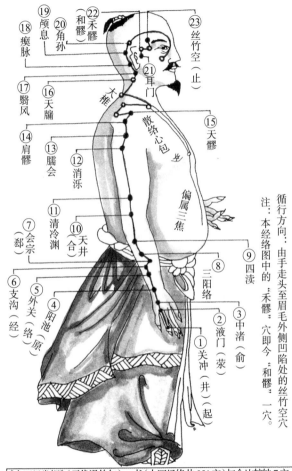

㉒和髎
⑲颅息
⑳角孙
⑱瘛脉
㉓丝竹空（止）
㉑耳门
⑰翳风
⑯天牖
大椎
散络心包
⑮天髎
⑭肩髎
⑬臑会
⑫消泺
偏属三焦
⑪清冷渊
⑦会宗（郄）
⑩天井（合）
⑨四渎
⑥支沟（经）
⑤外关（络）
④阳池（原）
⑧三阳络
③中渚（俞）
②液门（荥）
①关冲（井）（起）

循行方向：由手走头至眉毛外侧侧凹陷处的丝竹空穴

注：本经络图中的"禾髎"穴即今"和髎"一穴。

《十四经发挥》（元代滑伯仁）一书（十四经络共354穴）与今比较缺7穴

1.膀胱经缺4穴：督俞、气海俞、眉冲与关元俞
2.胆经缺1穴：风市
3.肝经缺1穴：急脉
4.督脉缺1穴：中枢

注：参考元代滑伯仁《十四经发挥》

208

十三、足少阳胆经之图

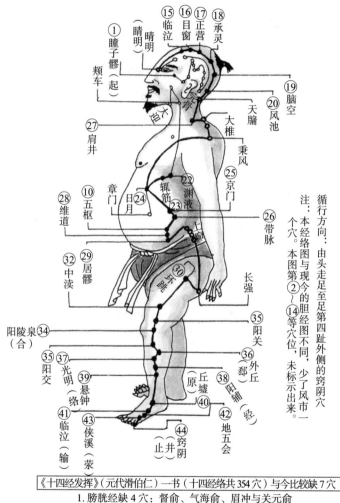

循行方向：由头走足至足第四趾外侧的窍阴穴

注：本经络图与现今的胆经图不同，少了风市一个穴。本图第②～⑭等穴位，未标示出来。

《十四经发挥》（元代滑伯仁）一书（十四经络共354穴）与今比较缺7穴

1. 膀胱经缺4穴：督俞、气海俞、眉冲与关元俞
2. 胆经缺1穴：风市
3. 肝经缺1穴：急脉
4. 督脉缺1穴：中枢

注：参考元代滑伯仁《十四经发挥》

十四、足厥阴肝经之图

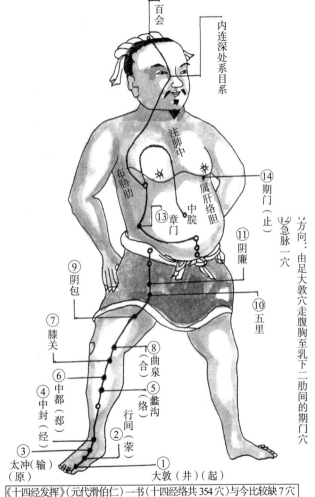

百会

内连深处系目系

注肺中

布胁肋

属肝络胆

中脘

⑬ 章门

⑭ 期门（止）

急脉 一穴

方向：由足大敦穴走腹胸至乳下二肋间的期门穴

⑪ 阴廉

⑨ 阴包

⑩ 五里

⑦ 膝关

⑧ 曲泉（合）

⑥ 中都（郄）

⑤ 蠡沟（络）

④ 中封（经）

行间（荥）

③ 太冲（输）（原）

②

① 大敦（井）（起）

《十四经发挥》（元代滑伯仁）一书（十四经络共354穴）与今比较缺7穴

1. 膀胱经缺4穴：督俞、气海俞、眉冲与关元俞
2. 胆经缺1穴：风市
3. 肝经缺1穴：急脉
4. 督脉缺1穴：中枢

注：参考元代滑伯仁《十四经发挥》

十五、任脉之图

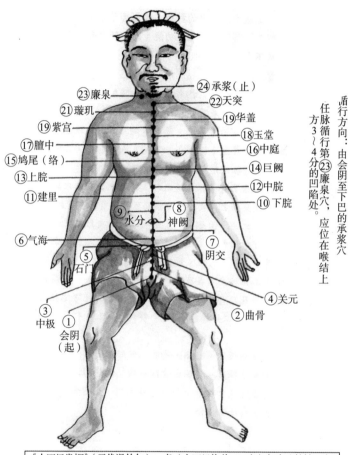

㉔承浆（止）
㉓廉泉
㉒天突
㉑璇玑
⑲紫宫
⑲华盖
⑰膻中
⑱玉堂
⑮鸠尾（络）
⑯中庭
⑬上脘
⑭巨阙
⑪建里
⑫中脘
⑨水分
⑩下脘
⑧神阙
⑥气海
⑦阴交
⑤石门
④关元
③中极
②曲骨
①会阴（起）

循行方向：由会阴至下巴的承浆穴
任脉循行第㉓廉泉穴，应位在喉结上方3～4分的凹陷处。

《十四经发挥》（元代滑伯仁）一书（十四经络共354穴）与今比较缺7穴

1. 膀胱经缺4穴：督俞、气海俞、眉冲与关元俞
2. 胆经缺1穴：风市
3. 肝经缺1穴：急脉
4. 督脉缺1穴：中枢

注：参考元代滑伯仁《十四经发挥》

十六、督脉之图

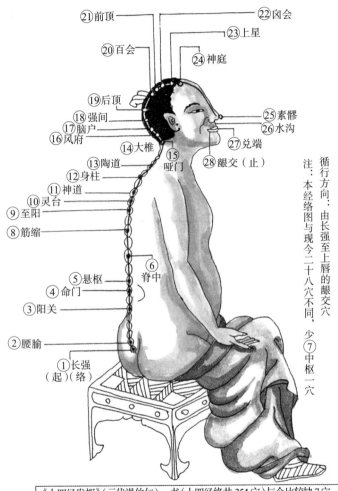

- ㉑前顶
- ㉒囟会
- ㉓上星
- ⑳百会
- ㉔神庭
- ⑲后顶
- ㉕素髎
- ⑱强间
- ⑰脑户
- ㉖水沟
- ⑯风府
- ⑭大椎
- ⑮哑门
- ㉗兑端
- ㉘龈交（止）
- ⑬陶道
- ⑫身柱
- ⑪神道
- ⑩灵台
- ⑨至阳
- ⑧筋缩
- ⑥脊中
- ⑤悬枢
- ④命门
- ③阳关
- ②腰腧
- ①长强（起）（络）

注：循行方向：由长强至上唇的龈交穴

注：本经络图与现今二十八穴不同，少⑦中枢一穴

《十四经发挥》(元代滑伯仁)一书(十四经络共354穴)与今比较缺7穴

1. 膀胱经缺4穴：督俞、气海俞、眉冲与关元俞
2. 胆经缺1穴：风市
3. 肝经缺1穴：急脉
4. 督脉缺1穴：中枢

注：参考元代滑伯仁《十四经发挥》

212

第7章 手太阴肺经：LU 1～LU 11

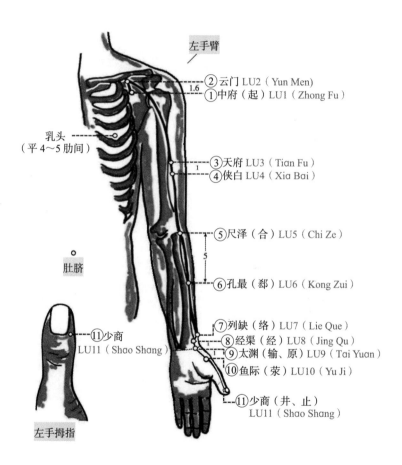

左手臂

②云门 LU2（Yun Men）
①中府（起）LU1（Zhong Fu）
1.6

乳头
（平4～5肋间）

③天府 LU3（Tian Fu）
④侠白 LU4（Xia Bai）
1

⑤尺泽（合）LU5（Chi Ze）
5

肚脐

⑥孔最（郄）LU6（Kong Zui）

⑦列缺（络）LU7（Lie Que）
⑧经渠（经）LU8（Jing Qu）
⑪少商
LU11（Shao Shang）
⑨太渊（输、原）LU9（Tai Yuan）
⑩鱼际（荥）LU10（Yu Ji）

⑪少商（井、止）
LU11（Shao Shang）

左手拇指

手太阴肺经（LU.）重要腧穴（穴位）表

穴数：11	五输穴
气血：多气少血	井穴——少商
走向：由胸走手	荥穴——鱼际
时刻：早上 3—5 时（寅时）	输穴——太渊
起穴：中府	原穴——太渊
止穴：少商	经穴——经渠
	合穴——尺泽
络穴：列缺	背俞穴：肺俞
郄穴：孔最	募穴：中府

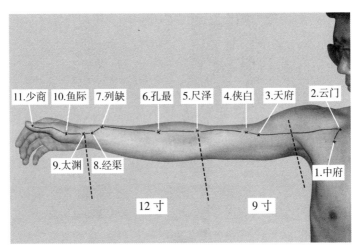

11.少商　10.鱼际　7.列缺　6.孔最　5.尺泽　4.侠白　3.天府　2.云门

9.太渊　8.经渠

1.中府

12 寸　　　9 寸

（肺经之循行：由胸走手到拇指）

手太阴肺经简介

一、手太阴肺经经络循行

由胸走到手（拇指）

原文：手太阴肺经之脉，起于中焦，下络大肠，还循胃口，上膈属肺，从肺系横出腋下，下循臑内，行少阴心主之前，下肘中。循臂内上骨下廉，入寸口，上鱼，循鱼际，出大指之端；其支者，从腕后直出次指内廉，出其端。

原文关键字句解说

1.起

(1)《十四经发挥》：起，发也。

(2)经脉循行之开始。

2.中焦

(1)《类经》十二经脉注：中焦当胃中脘，脐上四寸之分（即脐上四寸之处）。

(2)《铜人》注：中焦者，在胃中脘，主腐熟水谷。

(3)即胃部中脘穴之处。

3.下

经气自上往下走。

4.络

(1)《十四经发挥》：络，绕也。

(2) 绕行、网络、联络之意。

(3) 承淡安注：即经脉下行联络于与本经相表里之脏腑。

5. 循

(1)《十四经发挥》：循，巡也。

(2) 形容经气沿经脉络线行走。

6. 胃口

(1)《十四经发挥》：胃口，胃之上下口也。胃上口，在脐上五寸上脘穴。下口在脐上二寸下脘穴之分也。

(2) 此处只胃上口，即贲门处。

7. 上

由下往上走。

8. 膈

(1)《十四经发挥》：膈者，隔也。凡人心下有膈膜与脊胁周回相着，所以遮隔浊气，不使上薰于心肺也。

(2) 指横膈膜。

9. 属

(1)《十四经发挥》：属，会也。

(2) 承淡安注：与其本脏相连曰属。

(3) 统属、隶属之意。

10. 肺系

(1)《十四经发挥》：肺系，谓喉咙也，喉以候气，下肺。

(2) 指连于肺的气管、喉咙等。

11. 横

(1) 承淡安注：经脉平行曰横。

(2) 形容经脉沿躯干左右方向走行。

12. 出

由深而浅，即由体腔内出于体表。

13. 臑

(1)《十四经发挥》：膊下对腋处为臑，肩肘之间也。

(2) 承淡安注：指上膊。

(3) 此处指上臂内侧。

14. 手心主

心包络之代称，指手厥阴心包络经。

15. 肘

(1)《十四经发挥》：臑尽处为肘，臂节也。

(2) 承淡安注：肘弯横纹部。

16. 臂

(1)《十四经发挥》：肘以下为臂（前臂）。肘以上为臑，即上臂。

(2) 指前臂。

17. 上骨

桡骨。

18. 廉

侧边之意。

19. 寸口

(1)《十四经发挥》：手掌后高骨旁，动脉为关。关前动脉为寸口。

(2) 指腕横纹上桡动脉搏动处。

20. 鱼

(1)《十四经发挥》：谓掌骨之前，大指本节之后，其肥肉隆起处，统谓之鱼。

(2) 指外展拇短肌部。

21. 鱼际

穴名。

22. 大指

即拇指。

23. 端

指（趾）端，末梢之意。

24. 支

(1) 承淡安注：经络干线上分出的曰支。

(2) 经络的支脉。

25. 腕

手腕，前臂与手的关节部，即腕关节处。

26. 次指

即食指。

27. 内廉

桡侧之意。

二、手太阴肺经联系脏腑

1. 脏：肺（本经络）。

2. 腑：大肠（相表里经）；中焦（肺起于中焦）。

三、手太阴肺经经过器官

1. 气管（肺经从肺系横出腋下，肺系即指气管、喉咙）。

2. 喉咙。

四、手太阴肺经穴位

左右各 11 穴。

中府（起穴、肺经募穴）、云门、天府、侠白、尺泽（合穴）、孔最（郄穴）、列缺（络穴、通任脉）、经渠（经穴）、太渊（输穴、原穴）、鱼际（荥穴）、少商（止穴、井穴）。

1. 根据古人经验，禁针穴有 35 穴，禁灸穴有 45 穴。

2. 本经（肺经）之禁针穴有云门（此穴是不可针深穴）。

3. 本经（肺经）之禁灸穴有天府、经渠、鱼际、少商。

4. 以上禁针穴与禁灸穴，在临证时可作为参考用，不须拘泥不变。

5. 中府为手太阴肺经、足太阴脾经之交会穴。

五、手太阴肺经循形路线白话解说

原文共分四段，叙述如下。

1.原文：手太阴肺经之脉，起于中焦，下络大肠循胃口，上膈属肺。

白话解说：手太阴肺的经脉，从胃部（中焦）开始，向下联络大肠，回上来沿着胃上口贲门部，穿过膈肌，归属于肺。

2.原文：从肺系横出腋下，下循臑内，行手少阴之前，下肘中。

白话解说：归属于肺后，从气管、喉咙部横行向侧胸上部浅出体表，即中府穴、云门穴处，然后走向腋部，沿上臂内侧的天府穴、侠白穴，循行心经、心包络经之前而下达于肘窝中的尺泽穴（手臂阴面之经络循行，肺经走前路，心包络经走中路，心经走后路，故肺经走在心包络经之前面）。

3.原文：循臂内上骨下廉，入寸口，上鱼，循鱼际，出大指之端。

白话解说：从尺泽穴往下沿前臂内侧桡骨下缘行走，经孔最穴再往腕关节桡动脉搏动处行去，先经列缺穴、经渠穴，而达太渊穴，然后再走到拇指根部肥厚处之鱼际穴，最后到达拇指末梢桡侧端之少商穴。

4.原文：其支者，从腕后直出次指内廉，出其端。

白话解说：肺经有一支脉，从腕后桡骨茎状突的上方分出，沿掌背侧走向食指桡侧端（交于手阳明大肠经）。

手太阴肺经循行白话解说全文

从胃部（中焦）开始，向下联络大肠，回上来沿着胃上口贲门部，穿过膈肌，归属于肺。而后从气管，喉咙部横行向侧胸上部，浅出体表，即中府穴、云门穴处，然后走向腋部，沿上臂内侧的天府穴、侠白穴，循行于心经、心包络经之前，下达于肘窝中的尺泽穴。往下沿着前臂内侧桡骨下缘行走，经孔最穴，再往腕关节处行去，经列缺、经渠穴，而达桡动脉搏动处之太渊穴。然后再走到拇指根部肥厚之鱼际穴，最后到达拇指末梢桡侧端之少商穴。

另有一条支脉，从腕后桡骨茎状突的上方分出（即列缺穴），沿掌背侧走向食指桡侧端，交于手阳明大肠经。

六、手太阴肺经主治病症

1. 传统医学

是动病（偏重气分病）	所生病（偏重血分病）
• 肺胀满，膨膨而喘咳，缺盆中痛 • 交两手而瞀（两手交叉于胸部，闭目无力之状，为臂气厥逆之故），此为臂厥	• 咳上气，喘渴，烦心，胸满 • 臑臂内前廉痛厥 • 掌中热 注：经过手掌的经络有肺经、心包经与心经3条，故掌中热可选肺、心包与心3条经脉来治疗

【是动病关键字解说】

(1) 膨膨：形容胀满之意。

(2) 缺盆：锁骨上窝之凹陷部分。

(3) 瞀：视物不清，精神昏乱。

(4) 臂厥：因寒热邪气而致手臂逆冷。

【所生病关键字解说】

(1) 上气：气上逆，呼吸之气急促。

(2) 厥：逆（活动不利）。

2. 现代医学

依据经之所过，病之所治之原则，肺经循行走向与临床主治病症如下。

(1) 肺炎（循行上膈属肺）。

(2) 肋膜炎（循行上膈属肺）。

(3) 胸部带状疱疹（肺经循行经过胸中）。

(4) 胃炎、胃溃疡（肺经起于中焦）。

(5) 气喘（气管属肺系，肺经循行经过肺系）。

(6) 五十肩、肩关节炎（经络循行从肺系横出腋下，经过手臂阴面前路，可治五十肩前面之疼痛）。

(7) 腕桡侧肌腱炎（又称妈妈手。肺经循臂内上骨下廉，入寸口，可经过手腕桡侧）。

(8) 拇指肌腱炎，拇指扭伤（肺经循鱼际，出大指之端）。

(9) 过敏性鼻炎（肺开窍于鼻，肺经起于中焦之胃，胃经循行经过鼻旁八分的巨髎穴）。

(10) 咽喉炎、扁桃腺炎（喉咙属肺系，肺经循行经过肺系）。

(11) 坐骨神经痛（坐骨神经痛常犯膀胱经，膀胱属水，肺属金，金可生水，故对于虚证或慢性的坐骨神经痛用补其母的原则，选用肺经穴位）。

七、临床经验与教学心得

1. 中医讲"肺"，比较抽象，常指①实质的肺脏；②肺经；③肺经循行的相关位置3项；西医讲"肺"比较实质，常指实质的肺脏，读者对此要注意，以方便研习。

2. 肺经循行经肩膀阴面前路，因此若肩膀前面疼痛，如五十肩、肱二头肌腱发炎时，可选用肺经与大肠经治疗。

3. 肺经循行路线接近肱骨外上髁，而且与大肠经相表里，因此对于大肠经主治病症的网球肘，可以发挥加强疗效的作用。

4. 腕部桡侧肌腱发炎时，拇指弯曲转动会疼痛，俗称"妈妈手"，其病灶正好在肺经与大肠经的循行路线上，故可选肺经与大肠经来治疗，肺经则常用太渊穴与列缺穴。

5. 扳机指常见于食指，但拇指偶尔亦可见。因肺经经过拇指，所以可以治疗拇指之扳机指、拇指扭伤等疾病。一般可选太渊、鱼际、少商等穴来疏导之。

6. 董氏奇穴中的重子、重仙穴治疗膏肓痛有奇效，而这两穴皆位于肺经循行路线上，因此可用其附近的鱼际穴取代之，其治疗原理是因为借由肺经可反映到膀胱经的肺俞穴（位于第3胸椎下，距督脉一寸五分处），距膏肓穴很近。另外，胃经的足三里亦可治膏肓痛（三里应膏肓），若再配合循经取穴扎委中、昆仑等穴，则效果更佳。

7. 肺经对于坐骨神经痛有很好的疗效，因坐骨神经痛主要侵犯膀胱经、胆经、肾经、肝经，而膀胱经与肾经皆属水，肺经则属金，金可生水；故当坐骨神经痛属虚证时，依"虚者补其母"的原则，可选用肺经来治疗，临床上最有名的穴位为天府与侠白两穴。

8. 肺经亦可治疗足内踝后缘之挫扭伤疼痛，因依"金生水"的原则，肺经可治疗肾经络线的疾病，而肾经行足内踝后缘，再依"相应部位取穴"的原则，下病上取，选肺经的经渠穴、太渊穴，临床上可见非常好的效果。

9. 肺主皮毛，可固表祛风，增强人体抵抗力，对于皮肤病如湿疹、香港脚、面疱、癣等皆有疗效。临床在治疗皮肤病时，除了用心经（《内经》云：诸般疮疡皆属心）治疗外，还须加上肺经，以更彰显治病的疗效。

10. 肺开窍于鼻，且肺经上的"列缺穴"可通任脉，任脉循行于身体中行，有补气作用，因此肺经对过敏性鼻炎、鼻窦炎、嗅觉失灵等鼻病有疗效，临床上因肺经与大肠经相表里，而大肠经又经过鼻旁五分处的迎香穴，故又常合并大肠经使用，一起来治疗鼻病。

11. 肺经起于中焦的胃，下络大肠，对于胃部不适如打嗝、呕吐、胃痛等消化道疾病亦可发挥治疗作用。

12. 列缺通任脉，任脉经过生殖器官，因此肺经也可治阳痿和女子骨盆腔发炎，月经不调等疾病，另外小便过多、尿频等膀胱疾病亦有疗效（临床上湿重、水肿、水气等皆与肺、脾、肾三脏有关联）。

13. 古人说：人百病，首中风（外感风邪）。风邪侵犯人体，必自体表的穴位开始，而肺主皮毛，所以肺经是人体抵抗疾病的第一道防线。

14. 肺经对于戒烟效果很好，因肺经可调节鼻子嗅觉与健全气管功能，如再加上胃经、大肠经则疗效将更佳。

15. 亚热带比较湿热的气候，鼻病的病人很多，除了传统的中医、西医治疗外，也可以用针灸治疗或经穴按摩的方式来辅助治疗，常用的经络有大肠经、胃经、肺经、肾经、任脉、督脉六条，常用的穴位有鼻五穴等。第 1 组为印堂、两个上迎香与两个迎香，第 2 组为印堂、两个鼻通与两个迎香，图表如下。

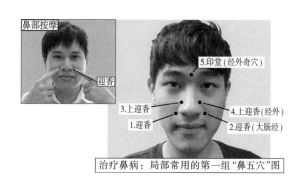

治疗鼻病：局部常用的第一组"鼻五穴"图

16.天冷时，小便会多些（量多且清澈），这不是膀胱炎，乃是天冷，皮毛不温→肺不温（肺主皮毛）→肾不温→漏小便（小便变多），因金（肺与大肠）会生水（肾与膀胱），当天气转温热或人体多运动后，小便自然会减少并恢复正常。

17.穴位是疾病的反应点，也是治疗点，慢性病常会反映到络穴与募穴，而急性病常会反映到郄穴与背俞穴。所以当人们感冒时，如急慢性的喉咙痛、咳嗽、流鼻涕等症状，此时肺经的络穴列缺、募穴中府、郄穴孔最与背俞穴肺俞等都可加以选用，另外指压、刮痧、拔罐或灸疗亦可配合，对症状的舒解很有帮助。

自我测验选择题

* 自我测验（4 选 1）

1. 人体十二经络之循行

    A. 不规律　　　　B. 规律　　　　C. 以上皆是　　D. 以上皆非

2. 与人体脏腑有直接连属的是指

    A. 任脉　　　　　B. 督脉　　　　C. 奇经八脉　　D. 十二经脉

3. 与人体脏腑没有直接连属的是指

    A. 奇经八脉　　　B. 十二经脉　　C. 心经　　　　D. 三焦经

4. 统帅 6 条阴经的是指

    A. 肾经　　　　　B. 任脉　　　　C. 心经　　　　D. 督脉

5. 统帅 6 条阳经的是指

    A. 膀胱经　　　　B. 三焦经　　　C. 肾经　　　　D. 督脉

6. 哪一条经络没有循行时刻表

    A. 心经　　　　　B. 心包经　　　C. 督脉　　　　D. 三焦经

7. 哪一条经络没有循行时刻表

    A. 肾经　　　　　B. 胃经　　　　C. 小肠经　　　D. 任脉

8. 哪一条经络循行，没经过四肢

    A. 心包经　　　　B. 肾经　　　　C. 胆经　　　　D. 任脉

9. 哪一条经络循行，没经过四肢

    A. 肺经　　　　　B. 脾经　　　　C. 心经　　　　D. 督脉

10. 为诸阳（经）之会（交会穴）是指

    A. 人中　　　　B. 承浆　　　　C. 百会　　　　D. 膏肓

11. 肺经之穴位单侧共有

    A. 9 穴　　　　B. 10 穴　　　　C. 11 穴　　　　D. 12 穴

12. 肺经之穴位双侧共有

    A. 18 穴　　　　B. 20 穴　　　　C. 22 穴　　　　D. 24 穴

13. 肺经与美容有关，是因肺主

    A. 血　　　　B. 气　　　　C. 神经　　　　D. 淋巴

14. 肺经与美容有关，是因为肺主

    A. 五脏　　　　B. 六腑　　　　C. 四肢　　　　D. 皮毛

15. 五脏中，肺脏藏

    A. 志　　　　B. 意　　　　C. 魂　　　　D. 魄

16. 传统医学中"肺经"是指

    A. 实质之肺脏　　　　　　B. 肺经之循行路线

    C. 肺经循行中所联络相关之脏腑与皮表　　　D. 以上皆是

17. 现代医学（西医）所指之肺，是指

    A. 实质的肺脏　　　　　　B. 肺经

    C. 与肺相关之脏腑　　　　D. 以上皆是

18. 西医所指之"肺脏"比中医所指之"肺脏"范围

    A. 相同　　　　B. 较大　　　　C. 较小　　　　D. 以上皆非

19. 西医与中医所讲的"肺脏"

    A. 完全相同　　　　　　B. 完全不相同

C. 有些相同，有些不同　　D. 以上皆非

20. 中医所讲之肺脏较

　　A. 实质　　　B. 抽象　　　C. 范围小　　　D. 以上皆非

21. 十二经络之循行，开始之第 1 条是指

　　A. 肺经　　　B. 膀胱经　　　C. 肾经　　　D. 肝经

22. 十二经络之循行，最后止于

　　A. 肺经　　　B. 心经　　　C. 三焦经　　　D. 肝经

23. 早上鸡鸣时刻（3-5 时）为何经之循行时刻

　　A. 大肠经　　　B. 肺经　　　C. 肝经　　　D. 肾经

24. 半夜（1-3 时）为何经之循行时刻

　　A. 胆经　　　B. 三焦经　　　C. 肝经　　　D. 肺经

25. 五脏（属阴经）与六腑（属阳经）若有病，对美容（脸部与身体其他部位）之影响

　　A. 完全无影响　　　　　B. 只有一点影响

　　C. 影响相当　　　　　　D. 不会造成问题

26. 心火旺之时刻是指

　　A. 1—3 时（丑）　　　　B. 3—5 时（寅）

　　C. 9—11 时（巳）　　　　D. 11—13 时（午）

27. 肺经循行于

　　A. 寅时　　　B. 卯时　　　C. 辰时　　　D. 巳时

28. 肺经循行于

　　A. 11—13 时　　B. 1—3 时　　C. 3—5 时　　D. 5—7 时

29. 肺经循行

　　A. 由胸走手　　B. 由手走头　　C. 由头走足　　D. 由足走胸

30. 基本上，在肺经上可施行

　　A. 指压　　　　B. 刮痧　　　　C. 拔罐　　　　D. 以上皆可

31. 在肺经上刮痧，应

　　A. 由肩往手　　B. 由手往肩　　C. 由大腿往足　D. 由足往大腿

32. 在哪个穴位，很难拔罐

　　A. 天府　　　　B. 尺泽　　　　C. 少商　　　　D. 云门

33. 在何种情况下，脸部难亮丽

　　A. 忧郁症　　　　　　　B. 感冒咳嗽

　　C. 子宫下垂，膀胱炎　　D. 以上皆是

34. 风寒感冒，常会小便多些，常因

　　A. 肺寒　　　　B. 肾不温　　　C. 以上皆是　　D. 以上皆非

35. 肺经有病，常会

　　A. 手臂无力　　　　　　B. 喘咳缺盆中痛

　　C. 小腿痛　　　　　　　D. 以上 AB 为对

36. 肺经循行于手臂阴面之

　　A. 前路　　　　B. 中路　　　　C. 后路　　　　D. 以上皆非

37. 肺经反射到背部之穴位叫

　　A. 心俞　　　　B. 大肠俞　　　C. 肺俞　　　　D. 肾俞

38. 在五行中，肺属

　　A. 金　　　　　B. 木　　　　　C. 火　　　　　D. 土

39. 肺与大肠属金，膀胱与肾属水，所以肺经可治慢性坐骨神经痛是因

　　A. 木生火　　B. 火生土　　C. 土生金　　D. 金生水

40. 肺经可治胃下垂、过敏性鼻炎是因肺主

　　A. 气　　　　B. 血　　　　C. 筋　　　　D. 脉

41. 属于肺经之穴位是指

　　A. 曲泽　　　B. 尺泽　　　C. 公孙　　　D. 三阴交

42. 肺经在美容上之贡献是

　　A. 主气，提升生理功能

　　B. 主毛皮，预防感冒与皮肤病

　　C. 起源于中焦之胃，有健胃整肠之作用

　　D. 以上皆是

43. 肺经可治妈妈手（手腕桡侧肌腱炎）是因

　　A. 经之所过，病之所治　　B. 调理气血之故

　　C. 刺激穴位产生脑内啡　　D. 以上皆是

44. 两手虎口交叉，食指按住桡骨茎突，食指尖所到之处是指何穴

　　A. 经渠　　　B. 列缺　　　C. 鱼际　　　D. 尺泽

45. 孔最与尺泽两穴相距

　　A. 2寸　　　B. 3寸　　　C. 4寸　　　D. 5寸

46. 手掌心向天，手臂伸直，鼻尖与手上臂相碰处是指何穴

　　A. 尺泽　　　B. 天府　　　C. 曲泽　　　D. 侠白

47. 下列何穴属于肺经

    A. 鱼际与风府　　　　　　B. 列缺与曲泽

    C. 鱼际与少府　　　　　　D. 列缺与中府

48. 肺经可治

    A. 咳嗽、喉痛　　　　　　B. 掌心热、手腕桡侧痛

    C. 鼻炎与红鼻子　　　　　D. 以上皆是

49. 临床上，湿气、水肿、水气等常与脾、肾及何脏有关系

    A. 心脏　　　　B. 肝脏　　　　C. 肺脏　　　　D. 以上皆非

50. 肺经可治女人骨盆腔疾病、膀胱炎，是因何穴可通任脉之故

    A. 鱼际　　　　B. 孔最　　　　C. 列缺　　　　D. 尺泽

答案

1–5　BDABD　　　　6–10　CDDDC　　　　11–15　CCBDD

16–20　DACCB　　　21–25　ADBCC　　　26–30　DACAD

31–35　ACDCD　　　36–40　ACADA　　　41–45　BDDBD

46–50　BDDCC

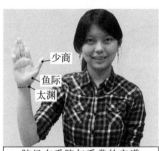

肺经在手腕与手掌的穴道

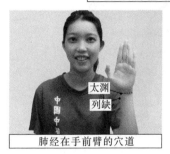

肺经在手前臂的穴道

肺经在手前臂的穴道

第8章 手阳明大肠经: LI 1～LI 20

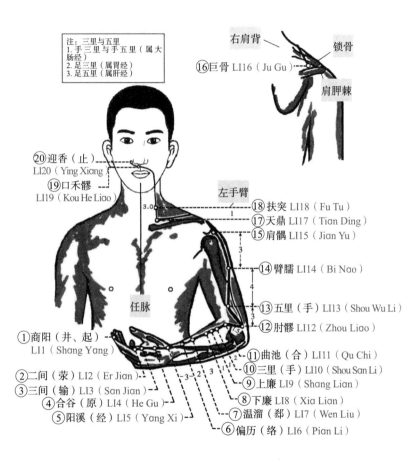

注：三里与五里
1. 手三里与手五里（属大肠经）
2. 足三里（属胃经）
3. 足五里（属肝经）

右肩背

锁骨

⑯巨骨 LI16（Ju Gu）

肩胛棘

⑳迎香（止）
LI20（Ying Xiang）

⑲口禾髎
LI19（Kou He Liao）

左手臂

3.0

任脉

⑱扶突 LI18（Fu Tu）
⑰天鼎 LI17（Tian Ding）
⑮肩髃 LI15（Jian Yu）

⑭臂臑 LI14（Bi Nao）

⑬五里（手）LI13（Shou Wu Li）
⑫肘髎 LI12（Zhou Liao）

①商阳（井、起）
LI1（Shang Yang）

②二间（荥）LI2（Er Jian）
③三间（输）LI3（San Jian）
④合谷（原）LI4（He Gu）
⑤阳溪（经）LI5（Yang Xi）

⑪曲池（合）LI11（Qu Chi）
⑩三里（手）LI10（Shou San Li）
⑨上廉 LI9（Shang Lian）
⑧下廉 LI8（Xia Lian）
⑦温溜（郄）LI7（Wen Liu）
⑥偏历（络）LI6（Pian Li）

手阳明大肠经（LI.）重要腧穴（穴位）表

穴数：20	五输穴
气血：多气多血	井穴——商阳
走向：由手走头	荥穴——二间
时刻：早上 5—7 时（卯时）	输穴——三间
起穴：商阳	原穴——合谷
止穴：迎香	经穴——阳溪
	合穴——曲池
络穴：偏历	背俞穴：大肠俞
郄穴：温溜	募穴：天枢

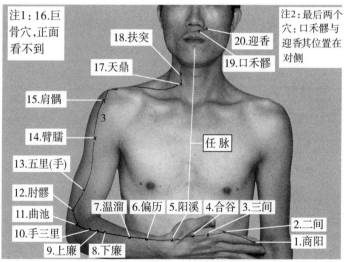

注1：16.巨骨穴，正面看不到

注2：最后两个穴：口禾髎与迎香其位置在对侧

18.扶突　17.天鼎　15.肩髃　14.臂臑　13.五里(手)　12.肘髎　11.曲池　10.手三里　9.上廉　8.下廉　7.温溜　6.偏历　5.阳溪　4.合谷　3.三间　2.二间　1.商阳　20.迎香　19.口禾髎　任脉

（大肠经之循行：由手食指走头，到鼻旁迎香穴）

235

手阳明大肠经简介

一、手阳明大肠经经络循行

由手（食指）走到头部（鼻旁）

原文：大肠手阳明之脉，起于大指次指之端，循指上廉出合谷两骨之间，上入两筋之中。循臂上廉，入肘外廉，上臑外前廉，上肩。出髃骨之前廉，上出于柱骨之会上，下入缺盆，络肺，下膈，属大肠；其支者，从缺盆上颈贯颊，入下齿中。还出挟口，交人中，左之右，右之左，上挟鼻孔（髃，如肩髃穴）。

原文内关键字句解说

1. 大指次指。

即食指。

2. 循

形容经气沿经脉路线走行。

3. 廉

侧边。上廉即桡侧。

4. 合谷

穴名，位于手拇指及食指两指本节后两骨之间（即第1、2掌骨之间）。

5. 两骨之间

(1) 承淡安注：指第1、2掌骨之间。

(2) 即虎口处。

6. 两筋之中

(1) 两筋指拇长伸肌腱与拇短伸肌腱。

(2) 指手腕桡侧，两筋陷中之阳溪穴处。

7. 臑

指上臂（即手肘以上，肩部以下部位）。

8. 髃骨

(1)《十四经发挥》：肩端两骨间，为髃骨。

(2) 承淡安注：肩胛骨与锁骨关节部之肩峰。

9. 柱骨之会上

(1)《十四经发挥》：肩胛上际会处，为天柱骨。

(2) 柱骨即指颈椎。

(3)《类经》十二经脉注：六阳经皆会于督脉之大椎，是谓会上。

(4)《图翼》：肩骨上际，颈骨之根也。

(5) 承淡安注：颈椎与胸椎结合之处。

(6) 指大椎穴。

10. 缺盆

锁骨上窝凹陷处。

11. 贯

指穿过的意思。

12. 颊

(1)《十四经发挥》：耳以下曲处为颊。

(2) 脸颊、面颊之意。

13. 下齿

下颌齿。

14. 还

复返。

15. 挟口

(1) 经络并行于组织之两边曰"挟"。

(2) 挟，夹也。挟口，指口吻之侧。

16. 交

经络彼此交叉而过。

17. 人中

穴名，又名水沟，位鼻唇沟上 1/3 处，为十三鬼穴之一。

18. 左之右，右之左

左侧经脉交叉到右侧，右侧经脉交叉到左侧。

二、手阳明大肠经联系脏腑

1. 脏：肺（相表里经）。

2. 腑：大肠（本经）。

三、手阳明大肠经经过器官

1. 口（还出挟口，交人中）。

2. 下齿（上颈贯颊，入下齿中）。

3. 鼻（上挟鼻孔，其中迎香穴距鼻旁 5 分）。

四、手阳明大肠经穴位

左右各二十穴。

商阳（起穴、井穴）、二间（荥穴）、三间（输穴）、合谷（原穴）、阳溪（经穴）、偏历（络穴）、温溜（郄穴）、下廉、上廉、手三里、曲池（合穴）、肘髎、五里、臂臑、肩髃、巨骨、天鼎、扶突、口禾髎、迎香（止穴）。

1. 臂臑为手阳明大肠经、手太阳小肠经、足太阳膀胱经及阳维脉交会穴。

2. 肩髃为手阳明大肠经、手太阳小肠经、阳跷脉交会穴。

3. 巨骨为手阳明大肠经与阳跷脉交会穴。

4. 迎香为手阳明大肠经与足阳明胃经交会穴。

5. 根据古人经验，禁针穴有 35 穴，禁灸穴有 45 穴。

6. 本经（大肠经）之禁针穴有手五里（此穴是绝对禁针穴）、合谷（此穴是孕妇禁针穴）。

7. 本经（大肠经）之禁灸穴有迎香（另一穴禾髎为《针灸大成》上之禁灸穴之一）。

8. 以上禁针穴与禁灸穴，在临证时，可作为参考用，不须拘泥不变。

五、手阳明大肠经循行路线白话解说

原文共分六段，叙述如下。

1. 原文：大肠手阳明之脉，起于大指次指之端，循指上廉，出合谷两骨之间，上入两筋之中。

白话解说：手阳明大肠的经脉，从食指桡侧端的商阳穴开始，沿着食指桡侧缘，经二间穴、三间穴，向上经过第1、2掌骨之间的合谷穴，进入拇长伸肌腱与拇短伸肌腱中间的阳溪穴。

2. 原文：循臂上廉，入肘外廉，上臑外前廉，上肩。

白话解说：自阳溪穴而上，沿着前臂桡侧缘的偏历穴、温溜穴、下廉穴、上廉穴、手三里穴，到达肘关节外侧的曲池穴，然后再沿着上臂外侧前缘的肘髎穴、五里穴、臂臑穴，往上进入肩关节前上缘的肩髃穴。

3. 原文：出髃骨之前廉，上出于柱骨之会上。

白话解说：由肩髃行到肩峰前缘，然后往后走，经巨骨穴，到位于第7颈椎下大椎穴（属督脉穴）。

4. 原文：下入缺盆，络肺，下膈，属大肠。

白话解说：从大椎穴向前下行到锁骨上窝，深入体腔，联络肺，向下穿过膈肌，归属于大肠。

5. 原文：其支者，从缺盆上颈贯颊，入下齿中。

白话解说：另有一上行的支脉，从锁骨上窝往上行经颈部的天鼎穴、扶突穴，再往上贯穿面颊，进入下颚齿中。

6.原文：还出挟口，交人中，左之右，右之左，上挟鼻孔。

白话解说：从下齿中再回出来，沿着口部两旁，往上相交于人中穴（属督脉穴）。在人中左右交叉后，左边的经脉走到右边，右边的经脉走到左边，上行挟着鼻孔，经禾髎穴、迎香穴，最后交于足阳明胃经。

手阳明大肠经循行白话解说全文

手阳明大肠经从食指桡侧端的商阳穴开始，沿着食指桡侧缘，经二间穴、三间穴，向上通过第1、2掌骨间的合谷穴，进入拇长伸肌腱和拇短伸肌腱中间的阳溪穴。由阳溪穴而上，沿着前臂桡侧缘的偏历穴、温溜穴、下廉穴、上廉穴、手三里穴，达到肘关节外侧的曲池穴，然后再沿着上臂外侧前缘的肘髎穴、五里穴、臂臑穴，往上进入肩关节前上缘的肩髃穴。由肩髃穴行经肩峰前缘，往后走到巨骨穴，再到达第7颈椎下的大椎穴（属督脉穴）。从大椎穴向前下行到锁骨上窝，深入体腔，联络肺，向下穿过膈肌，归属于大肠。

另有一上行的支脉，从锁骨上窝往上行经颈部的天鼎穴、扶突穴，再往上贯穿面颊，进入下颚齿中。从下颚齿再回出来，沿着口部两旁，往上相交于人中穴（属督脉穴），在人中穴左右交叉后，左边的经脉到右边，右边的经脉到左边，上行挟着鼻孔，经禾髎穴、迎香穴，最后交于足阳明胃经。

六、手阳明大肠经主治病症

1. 传统医学

是动病（偏重气分病）	所生病（偏重血分病）
• 颈肿 • 齿痛（下牙痛）	• 大指次指痛不用 • 肩前臑痛 • 喉痹 • 口干 • 鼽 • 衄 • 目黄

【是动病关键字解说】

(1) 颈肿：常指落枕、腮腺炎等。

(2) 齿痛：常指下牙痛。

【所生病关键字解说】

(1) 喉痹：喉头痛。

(2) 鼽：流鼻涕、鼻塞。

(3) 衄：鼻出血。

2. 现代医学

依据经之所过、病之所治原则及大肠经经络走向，大肠经临床主治病症如下。

(1) 食指扳机指、食指扭伤（大肠经起于大指次指之端，循指上廉）。

(2) 妈妈手（大肠经循行，会经过手腕桡侧的外展拇长肌腱与拇短伸肌腱）。

(3) 网球肘（大肠经入肘外廉）。

(4) 五十肩（大肠经循行上肩、出髃骨之前廉）。

(5) 落枕（大肠经循行会从缺盆上颈贯颊）。

(6) 咽喉炎、扁桃腺炎（大肠经循行会上颈贯颊，离开喉头结节约 3 寸）。

(7) 牙齿痛（大肠经会入下齿中）。

(8) 鼻涕、流鼻血（大肠经循行上挟鼻孔，且距鼻旁 5 分）。

(9) 过敏性鼻炎（鼻塞、打喷嚏、流鼻涕三大症状）（大肠经循行会经过鼻旁）。

(10) 便秘（大肠经循行会下膈入腹腔归属于大肠）。

七、临床经验与教学心得

1. 大肠经循行于手臂阳面前路，由正面皆可看到每个穴位，但是第 16 个穴位巨骨穴则位于肩后（正面看不到）。另外，人体十四经络循行都是以中行为分隔，左右互不逾越，但是大肠经为例外，它的最后两个穴位口禾髎与迎香则是属于对侧交叉而来的穴位，因此临床上治疗一侧鼻孔疾病时，须取对侧大肠经穴位扎针。

2. 扳机指最常见于食指，为大肠经所过，故为大肠经的主治病症。

3. 妈妈手为手腕桡侧肌腱发炎，病灶的阳侧属大肠经循行路线，阴侧则为肺经。治疗时，扎大肠经的阳溪、偏历穴和肺经的太渊穴，效果良好。

4."网球肘"的病是在肱骨外上髁，正好在大肠经的循行路线上。曲池、肘髎为局部取穴之特效穴。

5.大肠经可治疗"五十肩"（阳面前路）的毛病，常用"条口透承山"来治疗，取条口的原因在于条口为足阳明胃经的穴位，可以缓解手阳明大肠经的疾病。大肠经的下一条经为胃经，"实者泻其子"，所以肩前痛（大肠经）可用泻条口（胃经）方式来治疗。另外，根据临床经验，巨骨为五十肩的局部特效穴，须注意的是，在巨骨穴扎针，针尖方向须偏向外侧（即手臂处），尽量不用长针，以免刺伤肺脏，造成气胸或血胸。

6."落枕"为大肠经的主治病症之一，大肠经会经喉头结节外三寸的天鼎与扶突穴，此处为落枕常发生的区域，因此用大肠经有效。又常用落枕穴（经外奇穴）来治疗，乃因落枕穴位于大肠经的循行路线上，故才有效。

7.大肠经循行进入下颚齿中，胃经循行则会经过上牙齿，皆可治疗"牙齿"的疾病，如牙痛、牙周病等。临床上，因牙痛是一种极不舒适的症状，故常用双侧的合谷或足三里一起扎针，以增强止痛之疗效。

8.大肠经与督脉相交于人中，因此可透过督脉，治疗腰背的疼痛，故合谷与曲池均可治疗腰背的疾病。

9.鼽为鼻流清涕的意思，衄则是流鼻血，主治"鼽衄"的经络，古书特别指出有 3 条，即大肠经、胃经与膀胱经，因为它们的循行都会经过鼻子的附近，凡是鼻子的毛病，如过敏性鼻炎、鼻窦炎、不闻香臭等皆为大肠经的主治病症。

10. 大肠经在手腕（阳溪）与手肘（曲池）间有数个穴，可用偏历、温溜、下廉、上廉、手三里、曲池来背诵之，比较好记忆。

11. 大肠经的"肩髃配曲池"与肺经的"天府配侠白"为有名的治疗坐骨神经痛的特效穴，因为大肠与肺属金，膀胱与肾属水，金可生水，故大肠经与肺经可治疗膀胱经与肾经虚证的坐骨神经痛。

12. 若遇到急诊病人"口噤不开、牙关紧闭"的情形，可扎合谷穴刺激之，就比较容易打开病人的口腔（因为大肠经经过下牙与嘴唇）。

13. 小孩不吃药如常"口噤眼合药不下"，根据古人经验，在合谷穴扎一针或指压，则可收"效甚奇"之作用，此乃因合谷属大肠经，而大肠经可循经口唇之故。

14. 古书云：合谷主治"破伤风"，是因为破伤风的病症，古人没有较好的处理方法，只有用针灸来治疗，因为破伤风时会口噤不开、牙关紧闭，刚好大肠经、胃经与肝经会环唇，所以古人会首先选用大肠经的合谷穴来治疗破伤风（经之所过，病之所治）。

15. 古人说：气血皆生于阳明经，所以对生病之后，体力较弱，常有"余热未解"的病人，可用气血俱多的胃经与大肠经的穴位例如：足三里、合谷与曲池等穴来缓解。

16.古书常言，治疗痿证例如脑中风后遗症的肢体无力，可独取"阳明经"（大肠经与胃经），乃因气血皆生于阳明经，阳明经属气血俱多的经络，有足够的力量来帮助疾病的治疗。

17.古人常在亲人临终时，灸亲人的阳明经（大肠经与胃经）来苟延残喘数个时辰，乃因阳明经是气血俱多的经络，对五脏六脑可发挥"奋力一搏"的功效，让亲人回光返照一段时间。

18.古人常用"迎香"穴来治疗面痒如虫走，乃常因体虚、外感风邪或化妆品过敏所致，痒麻常偏向气血虚的病人，此时常用气血俱多的阳明经（手阳明大肠经）来治疗，其中的迎香穴乃是局部（脸痒）常用的穴位之一。

自我测验选择题

* 自我测验（4选1）

1. 大肠经可联络

    A. 胃　　　　　　B. 小肠　　　　C. 肝　　　　　D. 大肠

2. 大肠经循行于

    A. 寅时　　　　　B. 卯时　　　　C. 辰时　　　　D. 巳时

3. 大肠经左右各有几穴

    A.18　　　　　　B.19　　　　　C.20　　　　　D.21

4. 古人说：大肠、小肠皆属于

    A. 肝　　　　　　B. 胃　　　　　C. 肾　　　　　D. 胆

5. 临证时，大肠炎不用大肠经来治疗而常用

    A. 心经　　　　　B. 小肠经　　　C. 胃经

    D. 脾、肝、肾等三条经

6. 大肠经循行于

    A. 1—3 时　　　B. 3—5 时　　C. 5—7 时　　D. 7—9 时

7. 大肠经常与何脏相表里

    A. 心　　　　　　B. 肝　　　　　C. 脾　　　　　D. 肺

8. 五行学说中，大肠与肺皆属

    A. 金　　　　　　B. 木　　　　　C. 水　　　　　D. 火

9. 古人说：肠胃不和则

    A. 心情欠佳　　B. 睡卧不安　　C. 胸闷体瘦　　D. 以上皆非

10. 在美容保健上，必用大肠经，是因为

    A. 大肠经，经过脸正面　　　B. 大肠经经过下肢

    C. 大肠经经过腰部　　　　　D. 以上皆非

11. 治疗上牙痛首选

    A. 胃经　　　　B. 大肠经　　　C. 肺经　　　D. 肾经

12. 治疗下牙痛首选

    A. 胃经　　　　B. 肾经　　　C. 大肠经　　　D. 脾经

13. 大肠经刮痧

    A. 由手至头　　B. 由胸至手　　C. 由头至足　　D. 由足至胸

14. 下列何穴不属于大肠经

    A. 曲池　　　　B. 手三里　　　C. 阳溪　　　D. 足三里

15. 下列何穴属于大肠经

    A. 迎香　　　　B. 三阴交　　　C. 支沟　　　D. 地仓

16. 大肠经循行经过

    A. 上肢阳面　　B. 颈部　　　　C. 鼻旁　　　D. 以上皆是

17. 大肠经与何者相表里

    A. 心　　　　　B. 肝　　　　　C. 脾　　　　D. 肺

18. 腋窝横纹至肘横纹（阴面）为

    A. 8 寸　　　　B. 9 寸　　　　C. 10 寸　　　D. 12 寸

19. 肩髃与曲池（即肩部与肘部之阳面）相距

    A. 8 寸　　　　B. 10 寸　　　C. 12 寸　　　D. 以上皆非

20. 大肠经循行于颈部喉结外

   A. 1 寸　　　B. 1.5 寸　　C. 2.0 寸　　D. 3.0 寸

21. 大肠经之循行，有几个穴在对侧

   A. 1 个　　　B. 2 个　　　C. 3 个　　　D. 4 个

22. 大肠经可治疗

   A. 喉痛　　　B. 鼽衄　　　C. 齿痛　　　D. 以上皆是

23. 左鼻塞常用

   A. 左合谷　　B. 右合谷　　C. 以上皆是　　D. 以上皆非

24. 网球肘，常首选何穴

   A. 列缺　　　B. 肘髎　　　C. 肩髃　　　D. 内关

25. 手食指之板机指治疗首选

   A. 肺经　　　B. 大肠经　　C. 三焦经　　D. 心经

26. 大肠经之起穴为

   A. 迎香　　　B. 口禾髎　　C. 少商　　　D. 商阳

27. 头角处，两个头维穴（胃经）相距

   A. 6 寸　　　B. 7 寸　　　C. 8 寸　　　D. 9 寸

28. 取穴方法，最佳的为

   A. 指寸法　　　　　　　B. 分寸折量法

   C. 自然标志法　　　　　D. 特殊姿势法

29. 取穴方法，误差最大，最不正确，但最方便的是指

   A. 指寸法　　　　　　　B. 自然标志法

   C. 特殊姿势动作法　　　D. 分寸折量法

30. 指寸法中"指"是指

　　A. 拇指　　　　B. 食指　　　　C. 中指　　　　D. 全部手指

31. 指寸法中"寸"是指

　　A. 尺寸单位　　B. 度量单位　　C. 吋　　　　　D. 以上皆非

32. 人体在足踝以下与手腕以下，没有规定取穴之方法，临症时常用

　　A. 指寸法　　　　　　　　B. 分寸折量法

　　C. 特殊姿势动作法　　　　D. 自然标志法

33. 胸腹部取穴常用

　　A. 指寸法　　　　　　　　B. 分寸折量法

　　C. 自然标志法　　　　　　D. 特殊姿势动作

34. 四肢部取穴常用

　　A. 指寸法　　　　　　　　B. 分寸折量法

　　C. 自然标志法　　　　　　D. 特殊姿势动作

35. 小孩"口噤眼合，药不下"古人常按压

　　A. 足三里　　　B. 三阴交　　　C. 合谷　　　　D. 承浆

36. 落枕时，脸不会亮丽，古人常用何经治疗

　　A. 大肠经　　　B. 脾经　　　　C. 膀胱经　　　D. 肾经

37. 过敏性鼻炎，脸不会亮丽，古人常用何经

　　A. 大肠经　　　B. 胆经　　　　C. 心经　　　　D. 心包经

38. 迎香穴在鼻旁

　　A. 2 分　　　　B. 3 分　　　　C. 4 分　　　　D. 5 分

39. 大肠经可治疗

　　A. 喉痛　　　　B. 五十肩　　　C. 落枕　　　　D. 以上皆是

40. 临床上，大肠经之美容大穴是指

　　A. 合谷　　　　B. 曲池　　　　C. 手三里　　　D. 肩髃

41. 美容上，面痒如虫走，常首选

　　A. 天鼎　　　　B. 禾髎　　　　C. 迎香　　　　D. 合谷

42. 临床上，妈妈手（桡骨茎突肌腱炎）常用肺经与

　　A. 胃经　　　　B. 大肠经　　　C. 心经　　　　D. 心包经

43. 在食指掌指关节前方之穴是指

　　A. 三间　　　　B. 合谷　　　　C. 二间　　　　D. 少商

44. 古人主治"破伤风"常首选何经

　　A. 胃经　　　　B. 肺经　　　　C. 大肠经　　　D. 脾经

45. 大肠经不用来治疗大肠炎是因

　　A. 路线太长，缓不济急

　　B. 大肠、小肠皆属于胃

　　C. 大肠经在胃经上有一代表穴（上巨虚）

　　D. 以上皆是

46. 手肘外侧横纹端是指

　　A. 合谷　　　　B. 肘髎　　　　C. 曲池　　　　D. 肩髎

47. 大肠经之临床应用可选

　　A. 指压　　　　B. 刮痧　　　　C. 拔罐　　　　D. 以上皆可

48. 大肠经上何穴不适于刮痧与拔罐

A. 合谷   B. 三间   C. 商阳   D. 少商

49.大肠经之美容应用，做指压与刮痧时，在何处要特别小心，以避免医疗纠纷

A. 手臂   B. 颈部   C. 脸部   D. 手指

50. 在美容时，将肺经与大肠经比一比

A. 肺经重要些   B. 大肠经重要些

C. 皆重要，可相辅相成   D. 皆不重要

答案

1–5 DBCBD   6–10 CDABA   11–15 ACADA

16–20 DDBBD   21–25 BDBBB   26–30 DDBAD

31–35 BABBC   36–40 AADDB   41–45 CBCCD

46–50 CDCBC

第9章 足阳明胃经：ST1～ST45

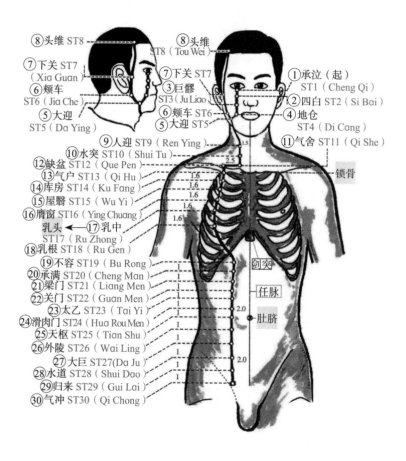

⑧头维 ST8
⑧头维 ST8（Tou Wei）
⑦下关 ST7（Xia Guan）
⑥颊车 ST6（Jia Che）
③巨髎 ST3（Ju Liao）
⑤大迎 ST5（Da Ying）
⑦下关 ST7
⑥颊车 ST6
⑤大迎 ST5
①承泣（起）ST1（Cheng Qi）
②四白 ST2（Si Bai）
④地仓 ST4（Di Cang）
⑪气舍 ST11（Qi She）
⑨人迎 ST9（Ren Ying）
⑩水突 ST10（Shui Tu）
⑫缺盆 ST12（Que Pen）
⑬气户 ST13（Qi Hu）
⑭库房 ST14（Ku Fang）
⑮屋翳 ST15（Wu Yi）
⑯膺窗 ST16（Ying Chuang）
乳头 → ⑰乳中 ST17（Ru Zhong）
⑱乳根 ST18（Ru Gen）
⑲不容 ST19（Bu Rong）
⑳承满 ST20（Cheng Man）
㉑梁门 ST21（Liang Men）
㉒关门 ST22（Guan Men）
㉓太乙 ST23（Tai Yi）
㉔滑肉门 ST24（Hua Rou Men）
㉕天枢 ST25（Tian Shu）
㉖外陵 ST26（Wai Ling）
㉗大巨 ST27(Da Ju)
㉘水道 ST28（Shui Dao）
㉙归来 ST29（Gui Lai）
㉚气冲 ST30（Qi Chong）

锁骨
1.5
2.5
1.6
1.6
1.6
1.6
剑突
任脉
1
1
1
2.0 肚脐
1
1
1
2.0

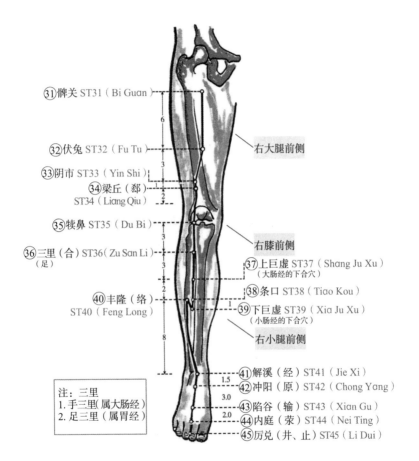

㉛髀关 ST31（Bi Guan）

6

㉜伏兔 ST32（Fu Tu）

右大腿前侧

㉝阴市 ST33（Yin Shi）

3

㉞梁丘（郄）
ST34（Liang Qiu）

2

㉟犊鼻 ST35（Du Bi）

右膝前侧

3

㊱三里（合）ST36（Zu San Li）
（足）

㊲上巨虚 ST37（Shang Ju Xu）
（大肠经的下合穴）

3

㊳条口 ST38（Tiao Kou）

2

㊵丰隆（络）
ST40（Feng Long）

㊴下巨虚 ST39（Xia Ju Xu）
（小肠经的下合穴）

右小腿前侧

8

注：三里
1. 手三里(属大肠经)
2. 足三里（属胃经）

㊶解溪（经）ST41（Jie Xi）

1.5

㊷冲阳（原）ST42（Chong Yang）

3.0

㊸陷谷（输）ST43（Xian Gu）

2.0

㊹内庭（荥）ST44（Nei Ting）

㊺厉兑（井、止）ST45（Li Dui）

254

足阳明胃经（ST）重要腧穴（穴位）表

穴数：45	五输穴
气血：多气多血	井穴——历兑
走向：由头走足	荥穴——内庭
时刻：早上 7—9 时（辰时）	输穴——陷谷
起穴：承泣	原穴——冲阳
	经穴——解溪
止穴：历兑	合穴——足三里
络穴：丰隆	背俞穴：胃俞
郄穴：梁丘	募穴：中脘

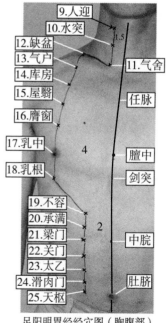

足阳明胃经经穴图（胸腹部）

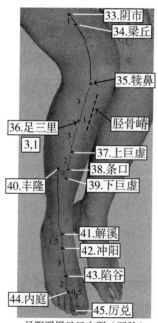

足阳明胃经经穴图（下肢）

（循行由头经胸部、腹部走足至第二趾）

足阳明胃经简介

一、足阳明胃经经络循行

由头（鼻旁、眼眶下）走到足第二趾外侧。

原文：胃足阳明之脉，起于鼻之交頞中，旁纳太阳之脉，下循鼻外，入上齿中，还出挟口环唇，下交承浆，却循颐后下廉，出大迎，循颊车，上耳前，过客主人，循发际至额颅；其支者，从大迎前下人迎，循喉咙，入缺盆，下膈，属胃络脾；其直者，从缺盆下乳内廉，下挟脐，入气街中；其支者，起于胃口，下循腹里，下至气冲中而合，以下髀关，抵伏兔，下膝膑中，下循胫外廉，下足跗，入中指内间；其支者，下膝三寸而别，下入中趾外间；其支者，别跗上，入大趾间，出其端。

原文内关键字句解说

1. 頞中

(1) 又称"山根""王宫""下极"。位于左、右侧目内眦的中间。俗称鼻梁部位。

(2) 即鼻梁的凹陷处，鼻根部，又称鼻山根。

(3)《十四经发挥》鼻山根为頞。足阳明起于鼻两旁迎香穴，由此而上，左右相交于頞中。

2. 纳＝约

(1) 入也，引之使入也。

(2) 另作"约"，有约束、缠束的意思。

3. 太阳之脉

即指足太阳膀胱经。

4. 环

经络环绕某组织的周围曰环。

5. 承浆

穴名，属任脉，位于颏唇沟之中央。

6. 却

进而退转之意。

7. 颐

位于颏部（下巴）的外上方，口角的外下方腮部下方的部位。

8. 大迎

穴名，位于下颌骨曲隅前方，骨边陷中，闭口鼓气时出现一沟形凹陷之下端。

9. 颊车

穴名，位于下颌角之前上方张口呈凹陷，咬紧牙齿，有嚼肌弹起处。

10. 过

经过。

11. 客主人

穴名，属足少阳胆经，一名上关，左颧骨方中央直上部为颞颥骨、颧骨、蝴蝶骨之三骨关节部。下关穴之直上，距耳郭前缘约一寸，张口有空，按之酸胀。

12. 发际

头皮上生头发的边缘部。

13. 额颅

指颜面上部，头发边缘以下，两眉以上的部分。即头颅的前额部。

14. 人迎

穴名，位于前颈部，正当喉结旁一寸五分，有动脉应手处。

15. 属胃络脾

意即本经穿过横膈，进入腹腔，与任脉交会于上脘，中脘穴的深部，皆属于胃，并和脾脏联络。

16. 乳内廉

乳房之内侧部分。

17. 挟脐

挟脐之两旁。

18. 气街

(1) 又名"气冲"，即小腹部下方，股部上方交界处的鼠蹊部（腹股沟部）。

(2) 又指人体内气的运行路径。

19. 胃口

《十四经发挥》：胃下口。

20. 下至气街中而合

指和前面由缺盆直下之干脉会合。

21. 髀关

(1) 股外为髀。

(2) 穴名，将腿伸直，膝盖后挺，该处肌肉隆起，状如伏兔，肌腹中央，为伏兔穴。髀关穴在此肌腹后交纹中，与会阴相平。

22. 抵

至也。

23. 伏兔

见"21. 髀关"条。

24. 胫

《十四经发挥》作骭，胫骨也。

25. 跗

同趺，即足背部。

26. 中指内间

一般指陷谷，内庭两穴处。

27. 下廉

《十四经发挥》作"下膝"，指足三里穴。另一说法，下廉指胃经之下巨虚穴（手太阳小肠经之下合穴）。

28. 其支者，别跗上，入大指间，出其端

《十四经发挥》此支自跗上冲阳穴，别行入大指间，斜出足厥阴，行间穴之外，循大指下出其端，以交于足太阴。

二、足阳明胃经联系脏腑

1. 脏：脾（相表里经）。

2. 腑：胃（本经）、大肠、小肠（大肠、小肠皆属于胃，本经上巨虚穴，合入大肠，下巨虚穴，合入小肠）。即上巨虚为大肠经的下合穴，下巨虚为小肠经的下合穴。

三、足阳明胃经经过器官

1. 鼻（胃经起于鼻之交颏中，下循鼻外）。

2. 眼（旁约太阳之脉）（胃经循行，起于鼻旁且与起于眼内眦的膀胱经相缠绕）。

3. 上齿（胃经循行入上齿中）。

4. 口（胃经循行挟口环唇，下交承浆穴）。

5. 耳（胃经循行出大迎，循颊车，上耳前，过客主人）。

6. 乳房（其直者，从缺盆下乳内廉）。

四、足阳明胃经穴位

左右各 45 穴。

承泣（起穴）、四白、巨髎、地仓、大迎、颊车、下关、头维、人迎、水突、气舍、缺盆、气户、库房、屋翳、膺窗、乳中、乳根、不容、承满、梁门、关门、太乙、滑肉门、天枢

（大肠募穴）、外陵、大巨、水道、归来、气冲（冲脉起源）、髀关、伏兔、阴市、梁丘（郄穴）、犊鼻、足三里（合穴）、上巨虚（大肠经下合穴）、条口、下巨虚（小肠经下合穴）、丰隆（络穴）、解溪（经穴）、冲阳（原穴）、陷谷（俞穴）、内庭（荥穴）、厉兑（止穴、井穴）。

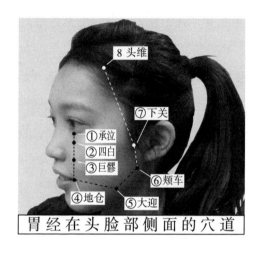

胃经在头脸部侧面的穴道

1.本经之禁针穴有承泣、乳中、伏兔、气冲（此四穴是绝对禁针穴）、人迎、缺盆（此二穴是不可针深穴）、冲阳（此一穴是忌出血穴）。

2.本经之禁灸穴有头维、下关、人迎、乳中、条口、犊鼻、阴市、伏兔、髀关（另外《针灸科学》：天枢为孕妇禁灸穴）。

3.承泣：足阳明胃经、任脉、阳跷脉之交会穴。

4.巨髎、地仓：足阳明胃经、手阳明大肠经、阳跷脉之交会穴。

5. 下关、头维、人迎：足阳明胃经、足少阳胆经之交会穴。

6. 气冲：足阳明胃经、冲脉之交会穴。

五、足阳明胃经循行路线白话解说

原文共分五段，叙述如下。

1. 原文：胃足阳明之脉，起于鼻之交頞中，旁阳之脉，下循鼻外，入上齿中，还出挟口环唇，下交承浆。却循颐后下廉，出大迎，循颊车，上耳前，过客主人，循髮际至额颅。

白话解说：足阳明胃的经脉，从鼻的两旁开始，上行而左右交会于鼻根部，至内眼角与足太阳膀胱经之睛明穴相交，向下沿鼻柱外侧，进入上齿中；回出来挟口两旁，环绕嘴唇，在颏唇沟承浆穴处左右相交（向上交会于督脉人中穴），退回来沿下颌骨后下缘到大迎穴处，沿下颌角的颊车穴向上行至耳前，穿过颞颌关节，经过足少阳经的上关穴（客主人），沿着鬓发边际，到额前（至此交会足少阳经的悬厘；颔厌，到前额交会于督脉的神庭穴）。

2. 原文：其支者，从大迎前下人迎，循喉咙，入缺盆，下膈，属胃络脾。

白话解说：下行的一支，从大迎穴前方，向下到喉结旁的人迎穴，沿喉咙，进入锁骨上窝，深入体腔，下行穿过膈肌，归属于胃，联络脾。

3. 原文：其直者，从缺盆下乳内廉，下挟脐，入气街中而合。

白话解说：外行的主干，从锁骨上窝向下，循行在胸腹部，经过乳中，挟脐两旁，到腹股沟中央的气街（即气冲穴）处。

4. 原文：其支者，起于胃口，下循腹里，下至气街中而合。以下髀关，抵伏兔，下膝髌中，下循胫外廉，下足跗，入中指内间。

白话解说：腹内一条支脉，从胃下口幽门部起始，向下沿腹腔内到腹股沟中央气街处和主干相会合。下行经过大腿前面的髀关穴，到达股前隆起的伏兔穴向下进入髌骨中，再向下沿着胫骨前外缘，到足背上，进入中趾内侧缝（至内侧的陷谷穴，内庭穴以终于厉兑穴）。

5. 原文：其支者，下廉三寸而别，下入中指外间；其支者，别跗上入大指间，出其端。

白话解说：另一条支脉，在膝下三寸处分出，向下到中趾外侧缝。从胫骨外缘下行的主干，在足背部又分出一条支脉，进入大趾内侧，出大趾内侧端（交于足太阴脾经）。

足阳明胃经循行白话解说全文

足阳明胃经经脉，从鼻的两旁开始，上行而左右相交于鼻根部，到内眼角与足太阳膀胱经睛明穴相交会，向下沿鼻柱外侧，进入上齿中，回出来挟口两旁，环绕嘴唇，在颏唇沟承浆穴处左右相交，退回来沿下颌骨后下缘到大迎穴处，沿着下颌角的颊车穴向上行至耳前，穿过颞颌关节，经过足少阳胆经的客主人穴（即上关穴），沿着鬓发边际到额前；下行的一支，从大迎穴前方，向下到喉结旁的人迎穴，沿着喉咙，进入锁骨上窝，深入体腔，下行穿过膈肌，归属于胃，联络脾；外行的主干，从锁骨上窝向下循行于胸腹部，经过乳中（即乳头处），挟脐两旁到达腹股沟中央的气街处，腹内一条支脉，从胃下口幽门部起始，向下沿腹腔内到达腹股沟中央的气街处和主干相会合，向下经过大腿前面髀关穴，到达隆起的伏兔穴，向下入髌骨，沿着胫骨前外缘，到足背上，进入中趾内侧缝。另有一支脉，在膝下三寸分出，向下到中趾外侧缝。从胫骨外缘下行的主干，在足背部又分出一条之脉，进入大趾内侧端。

六、足阳明胃经主治病症

1.传统医学

是动病（偏重气分病）	所生病（偏重血分病）
<ul><li>洒洒振寒</li><li>善伸</li><li>数欠</li><li>颜黑</li><li>病至则恶人与火</li><li>闻木声则惕然而惊</li><li>心欲动</li><li>独闭户塞牖而处，甚则欲上高而歌，弃衣而走</li><li>贲响腹胀，是为骭厥</li></ul>	<ul><li>狂疟温淫，汗出</li><li>鼽衄</li><li>口喎</li><li>唇胗</li><li>颈肿</li><li>喉痹</li><li>大腹水肿</li><li>膝髌肿痛</li><li>循膺、乳、气街、股、伏兔、骭外廉、足跗上皆痛，中趾不用</li><li>气盛则身以前皆热，其有余则胃消谷善饥，溺黄色</li><li>气不足则身以前皆寒栗</li><li>胃中寒则胀满</li></ul>

【是动病关键字解说】

(1) 善伸：常作挺腰伸足，以舒筋骨。

(2) 数欠：屡屡哈欠。

(3) 贲响：腹胀肠鸣。

(4) 骭厥：别名骭胫，骭同骹，胫端。骭厥，指小腿无力。

【所生病关键字解说】

(1) 狂疟：足阳明病发，则多狂妄。

(2) 口㖞：本作呙字，口戾不正也，口㖞即口角歪斜，类似颜面神经麻痹或中风后遗症之类。

(3) 胗：唇疡。

2. 现代医学

根据经之所过，病之所治的原则，胃经的主治病症如下。

(1) 衄衊：鼻炎（过敏性鼻炎，鼻窦炎）鼻出血盖胃经起于鼻旁。

(2) 眉棱骨痛：因胃经与膀胱经在鼻颜中相缠绕，眉毛的攒竹穴属膀胱经，故胃经可治眉棱骨痛。

(3) 牙痛（上牙）：因胃经"入上排牙齿中"（下牙痛用大肠经，因大肠经经过下牙）。

(4) 口唇疾病：如口㖞、唇胗（单纯疱疹，带状疱疹或色素沉着）或颜面神经麻痹，因胃经"还出挟口环唇，下交承浆"。

(5) 脸颊疾病：如颜面神经麻痹，因胃经循颊车，上耳前，过客主人（颜面神经麻痹，侵犯范围恰为阳明经和少阳经所过）。

(6) 颜黑：如黑斑、雀斑或色素沉淀，因胃经"出大迎颊车，上耳前，过客主人，循发际至额颅"，正好经过颜面的正面与侧面。

(7) 喉咙痛，颈部肿胀：因胃经循行经喉结旁 1 寸 5 分的人迎穴。

(8) 肩膀缺盆中痛：因胃经"入缺盆"。

(9) 腹腔疾病：如肝、胆、肠胃、脾之疾病，如肝炎、肠炎等，因胃经"属胃络脾""下挟脐，入气街中""其支者起于胃口，下循腹里，下至气街中"，胃经于腹部离中行二寸，接近肝胆部位，又大肠、小肠皆属于胃，故腹腔疾病皆胃经所管辖。

(10) 大腿前侧疼痛：如大腿前侧肌肉扭伤，因胃经循行经大腿前侧正中与膝盖外侧。

(11) 膝内痛：尤其是髌骨韧带的外上方髌骨下软骨软化症，皆为胃经所过（下膝髌中）。

(12) 胫骨外侧疼痛：因胃经下循胫外廉（离胫骨脊旁约一寸。

(13) 足背痛：因胃经经过足背正中（即冲阳穴）。

(14) 足第二趾疼痛：因胃经"入中趾内间"。

(15) 足第三趾疼痛：因胃经有支脉入中趾外间。

(16) 足趾（五趾）皆痛：盖痛旁（肝经、胆经、脾经、膀胱经等）取中（胃经）之故。

(17) 精神疾病：如精神分裂，妄想症，忧郁症，癫痫等，因胃经循行由头走足，又和膀胱经相缠绕，膀胱经由头部正面行至后面，故胃经为古代常用以治精神疾病的经络。

(18) 消化道疾病：胃经于腹部距中行两寸，对于其中的胃、小肠及两旁的肝、胆、大肠，均有疗效。

七、临床经验与教学心得

1. 胃经可治眼睛疾病，如近视、远视、弱视，结膜炎、角膜炎，乃因胃经的四白可发挥"经之所过，病之所治"的疗效。

2. 眉棱骨痛（即眼眶痛），可取胃经的足三里、解溪，亦可配合膀胱经的攒竹、昆仑，因胃经与膀胱经缠绕于鼻颊中（即鼻梁处）。

3. 癫痫或精神疾病，古人常取膀胱经与督脉，除此之外，还选用胃经，除因前述胃经和膀胱经相缠绕原因外，胃经还是属气血俱多的经络，有调整气血的足够筹码，故胃经也是临床上治疗精神疾病的常用经络。

4. 胃经常用于过敏性鼻炎的治疗，因胃经属气血俱多，又在鼻旁八分处；另外大肠经和胃经又为前后经，故临床上常用足三里和丰隆（痰生于脾，贮于胃），合谷与曲池来治疗过敏性鼻炎。

5. 抽烟后的口唇色素增生，颜面的口眼㖞斜、三叉神经痛、牙痛等皆可选用胃经穴位，因胃经经过口角旁四分的地仓与颊车等穴。

6. 喉咙痛，如感冒，甲状腺炎所引发者，或落枕引发的颈前痛，胃经皆会经过，故可用胃经的人迎，配合大肠经的扶突来治疗。

7. 肩膀疼痛，尤其是缺盆中痛，大椎和肩峰之中，可用胆经、大肠经、小肠经和胃经，因为这些经络均会经过肩膀。远部取穴可用条口透承山，来治五十肩的肩前痛。

8. 胃经亦可用于胸部的美容，因胃经会经过乳中（即乳头）。

9. 胃经可用于脸部美容（黑斑、雀斑与色素增生），因胃经会经过脸部的正面与侧面。

10. 可治腹腔疾病，尤其足三里最常用，乃因脾胃相表里，大肠、小肠皆属于胃，胃经在腹部去中行二寸之故也。

11. 可治胃部疾病，常用五柱穴，其中梁门对上腹部脾、肝、胆有效；又根据古书记载，梁门对急慢性胃炎有特效。

12. 胃经可治头痛如裂，因于大迎穴上有一支脉上颊车到头维。临床上除太阳穴放血之外，还可于头维处放血，治疗头痛。

13. 坐骨神经痛，可选用胃经，因胃经与膀胱经相缠绕，膀胱经走大腿后面，胃经走大腿前面，可依后病前取的原则来治疗，又胃属土，土可克水，（膀胱属水），故坐骨神经痛，可选用胃经穴位来平衡之。

14. 足内外踝的损伤，用解溪可加强疗效，因病在旁可取中。

15. 足趾无力，如坐骨神经痛所引起，亦可选用胃经，因胃经走中趾，其支脉至第三趾，又于足大趾和脾经相通，且与膀胱经相交于鼻梁，而膀胱经到第五足趾，故足趾无力（五个足趾），选用胃经穴位，常有事半功倍之效。

16. 右下腹部疼痛（如阑尾炎），可取胃经的足三里或其下三寸的上巨虚来治疗，扎针或埋针，依临床经验，常可达到持续性的效果。

17. 古书说：先天靠肾，后天靠脾、胃，又说：胃气壮，则五脏六腑皆壮。乃因人体直接、间接受十四条经络控制，其中胃经与督脉、大肠经相交于人中，与任脉、督脉、大肠经相交于承浆，与膀胱经相交于鼻梁，与胆经、大肠经、小肠经、三焦经相交于缺盆，与肝经会在脸颊相遇，且与脾经又相表里，所以胃经会与9条以上的经络相交，影响深远，故云"胃气壮，则五脏六腑皆壮"。

18. 急性腰扭伤或慢性腰痛，亦可选用胃经的穴位，因土（脾或胃经）可克水（肾与膀胱经）。

19. 治疗膝痛，常用膝五针（外犊鼻、内犊鼻、鹤顶、阴陵泉、阳陵泉；其中外犊鼻在胃经上），若是疗效不佳时，可再取胃经的伏兔替代之，临床上常有增加膝盖活动范围的效果。

20. 胃经可治失眠，因脾胃不和，会睡卧不安。而肝心肾不交，也容易失眠，故可从这 5 条经来治疗失眠症。

21. 胃经与大肠经可治"余热未解"，因其皆属多气多血的经络，可发挥疏风解表泻热的作用。

22. 脑中风后遗症的四肢无力，可以用胃经的穴位，因胃经为阳明经，是属多气多血之经络，故可治痿证（四肢肌肉无力）。

23. 胃经为阳经，却走阴面的胸、腹部。解释时，可从纵切面来看，里面为 3 条阴经，外面则为 3 条阳经，其中腹面、侧面、背面，则分别属胃经、胆经与膀胱经，所以胃经循行可经人体的胸腹部。

24. 足三里，包含在十总穴（肚腹三里留）和马丹阳十二穴（三里内庭穴）中；而古人又特别注重足三里，古人常云："若要安，三里莫要干，三里灸不绝，一切灾病熄"。

25. 胃经，可治肥胖症，古书针灸大成云："内庭（胃经）和临泣（胆经），可理小腹之脂"。腹部前凸时，易伤任、肾、胃、脾四条经，侧凸时，易伤肝、胆两条经。故胃经以内庭为代表，胆经以临泣为代表，可用于腹部肥胖症（前凸或侧凸）的治疗。

26. 鼽衄，可用胃经、大肠经与膀胱经等 3 条经来治疗，因此 3 条经的循行皆会经过鼻子的四周。

自我测验选择题

*自我测验（4选1）

1. 古人云："何气"壮，则五脏六腑皆壮

　　A. 心气　　　　B. 肝气　　　　C. 胃气　　　　D. 肾气

2. 古人云：人无"何气"者，死也

　　A. 心气　　　　B. 肺气　　　　C. 胃气　　　　D. 肾气

3. 古人云：气血皆生于何经络

　　A. 太阳经　　　B. 少阳经　　　C. 阳明经　　　D. 厥阴经

4. 古人云：痿证，治疗时，独取何经络

　　A. 太阳经　　　B. 少阳经　　　C. 阳明经　　　D. 厥阴经

5. 发热治疗后，余热未解，常选用何经络缓解

　　A. 太阳经　　　B. 少阳经　　　C. 阳明经　　　D. 厥阴经

6. 胃经之循行时辰为

　　A. 卯时　　　　B. 辰时　　　　C. 巳时　　　　D. 午时

7. 胃经循行于

　　A. 1—3时　　　B. 3—5时　　　C. 5—7时　　　D. 7—9时

8. 胃经左右各有几穴

　　A. 44　　　　　B. 45　　　　　C. 67　　　　　D. 28

9. 在美容上，胃经有病会

　　A. 面黑如漆柴色　　　　　　　B. 面有微尘

　　C. 面尘脱色　　　　　　　　　D. 颜黑

10. 下列何穴属于胃经

    A. 三阴交   B. 足三里   C. 曲池   D. 列缺

11. 易善呻，数欠为何经之病症

    A. 肺经   B. 大肠经   C. 胃经   D. 脾经

12. 胃经与何经相表里

    A. 大肠经   B. 小肠经   C. 脾经   D. 肺经

13. 登高而歌，弃衣而走，恶人与火为何经络之病

    A. 心经   B. 肾经   C. 肝经   D. 胃经

14. 胃经属于足三阳经之

    A. 前路   B. 中路   C. 后路   D. 先前路再后路

15. 古人要健肺固鼻，常采用培土固金（肺）之方式，其中"土"是指何

    A. 大肠   B. 小肠   C. 心   D. 胃

16. 人体之湿痰常生于何处

    A. 脾   B. 胃   C. 肺   D. 肾

17. 人体之湿痰常贮于何处

    A. 脾   B. 胃   C. 肺   D. 肾

18. 美容脸部时，常用胃经之何穴

    A. 头维、下关   B. 地仓   C. 颊车   D. 以上皆是

19. 美容颈部时，常用胃经之

    A. 扶突   B. 人迎   C. 天窗   D. 以上皆非

20. 身心症常会影响仪表，此时可取何经缓解

    A. 肝   B. 胃   C. 小肠   D. 以上皆非

21. 古人谓，何者不和则会失眠、睡卧不安

    A. 脾、胃   B. 胆   C. 膀胱   D. 心包经

22. 何者不交则会失眠、睡卧不安

    A. 肝、心、肾   B. 肺、脾、肾

    C. 心、脾、胆   D. 以上皆非

23. 胃经循行

    A. 由手走头   B. 由头走足   C. 由足走胸   D. 由胸走手

24. 胃经刮痧应

    A. 由手至头   B. 由头至足   C. 由足至胸   D. 由胸至手

25. 胃经指压或刮痧最应注意之部位在

    A. 头脸   B. 颈部   C. 胸部   D. 腹部

26. 胃经于鼻梁与何经相交

    A. 膀胱经   B. 大肠经   C. 小肠经   D. 肝经

27. 胃经于脸颊与何经相交

    A. 大肠经   B. 胆经   C. 三焦经   D. 以上皆是

28. 胃经之起穴是

    A. 厉兑   B. 足三里   C. 承泣   D. 四白

29. 胃经之止穴是

    A. 承泣   B. 四白   C. 厉兑   D. 内庭

30. 十四经中穴位数目最多是膀胱经，第二多是

    A. 胆经   B. 胃经   C. 三焦经   D. 肝经

31. 古人谓：若要安，"何穴"莫要干

    A. 丰隆   B. 三阴交   C. 足三里   D. 公孙

32. 古人谓：何穴灸不绝，一切灾病熄

    A. 曲池   B. 气海   C. 关元   D. 足三里

33. 古人常用胃经之何穴来使生命苟延残喘

    A. 足三里   B. 丰隆   C. 上巨虚   D. 颊车

34. 脸部美容常指压

    A. 颊车、大迎   B. 地仓、承浆

    C. 颊车、地仓   D. 承泣、四白

35. 下列何穴找法要微张口

    A. 承泣   B. 颊车   C. 地仓   D. 下关

36. 下列何穴找法要闭口取之

    A. 地仓   B. 曲池   C. 下关   D. 足三里

37. 会经过"乳头"的经络是指

    A. 肾经   B. 胃经   C. 脾经   D. 胆经

38. 真正治疗肠炎之经络是指

    A. 胃经   B. 大肠经   C. 小肠经   D. 脾经

39. 古人观念中，大肠、小肠皆属于

    A. 胃   B. 大肠   C. 小肠   D. 肝

40. 胃经属土可生

　　A. 木　　　　B. 火　　　　C. 水　　　　D. 金

41. 肝经属木可克

　　A. 土（脾胃）　　　　　　B. 火（心与小肠）

　　C. 水（膀胱与肾）　　　　D. 以上皆非

42. 古人系鞋带（打结）之处是指何穴

　　A. 足三里　　B. 内庭　　　C. 解溪　　　D. 厉兑

43. 两个穴配在一起应用，可提高保健之疗效，以胃经而言，
　　足三里常与何穴配合使用

　　A. 丰隆　　　　B. 内庭　　　C. 解溪　　　D. 厉兑

44. 以大肠经而言，曲池常与何穴配对

　　A. 阳溪　　　　B. 手三里　　C. 三间　　　D. 合谷

45. 胃经循行至腹部离中行任脉

　　A. 1 寸　　　　B. 2 寸　　　C. 3 寸　　　D. 4 寸

46. 胃经循行于脸部要对准

　　A. 眼睛　　　　B. 瞳孔　　　C. 耳朵　　　D. 鼻子

47. 胃经循行至颈部，离中行任脉

　　A. 5 分　　　　B. 1 寸　　　C. 1.5 寸　　D. 2 寸

48. 胃经循行至胸部，离中行任脉

　　A. 2 寸　　　　B. 4 寸　　　C. 6 寸　　　D. 8 寸

49. 胃经循行至小腿，离胫骨嵴约

　　A. 5 分　　　　B. 1 寸　　　C. 1.5 寸　　D. 2 寸

50.古人乳汁过多或过少，常使用何经调节

A.胃经　　　B.肾经　　　C.脾经　　　D.心经

51.胃经最难拔罐之穴是指

A.解溪　　　B.陷谷　　　C.厉兑　　　D.内庭

52.胃经在胸、腹部常可使用

A.吸引指压法　　　　　B.持续指压法

C.集中指压法　　　　　D.波动指压法

答案

1–5 CCCCC　　　6–10 BDBDB　　　11–15 CCDAD

16–20 ABDBB　　21–25 AABBB　　26–30 ADCCB

31–35 CDACC　　36–40 CBDAD　　41–45 ACBDB

46–52 BCBBACA

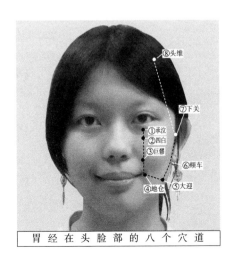

胃 经 在 头 脸 部 的 八 个 穴 道

第 10 章 足太阴脾经: SP 1 ～ SP 21

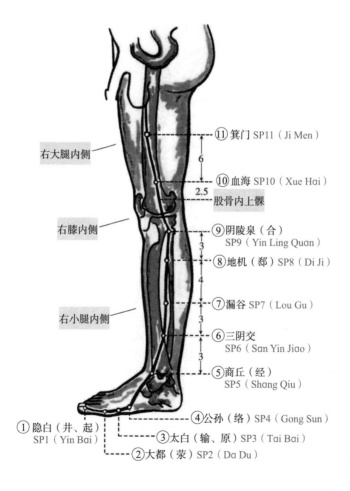

右大腿内侧

⑪箕门 SP11（Ji Men）

6

⑩血海 SP10（Xue Hai）

2.5

股骨内上髁

右膝内侧

⑨阴陵泉（合）
SP9（Yin Ling Quan）

3

⑧地机（郄）SP8（Di Ji）

4

⑦漏谷 SP7（Lou Gu）

右小腿内侧

3

⑥三阴交
SP6（San Yin Jiao）

3

⑤商丘（经）
SP5（Shang Qiu）

④公孙（络）SP4（Gong Sun）

①隐白（井、起）
SP1（Yin Bai）

③太白（输、原）SP3（Tai Bai）

②大都（荥）SP2（Da Du）

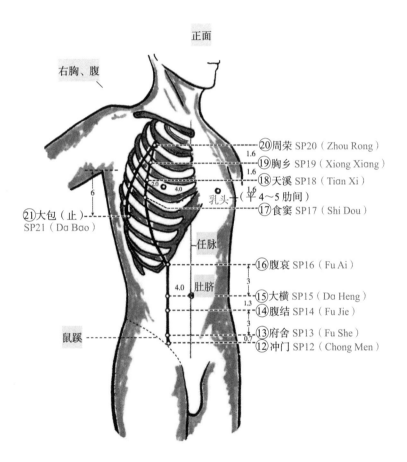

正面

右胸、腹

20 周荣 SP20（Zhou Rong）
1.6
19 胸乡 SP19（Xiong Xiang）
1.6
18 天溪 SP18（Tian Xi）
乳头（平 4～5 肋间）
1.6
17 食窦 SP17（Shi Dou）

2.0   4.0

6

21 大包（止）
SP21（Da Bao）

任脉

16 腹哀 SP16（Fu Ai）
3
肚脐   4.0
15 大横 SP15（Da Heng）
1.3
14 腹结 SP14（Fu Jie）
3
鼠蹊
13 府舍 SP13（Fu She）
0.7
12 冲门 SP12（Chong Men）

足太阴脾经（SP.）重要腧穴（穴位）表

穴数：21	五输穴
气血：多气少血	井穴——隐白
走向：由足走胸	荥穴——大都
时刻：早上 9—11 时（巳时）	输穴——太白 原穴——太白
起穴：隐白	经穴——商丘
止穴：大包	合穴——阴陵泉
络穴：公孙	背俞穴：脾俞
郄穴：地机	募穴：章门

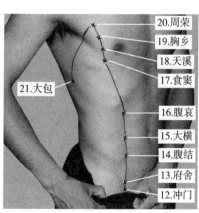

足太阴脾经经穴图
（胸、腹部）

20.周荣
19.胸乡
18.天溪
17.食窦
21.大包
16.腹哀
15.大横
14.腹结
13.府舍
12.冲门

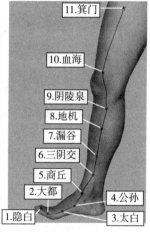

足太阴脾经经穴图
（下肢）

11.箕门
10.血海
9.阴陵泉
8.地机
7.漏谷
6.三阴交
5.商丘
2.大都
1.隐白
4.公孙
3.太白

足太阴脾经简介

一、足太阴脾经经络循行

由足大趾内侧循行至胸外侧阴面。

原文：脾足太阴之脉，起于大趾之端，循指内侧白肉际，过核骨后，上内踝前廉，上踹内，循胫骨后，交出厥阴之前，上膝股内前廉，入腹属脾络胃，上膈，挟咽，连舌本，散舌下；其支者，复从胃，别上膈，注心中。

原文内关键字句解说

1. 大指之端

即足踇趾末端内侧的隐白穴。

2. 白肉际

即赤白肉际，是手足两侧阴阳面的分界处。阳面，即背面，赤色。阴面，即掌（跖）面，白色，就是指手足伸侧面与屈侧面交界处。

3. 核骨

足大趾本节后内侧凸出的圆骨，形如半个果核，故名。即第一跖骨的头部突起处。

4. 内踝

胫骨下端，髁关节内侧突出部。

5. 踹

(1) 同腨、腓腨，俗称小腿肚。相当腓肠肌部分。

(2) 踹，足跟也。

6. 胫

(1) 另作骱，胫端。

(2) 同骱。

7. 交出厥阴

(1) 厥阴，指足厥阴肝经。

(2)《十四经发挥》注：由三阴交上腨内，循骱骨后之漏谷上行二寸，交出足厥阴肝经之前，至地机、阴陵泉。

8. 属脾络胃

(1)《十四经发挥》：迤逦入腹，经冲门、府舍，会中极、关元，复循腹结、大横会下脘，历腹哀，过日月、期门之分，循本经之里，下至中脘、下脘之际，以属脾络胃。

(2) 本经在腹部，交会任脉于中极、关元、下脘等穴。向上再交会足少阳胆经的日月穴与足厥阴肝经的期门穴。

9. 挟咽

(1) 挟，一作侠，循行于组织或器官的两旁之意。

(2)《类经》注："咽以咽物，居喉之后"，包括咽喉和食管。

10. 舌本

舌根部。

11. 注心中

《十四经发挥》：注于膻中之里心之分，以交于手少阴。

二、足太阴脾经联系脏腑

1.脏：脾（本经）；心（其支者复从胃，别上膈，注心中）。

2.腑：胃（入腹，属脾络胃）。

三、足太阴脾经经过器官

1.咽（脾经循行上膈，挟咽，包括咽喉及食管）。

2.舌（脾经循行连舌本，散舌下）。

四、足太阴脾经穴位

左右各21穴。

隐白（起穴、井穴）、大都（荥穴）、太白（输穴、原穴）、公孙（络穴、通冲脉）、商丘（经穴）、三阴交、漏谷、地机（郄穴）、阴陵泉（合穴）、血海、箕门、冲门、府舍、腹结、大横、腹哀、食窦、天溪、胸乡、周荣、大包（止穴、脾之大络）。

1.本经之禁针穴有箕门（此穴是绝对禁针穴），三阴交（此穴是孕妇禁针穴）。

2.本经之禁灸穴有隐白、漏谷、阴陵泉、腹哀、周荣。

3.三阴交为足太阴、足厥阴、足少阴三脉之交会穴。

4.冲门为足太阴、足厥阴之交会穴。

5.府舍为足太阴、阴维、足厥阴之交会穴。

6.大横、腹哀为足太阴、阴维之交会穴。

7.大包为脾之大络，且为脾经循行的止穴。

五、足太阴脾经循行路线白话解说

原文共分二段，叙述如下。

1. 原文：脾足太阴之脉，起于大趾之端，循指内侧白肉际，过核骨后，上内踝前廉，上端内，循胫骨后，交出厥阴之前，上膝股内前廉，入腹属脾络胃，上膈，挟咽，连舌本，散舌下。

白话解说：足太阴脾经的经脉，从足大趾内侧端起始，沿着踇趾内侧边缘掌侧和背侧的交界线（赤白肉际）经过第一跖趾关节突起（即核骨）的后面，向上到内踝前缘（即商丘穴），沿胫骨内缘，交叉到足厥阴肝经的前面，上行经过膝关节和大腿内侧的前面，再向上深入腹部，归属于脾，联络胃，向上穿过膈肌，沿着食管的两侧，通到舌根部，散布在舌头下面。（本经深入腹部，交任脉于中极、关元、下脘；交足少阳经于日月穴，与足厥阴肝经相会于期门穴通过横膈，行于食管的两旁，经过手太阴肺经的中府穴，而连于舌根部，散布于舌下。）

2. 原文：其支者，复从胃，别上膈，注心中。

白话解说：它的支脉，再从胃中出来，另通过膈肌，使经脉气注入心中（交于手少阴心经）。

足太阴脾经循行的白话解说全文

足太阴脾经的经脉，从足大趾内侧端起始，沿着踇趾内侧的赤白内际，经过第一跖趾关节的突起，向上到内踝前缘，沿胫骨内缘，交叉到足厥阴肝经的前面，上行经过膝盖和大腿内侧的前面，再向上深入腹部，归属于脾联络胃，再向上穿过膈肌，沿着食管的两侧，连到舌根部，散布于舌下。它的支脉，再从胃中出来，另通过膈肌，使经脉气注入心中（交给手少阴心经）。

六、足太阴脾经主治病症

1.传统医学

是动病（偏重气分病）	所生病（偏重血分病）
• 舌本强 • 食则呕 • 胃脘痛 • 腹胀 • 善噫 • 得后与气，则快然如衰，身体皆重	• 舌本痛 • 体不能动摇 • 食不下 • 烦心 • 心下急痛 • 寒疟 • 溏瘕泄 • 水闭、黄疸、不能卧 • 强立，股膝内肿厥 • 足大趾不用 • 盛者，寸口大三倍于人迎 • 虚者，寸口反小于人迎

【是动病关键字解说】

(1) 噫：胃中气体上逆有声，由口噫出。

(2) 得后与气则快然如衰：为肠中浊气排出肛外。

【所生病关键字解说】

(1) 溏：大便稀薄。

(2) 瘕泄：稀便中大多为未消化之物。

(3) 水闭：小便不通。

(4) 瘇：足肿也。

(5) 厥：冷，肌肉关节活动不利。

(6) 足大趾不用：足大趾不能活动。

2. 现代医学

根据"经之所过，病之所治"的原则，脾经的主治病症如下。

(1) 痛风性关节炎，临床上多见于离心远处，即足大趾跖趾关节的内面，所谓核骨之处。

(2) 足内踝前侧的挫扭伤，疼痛或风湿，类风湿或痛风性关节炎，因这为脾经所过处（临床上足内踝后侧为肾经所过，足外踝前侧为胆经所过，足外踝后侧为膀胱经所过）。

(3) 一般经络皆循行于身体同侧，唯有大肠经的禾髎，迎香行于异侧。另外，内踝上八寸以下，脾、肝、肾皆行于胫骨阴面之后，其中，肝经走于前，脾经走于中，肾经行于后，唯在八寸相交之后（虽相交，但无交会穴），自膝内面以至大腿，则脾经走在前，肝经走于中，肾仍行于后。故在小腿阴面前路之病，则优先选用肝经之穴。但内踝上八寸以上至大腿阴面前路之病，则优先选用脾经之穴。

(4) 膝内侧疼痛（如强立、股膝内肿、厥），如退化性或痛风性关节炎，临床上可取脾经穴位，此乃因脾经循行膝内侧之前路，可发挥经之所过，病之所治的疗效。

(5) 公孙、血海、阴陵泉、三阴交可用以治膀胱炎及骨盆疾病。其中三阴交为肝、脾、肾三经交会。而此四穴在脾经，除脾经于腹部距中行三寸五分（大陆书籍 4 寸），接近骨盆腔内生殖器官外，又脾经的公孙通冲脉，冲脉起于气冲，气冲去中行二寸，故脾经治骨盆腔疾病，是透过冲脉的作用。

(6) 脾与胃相表里。于腹部，脾经去中行三寸五分（《针灸科学》为 3 寸 5 分，大陆书籍为 4 寸），胃经去中行二寸，故临床上肠胃疾病，如恶心、呕吐、食不下、腹胀、腹泻皆可取用脾胃经穴位。

(7) 肠胃炎除选用胃经穴位以外，亦可用脾经穴位来加强疗效，尤其肠炎绞痛之部位在离中行三寸五分处时，使用脾经穴位效果更好。

(8) 舌头不灵活，舌根痛，喉痛，可选用脾经穴位，因其循行经喉咙，"挟咽，连舌本，散舌下"之故。

(9) 心烦、心痛、胸闷，可选用脾经，因脾经支脉"复从胃，别上膈，注心中"。

(10) 痰生于脾，贮于胃，故可用脾经穴位去痰湿，以清利湿热。

七、临床经验与教学心得

1.脾经为体重节痛的特效经络，因脾主肌，主四肢；湿气重，或肥胖而行动不便者皆可在脾经上选穴，甚至车祸外伤而引发肌肉酸痛，关节活动不利者，亦可利用脾经穴位，以收迅速缓解疼痛的效果。

2. 临床上减胖，可借脾经能化痰除湿的特性，选用脾经在腹部的大横、腹结、府舍与在腿部的公孙、血海及三阴交等穴来治疗。

3. 消化道疾病，基本上先选用胃经、脾经，而不先用肝经、胆经、大肠经或小肠经，乃因其循行距胃、肠太远，且循行路线太长，故效果较差，比不上胃经直入腹中。脾经经过腹部的肝、胆、大肠、小肠来得实际。故水闭、黄疸不能卧，此肝胆疾病，可先用脾经或胃经治之。

4. 呼吸道痰多、泌尿道小便多、骨盆腔分泌物多、胃肠道水泄，皆痰湿之故，均可藉脾经化痰除湿的特性，加以疏导。

5. 膝盖疼痛、活动不灵活，脾经的阴陵泉为常用的膝五穴之一（膝五穴一般指阴陵泉、阳陵泉、内犊鼻、外犊鼻与鹤顶五个穴）。

6. 胸闷、心悸临床上常用内关，配合脾经的公孙来加强，因公孙通冲脉，冲脉起于气街（胃经），可挟肾经与胃经入胸中，效果很好。另脾经支脉会注入心中，故配合脾经，治胸闷与心悸效果将会更好。

7. 近年来研究脾经的公孙，发现确实可调节胃酸分泌，故公孙已成为消化性溃疡的常用穴（公孙配内关）。

8. 脾经可去湿，亦可用于心因性或肾因性水肿的辅助治疗。

9. 喉咙痛，除胃、肺、肝、肾经外，还可用"挟咽，连舌本，散舌下"的脾经；另外中风引起舌头不灵活，常可用脾经的商丘，配合任脉的廉泉，以远交近攻的方式，增强疗效。

10. 十二经脉各有一络穴，如加上任脉之络穴鸠尾、督脉之络穴长强与脾经之大包，则十四条经络有 15 个络穴。

11. 脾经经胸部，然后借由脾经之大包穴，注入心中。

12. 脾经循行会经过乳头外二寸处，故临床上可配合胃经（循行会经过乳头）与肾经（循行会经过乳头往内二寸处），一起用于胸部美容。

13. 脾经中的三阴交，于临床上常为①肠炎的特效穴（脾病有病→溏瘕，肝经有病→飧泄，肾经有病→肠澼）；②骨伤科的特效穴（三阴交为脾、肝、肾三条阴经的交会穴，脾主肌肉，肝主筋，肾主骨，所以三阴交为骨伤科的特效穴）；③妇科的特效穴，因肝经循行会入毛中，过阴器，能帮助男孩与女孩调整内分泌，使泌尿及生殖系统发育成熟，平安进入成年期。

14. 脾、胃互为表里经，且为后天之本，胃气壮则五脏六腑皆壮，故脾、胃均能影响人体的免疫功能。

自我测验选择题

* 自我测验（4选1）

1. 真正治疗肠澼、泄泻之经络为

    A. 大肠经　　　B. 小肠经　　　C. 胃经　　　D. 脾经

2. 湿热下注大肠，会引起

    A. 肠炎　　　B. 胃炎　　　C. 膀胱炎　　　D. 骨盆腔炎

3. 湿热下注膀胱，会引起

    A. 膀胱炎　　　B. 肠炎　　　C. 胃炎　　　D. 痛经

4. 美容上脾经重要，因为脾开窍于

    A. 鼻　　　B. 目　　　C. 耳　　　D. 唇

5. 在临症上，治疗口喎唇疹，则常用

    A. 大肠经　　　B. 胃经　　　C. 脾经　　　D. 肺经

6. 脾藏

    A. 神　　　B. 志　　　C. 魂　　　D. 意

7. 脾主

    A. 肌　　　B. 气　　　C. 血　　　D. 神

8. 脾主四肢，人体体重节痛特效经络为

    A. 胃经　　　B. 脾经　　　C. 肝经　　　D. 肾经

9. 胖人多湿痰，主治肥胖症常用脾经，因脾主

    A. 水　　　B. 气　　　C. 风　　　D. 湿

10. 脾经可治疗舌痛，因为脾经支脉会经过

　　A. 舌根　　　　B. 舌尖　　　　C. 舌本体　　　D. 舌下

11. 脾经左右各有

　　A. 19 穴　　　　B. 20 穴　　　　C. 21 穴　　　　D. 23 穴

12. 脾经循行由

　　A. 手走头　　　B. 头走足　　　C. 足走胸　　　D. 胸走手

13. 脾经循行于

　　A. 寅时　　　　B. 卯时　　　　C. 辰时　　　　D. 巳时

14. 脾经循行，其上一条经络是指

　　A. 心经　　　　B. 肺经　　　　C. 胃经　　　　D. 大肠经

15. 脾经循行，其下一条经络是指

　　A. 胃经　　　　B. 心经　　　　C. 小肠经　　　D. 肺经

16. 五行中，脾与胃皆属

　　A. 金　　　　　B. 水　　　　　C. 木　　　　　D. 土

17. 脾经循行，有形之路线只到

　　A. 背部　　　　B. 胸部　　　　C. 颈部　　　　D. 脸部

18. 下列何穴属脾经

　　A. 气海　　　　B. 少海　　　　C. 小海　　　　D. 血海

19. 下列何穴属脾经

　　A. 库房　　　　B. 屋翳　　　　C. 天溪　　　　D. 气户

20. 三阴交，民间美名为

　　A. 十全大补汤　B. 八珍汤　　　C. 四物汤　　　D. 四君子汤

21. 在足内踝尖上 3 寸，胫骨后缘之穴是指

    A. 公孙   B. 阴陵泉   C. 三阴交   D. 血海

22. 两足心相向，其足弓相距最宽处之穴为

    A. 少商   B. 商丘   C. 公孙   D. 三阴交

23. 脾经循行至腹部时，要先找何穴

    A. 大横   B. 天枢   C. 腹哀   D. 腹结

24. 脾经在胸部要先找何穴较好定位

    A. 乳根   B. 胸乡   C. 天溪   D. 食窦

25. 约与乳头相平齐之穴位是指

    A. 天溪   B. 周荣   C. 膺窗   D. 食窦

26. 十总穴是保健与美容常用要穴，其中脾经占几个

    A. 0 个   B. 1 个   C. 2 个   D. 3 个

27. 脾经循行会至

    A. 足大趾   B. 第二足趾

    C. 第三足趾   D. 第四足趾

28. 治膝痛，常用膝 5 穴，其中脾经是用

    A. 鹤顶   B. 阳陵泉   C. 内外犊鼻   D. 阴陵泉

29. 脾经起穴是

    A. 隐白   B. 大都   C. 大包   D. 周荣

30. 脾经止穴是

    A. 隐白   B. 大都   C. 大包   D. 周荣

31. 脾经胸腹部之穴指压时，为增强疗效与操作方便，常用

　　A. 缓压法　　　　　　　　B. 波动指压法

　　C. 吸引指压法　　　　　　D. 持续指压法

32. 脾经之何穴最难拔罐

　　A. 大包　　　　B. 三阴交　　　C. 公孙　　　D. 隐白

33. 脾经刮痧于何处要注意

　　A. 天溪　　　　B. 腹哀　　　　C. 血海　　　D. 三阴交

34. 在脐旁 2 寸之穴是指

　　A. 肓俞　　　　B. 天枢　　　　C. 大横　　　D. 外陵

35. 在脐旁 4 寸之穴是指

　　A. 天枢　　　　B. 大横　　　　C. 水道　　　D. 归来

36. 在乳头正下面之穴是指

　　A. 天枢　　　　B. 大横　　　　C. 关元　　　D. 水道

37. 天枢（胃经）与大横（脾经）两穴相距

　　A. 1 寸　　　　B. 2 寸　　　　C. 3 寸　　　D. 4 寸

38. 脾经循行在胸部，离中行任脉是

　　A. 2 寸　　　　B. 3 寸　　　　C. 4 寸　　　D. 6 寸

39. 脾经循行在腹部，离中行任脉是

　　A. 2 寸　　　　B. 3 寸　　　　C. 4 寸　　　D. 6 寸

40. 脾经在美容上之贡献是可

　　A. 腹部减胖　　　　　　　　B. 全身减胖

　　C. 美唇与丰胸　　　　　　　D. 以上皆是

41. 美容上，脾经常用穴是

　　A. 公孙　　　　B. 三阴交　　　C. 阴陵泉　　　D. 以上皆是

42. 美容上，脾经常用穴是

　　A. 血海　　　　B. 大横　　　　C. 天溪　　　　D. 以上皆是

43. 脾经在背部膀胱经上之反应点是

　　A. 胃俞　　　　B. 脾俞　　　　C. 肝俞　　　　D. 胆俞

44. "湿"为病理物质，常贮于

　　A. 大肠　　　　B. 小肠　　　　C. 脾　　　　　D. 胃

45. "湿"为病理物质，常生于

　　A. 脾　　　　　B. 胃　　　　　C. 肺　　　　　D. 肾

46. 肝脾肾三条阴经（实心器官）常交会于

　　A. 公孙　　　　B. 血海　　　　C. 三阴交　　　D. 以上皆非

47. 外感"风、寒、暑、湿、燥、火"六淫，其中"湿"属

　　A. 内因　　　　B. 外因　　　　C. 不内外因　　D. 以上皆非

48. 饮食厚味所引发之"湿痰"是属于

　　A. 内因　　　　B. 外因　　　　C. 不内外因　　D. 以上皆非

49. 在解剖上，大肠之生理位置，为何经所经过

　　A. 胃经　　　　B. 脾经　　　　C. 肝经　　　　D. 心经

50. 在解剖上，小肠之生理位置，常为何经所经过

　　A. 胃经　　　　B. 小肠经　　　C. 大肠经　　　D. 心经

51. 治病时，清血热与解毒常用

　　A. 气海　　　　B. 血海　　　　C. 阴陵泉　　　D. 合谷

52. 循行早上 9—11 时之经络是指

　　A. 胃经　　　　B. 脾经　　　C. 小肠经　　　D. 心经

53. 妇科疾病，首选

　　A. 公孙　　　　B. 阳陵泉　　C. 足三里　　　D. 三阴交

答案

1–5 DAADB　　　　6–10 DABDD　　　11–15 CCDCB

16–20 DBDCB　　　21–25 CCACA　　　26–30 CADAC

31–35 CDABB　　　36–40 BBDCD　　　41–45 DDBDA

46–50 CBABA　　　51–53 BBD

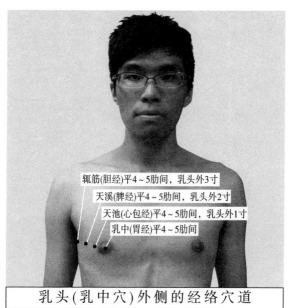

辄筋(胆经)平4~5肋间，乳头外3寸

天溪(脾经)平4~5肋间，乳头外2寸

天池(心包经)平4~5肋间，乳头外1寸

乳中(胃经)平4~5肋间

乳头(乳中穴)外侧的经络穴道

正面看胸部，肋间微微朝上；
背面看背部，肋间微微朝下。

第11章 手少阴心经: HT 1 ～ HT 9

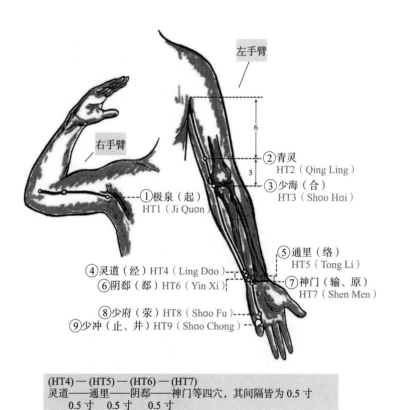

左手臂

② 青灵
HT2（Qing Ling）

③ 少海（合）
HT3（Shao Hai）

右手臂

① 极泉（起）
HT1（Ji Quan）

⑤ 通里（络）
HT5（Tong Li）

④ 灵道（经）HT4（Ling Dao）
⑥ 阴郄（郄）HT6（Yin Xi）

⑦ 神门（输、原）
HT7（Shen Men）

⑧ 少府（荥）HT8（Shao Fu）
⑨ 少冲（止、井）HT9（Shao Chong）

6

3

(HT4) — (HT5) — (HT6) — (HT7)
灵道——通里——阴郄——神门等四穴，其间隔皆为 0.5 寸
　0.5 寸　　0.5 寸　　0.5 寸

手少阴心经（HT.）重要腧穴（穴位）表

穴数：9	五输穴
气血：少血多气	井穴——少冲
走向：由足走胸	荥穴——少府
时刻：11—13 时（午时）	输穴——神门
	原穴——神门
起穴：极泉	经穴——灵道
止穴：少冲	合穴——少海
络穴：通里	背俞穴：心俞
郄穴：阴郄	募穴：巨阙

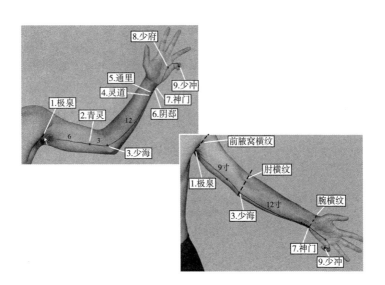

手少阴心经简介

一、手少阴心经经络循行

由胸走向手小指桡侧边少冲穴

原文：心手少阴之脉，起于心中，出属心系，下膈络小肠；其支者，从心系上挟咽，系目系；其直者，复从心系，却上肺，下出腋下，下循臑内后廉，行手太阴心主之后，下肘内，循臂内后廉，抵掌后锐骨之端，入掌内后廉，循小指之内出其端。

原文内关键字句解说

1. 心系

(1)《类经》：心当五椎之下，其系有五，上系连肺，肺下系心，心下三系连脾、肝、肾，故心通五脏之气，而为之主也。

(2)《十四经发挥》：心系有二，一则与肺相通，而入肺两大叶之间。一则由肺叶而下，曲折向后，并脊膂，细络相连，贯脊髓，与肾相通，正当七节之间；盖五脏系皆通于心，而心通五脏系也。

(3) 承淡安注：心系，相当于今肺动脉。

(4) 心系，是指心与肺、脾、肝、肾相联系的脉络部分。

2. 挟咽

挟通"夹""侠"，即沿咽喉、食管两旁。

3. 目系

(1)《灵枢·大惑论》：肌肉之精为约束，裹精筋骨血气之精与脉并为系，上属于脑。

(2) 承淡安注：目系，眼的内眦部分。

(3) 目系：指眼系部分。

4. 臑内后廉

臑，为肱部；在肩部以下，肘部以上之部分。即上臂内侧后缘。

5. 太阴心主

(1) 承淡安注：太阴心主，是肺经与心包经。

(2) 即手太阴肺经及手厥阴心包经。

6. 锐骨

(1)《类经》：手腕下踝为锐骨神门穴也。

(2)《十四经发挥》：腕下踝为兑骨。

(3) 承淡安注：兑骨，亦作锐骨，解剖上称豆状骨。

(4) 即掌后小指侧高骨尖端处，为豆状骨。

二、手少阴心经联系脏腑

1. 脏：心（为本经，即手少阴心经）；肺（为心经经脉经过之脏）。

2. 腑：小肠（与心经相表里）。

三、手少阴心经经过器官

1. 心系（心经的本脏所经过，即心与五脏相联系的脉络部分）。

2. 咽喉（心经的支脉经过）。

3. 食管（心经的支脉所经过）。

4. 目系（心经的支脉所经过，即眼系部分）。

5. 肺（心经的本脉经过）。

6. 小肠（心经的本脉经过）。

四、手少阴心经穴位

左右各 9 穴。

极泉（起穴）、青灵、少海（合穴）、灵道（经穴）、通里（络穴）、阴郄（郄穴）、神门（输穴、原穴）、少府（荥穴）、少冲（井穴）。

1. 根据古人经验，禁针穴有 35 穴，禁灸穴有 45 穴。

2. 本经（心经）之禁针穴有青灵（此穴是绝对禁针穴）一个。

3. 本经（心经）之禁灸穴则没有。

4. 以上禁针穴与禁灸穴，临症时可作为参考用，不须拘泥不变。

五、手少阴心经循行路线白话解说

原文共分为七段，叙述如下。

1. 原文：心手少阴之脉，起于心中，出属心系。

白话解说：心之经脉称为手少阴经，从心脏中起始，出来后归属于心周围的脉管组织（心系）。

2. 原文：下膈络小肠。

白话解说：向下穿过膈肌，联系小肠。

3. 原文：其支者，从心系上挟咽，系目系。

白话解说：它的分支，从心脏周围的脉管组织处出来，沿着食管上端的两旁，连系于眼球后通入于颅腔的组织（目系）。

4. 原文：其直者，复从心系，却上肺，下出腋下。

白话解说：其直行的主干，在从心周围的脉管组织处出来，退回来上行经过肺，然后向下浅出腋下（即极泉穴）。

5. 原文：下循臑内后廉，行手太阴心主之后。

白话解说：沿上臂内侧缘行手太阴肺经与手厥阴心包经的后方（于解剖位置上为尺神经与正中神经经过处）。

6. 原文：下肘内，循臂内后廉，抵掌后锐骨之端。

白话解说：下行到肘内（即少海穴），沿着手臂内侧后缘（解剖位置上，为尺动脉、尺神经经过及屈指浅肌处），到达手掌后豆状骨端（即神门穴）。

7. 原文：入掌内后廉，循小指之内出其端。

白话解说：行入手掌内侧后缘，沿小指内侧走至指端（即少冲穴；少冲穴在手小指之桡侧。少泽穴属小肠经，在手小指之尺侧）。

手少阴心经循行白话解说全文

从心脏中起始，出来后归属于心周围脉管组织向下穿过膈肌，联络小肠。它的分支，从心脏周围的脉管组织处出来，沿着食管上端两旁，连系于眼球通入于颅腔的组织。外行的主干，从心系处出来，退回来上行经过肺，然后向下浅出腋下，沿上肢内侧后缘，到手掌后豆状骨处，进入掌中，沿着小指的桡侧，走出到小指桡侧端之少冲穴。

六、手少阴心经主治病症

1. 传统医学

是动病（偏重气分病）	所生病（偏重血分病）
• 嗌干	• 目黄
• 心痛	• 胁痛
• 渴而欲饮	• 臑、臂内后廉痛或厥
• 臂厥	• 掌中热痛

【是动病关键字解说】

(1) 嗌干

① 承淡安注：嗌，是食管上之口。

② 嗌即咽喉部。

嗌干，经气失常而引发本经所过处之热病，是为咽喉干燥。

(2) 心痛：本脉起于心中，故经气变动失常则引发心痛。

(3) 渴而欲饮：心主血脉，津血同源，本经气盛血热则耗津，故渴而欲饮。

(4) 臂厥：手少阴经气逆乱之证，名为臂厥。

【所生病关键字解说】

(1) 目黄：心与小肠相表里，小肠别清浊不利，故主液所生病，液积则水湿，积热而成黄。

(2) 胁痛：心包经循胸出胁，故此症为心包代心，而心经亦可治之。

(3) 厥：功能不利称之为厥。例如伸举无力或不能伸举。

2. 现代医学

依据经之所过，病之所治的原则；即心经经络由胸走手之走向，以下所举为心经之主治及临床应用。

(1) 主治胸痛。例：狭心症，心肌梗死，或由感冒、咳嗽、带状疱疹、肋间神经痛等所引起之胸痛，皆可由心经扎针而治疗或缓解。

(2) 主治口干舌燥等阴虚火旺现象。此因心经之支脉循行经过肺系、咽喉、食管。故可治疗口干舌燥之症。

(3) 主治目黄、视力障碍等症。因心与小肠相表里，且心之支脉循行至目下，故对肝胆病所引起之目黄或视力障碍有一定疗效。

(4) 主治胸胁痛。例：咳嗽、外伤、肝胆结石、带状疱疹等所引起之胸胁痛，皆可由心经予以治疗，达到一定的疗效，此因心经经络循行为由胸走手的阴面后路之故。

(5) 主治手上臂内侧后缘的疼痛或功能不利。例：高尔夫球肘。

(6) 主治臂厥，即两手交叉于胸前的有气无力之状。此为心气弱或心火衰而致无元气之虚证。

(7) 主治掌中热（属实证）或手汗（即掌中冷，属虚证）等手掌疾病，此乃因心经经络循行经过第四、五掌骨间，故可治疗手掌之疾病。

七、临床经验与教学心得

1. 心经经脉循行为由胸走手，起穴为胸部腋窝内的极泉穴，可治疗狐臭；极泉穴找法较特殊，必须举臂找之。

2. 五十肩病人主要为手三阳经之问题，但用手三阳之经络治疗效果不佳时，依据古人经验，可在极泉穴扎针，常会有不错的疗效，此因病在外，取之内而达到平衡之效。

3. 心经可治手肘内侧之疼痛，例如常见的运动伤害——高尔夫球肘，高尔夫球肘乃因运动或打球姿势不当而伤害到心经、小肠经，致引起手肘内侧之酸痛，此时可依据"经之所过，病之所治"之原则，以心经治疗高尔夫球肘。

4. 心经可治失眠。失眠和心肝肾不交、脾胃不和有关，若由焦虑、神经衰弱所引起之失眠，用心经治疗较佳，因心主神明，心即神经系统。若以药物治疗失眠，如疗程久而易引起副作用，可选用神门穴针灸治疗辅助之，不仅经济且可减少药物副作用之发生。

5. 心经可治大汗大止、大汗亡阳等症；因心主血脉，心即神经血管循环系统，故古人以针刺或灯心草灸心经之神门、阴郄穴来治大汗，皆可达不错之疗效，现代医学亦可用心经应用于汗出不止等症。

6. 心经可治手掌掌心出汗（虚证）、五心烦热（阴虚火旺实证）。因心主神明、心主血脉，故可透过神经、血管循环之调理来治疗汗多之症。

7. 一般而言：

(1) 治疗掌中热痛、手汗：心经、肺经、心包经三经络皆可治之。

(2) 治疗目黄：心经、大肠经、小肠经、膀胱经四经络皆可治之。

(3) 治疗臂厥：心经、肺经二经络皆可治之。

8. 心经可治肌腱炎，肌腱炎可发生在手掌各掌指关节处，疼痛点位在掌指关节的腹面。若直接于病灶处扎针，可能会愈扎愈痛，但用心经之少府穴扎之，则因少府穴离病灶稍远故不会直接刺激疼痛点，且可达到缓解的效果，故心经扎针可治疗第五指之肌腱炎。

9. 心经治心痛时，须小心，若扎针治疗 1～2 次后仍未改善，宜建议病人转看专科医师。一般言之：针灸有缓解心痛之作用，临床上常用神门穴（原穴）来治疗，并可以指甲按压穴位代替之。

10. 内经云：诸般疮疡皆属心，例如：面疱、毛囊炎、疮痈肿毒、带状疱疹等，皆可用心经之穴位扎针来达到降心火之目的，在临床上常有显著之疗效。

11. 心经之穴位为十四条经络中最少者，与心包经相同，左右皆各九穴。

12. 心经的英文代号，过去为"H"，现统一为"HT"。

13. 心经循行于手臂阴面的后路，小肠经循行于手臂阳面的后路，心经与小肠经的区别为：立正站好，手指并拢紧贴大腿时，从后面看，只能够看到小肠经，而看不到心经（因为心经属阴面，所以看不到）。

14. 心经的穴位，能帮助稳定人的神经系统及内分泌系统，降低心火旺或心火不足的激烈波动，可令人的情绪保持稳定。

15. 不典型的心肌梗死，其症状如胸闷、胸痛、肩胀痛与指尖痛等，常接近于心经的循行路线，故临床上遇到有这些症状者，应将心肌梗死纳入考量。

16. 小腿肚藏有第二颗心脏之说，乃指腿部的肾经循行会经过肝、心、肺、肾，透过泡脚时，腿部肾经的刺激，而有强壮心脏的作用。

17. 通里（心经络穴）和大钟（肾经络穴）配穴，能治疗心火衰与肾阳不足的忧郁症。

18. 通里为马丹阳十二穴之一（通里并列缺），能治疗心肺的疾病。

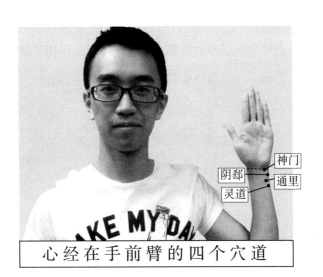

心经在手前臂的四个穴道

自我测验选择题

* 自我测验（4 选 1）

1. 心经循行于手臂阴面之

    A. 前路   B. 中路   C. 后路   D. 以上皆非

2. 心经循行于

    A. 寅时   B. 卯时   C. 午时   D. 未时

3. 心经循行于

    A. 7—9 时   B. 9—11 时

    C. 11—13 时   D. 以上皆非

4. 心经之穴位数目与哪一条经之穴位数目相同

    A. 肺经   B. 肝经   C. 大肠经   D. 心包经

5. 下列何穴属于心经

    A. 通里   B. 列缺   C. 大陵   D. 郄门

6. 下列何穴属于心经

    A. 青灵   B. 灵墟   C. 神灵   D. 以上皆非

7. 心经循行于手

    A. 拇指（第一指）   B. 食指

    C. 无名指   D. 小指（第五指）

8. 心藏

    A. 神   B. 魂   C. 魄   D. 志

9. 汗为何脏之液

　　A. 心　　　　　B. 肝　　　　　C. 脾　　　　　D. 肺

10. 内经云：诸般疮疡皆属何者

　　A. 心　　　　　B. 肝　　　　　C. 脾　　　　　D. 肺

11. 心经之循行会经过手肘之

　　A. 小海　　　　B. 曲泽　　　　C. 少海　　　　D. 尺泽

12. 心经与何经相表里

　　A. 肺经　　　　B. 大肠经　　　C. 小肠经　　　D. 肾经

13. 心经之起穴是

　　A. 少冲　　　　B. 少泽　　　　C. 天池　　　　D. 极泉

14. 心经之止穴是

　　A. 少冲　　　　B. 少泽　　　　C. 天池　　　　D. 极泉

15. 极泉之取穴法是根据

　　A. 分寸折量法　　　　　　　　B. 指寸法

　　C. 自然标志取穴法　　　　　　D. 特殊姿势动作取穴法

16. 神门穴与阴郄穴相距

　　A. 5 分　　　　B. 1 寸　　　　C. 1.5 寸　　　D. 2.0 寸

17. 阴郄与通里穴相距

　　A. 5 分　　　　B. 1 寸　　　　C. 1.5 寸　　　D. 2.0 寸

18. 青灵与少海两穴相距

　　A. 1 寸　　　　B. 2 寸　　　　C. 3 寸　　　　D. 4 寸

19. 心经之支脉会循行至

    A. 目下　　　　B. 耳前　　　　C. 口旁　　　　D. 鼻旁

20. 心经可主治

    A. 胸闷心烦　　　　　　　　B. 五十肩

    C. 高尔夫球肘（肱骨内上髁炎）

    D. 以上皆是

21. 神门与何穴相隔一条筋

    A. 阳溪　　　　B. 养老　　　　C. 阳谷　　　　D. 大陵

22. 下列何穴属心经

    A. 风府　　　　B. 中府　　　　C. 天府　　　　D. 少府

23. 午时是何脏火旺

    A. 心　　　　　B. 肝　　　　　C. 肾　　　　　D. 脾

24. 少海属

    A. 心经　　　　B. 小肠经　　　C. 肺经　　　　D. 心包经

25. 小海属

    A. 心经　　　　B. 小肠经　　　C. 肺经　　　　D. 三焦经

26. 手肘内侧横纹端下 5 分处是指

    A. 少海　　　　B. 小海　　　　C. 曲池　　　　D. 尺泽

27. 灵道穴属于

    A. 肾经　　　　B. 肺经　　　　C. 心经　　　　D. 心包经

28. 心经之穴位，左右各有

    A. 9 穴　　　　B. 11 穴　　　　C. 19 穴　　　　D. 39 穴

29. 相由心生，面随何者转

　　A. 心　　　　　B. 肝　　　　　C. 脾　　　　　D. 肾

30. 位于第 4、5 掌骨间隙之穴位是指

　　A. 天府　　　　B. 少府　　　　C. 中府　　　　D. 风府

31. 在手小指（第五指）指甲桡侧端之穴是

　　A. 少冲　　　　B. 少泽　　　　C. 关冲　　　　D. 商阳

32. 在手小指（第五指）指甲尺侧端之穴是

　　A. 少冲　　　　B. 少泽　　　　C. 少商　　　　D. 中冲

33. 太渊穴、大陵穴与神门穴三穴

　　A. 约略成一水平线　　　　　　B. 太渊高些

　　C. 大陵高些　　　　　　　　　D. 神门高些

34. 心经之循行由

　　A. 胸走手　　B. 手走头　　C. 头走足　　D. 足走胸

35. 手少阴经是指

　　A. 肺经　　　　B. 心经　　　　C. 肝经　　　　D. 心包经

36. 肘横纹与腕横纹相距（阳面）

　　A. 10 寸　　　B. 8 寸　　　　C. 12 寸　　　D. 16 寸

37. 在心经上指压

　　A. 9 个穴位皆可　　　　　　　B. 神门穴不可

　　C. 极泉穴不可　　　　　　　　D. 以上皆非

38. 在心经上刮痧应由

　　A. 手往肩　　B. 肩往手　　C. 足往胸　　D. 头往足

39. 心经循行于小指（第五指）之

    A. 前方　　　　B. 桡侧端　　　C. 尺侧端　　　D. 以上皆非

40. 肺经循行于

    A. 食指　　　　B. 中指　　　　C. 大拇指　　　D. 无名指

41. 灵道与神门两穴相距

    A. 0.5 寸　　　B. 1.0 寸　　　C. 1.5 寸　　　D. 2.0 寸

42. 心经拔罐最困难属于何穴

    A. 极泉　　　　B. 青灵　　　　C. 少海　　　　D. 少冲

43. 心经之神门穴与小肠经之阳谷穴

    A. 同高　　　　B. 神门高　　　C. 阳谷高　　　D. 以上皆非

44. 尺骨骨折常用小肠经与何经辅助

    A. 心包经　　　B. 心经　　　　C. 肺经　　　　D. 大肠经

45. 心经循行于

    A. 胫骨　　　　B. 腓骨　　　　C. 桡骨　　　　D. 尺骨

46. 心经可治疗

    A. 喉痛　　　　B. 黑眼圈　　　C. 胸闷　　　　D. 以上皆是

47. 手肘内侧横纹端下 5 分是指

    A. 小海　　　　B. 少海　　　　C. 曲池　　　　D. 肘髎

48. 腋窝凹陷处两筋之间有动脉应手处是指

    A. 极泉　　　　B. 少府　　　　C. 曲泉　　　　D. 巨骨

49. 心经与何经络相表里

    A. 小肠经　　　B. 肺经　　　　C. 心包经　　　D. 肾经

50.五行中，心经属

A.水　　　　　B.金　　　　C.木　　　　D.火

答案

1–5 CCCDA　　　6–10 ADAAA　　　11–15 CCDAD

16–20 AACAD　　21–25 CDAAB　　26–30 ACAAB

31–35 ABAAB　　36–40 CABBC　　41–45 CDABD

46–50 DBAAD

第12章 手太阳小肠经：
SI 1 ～ SI 19

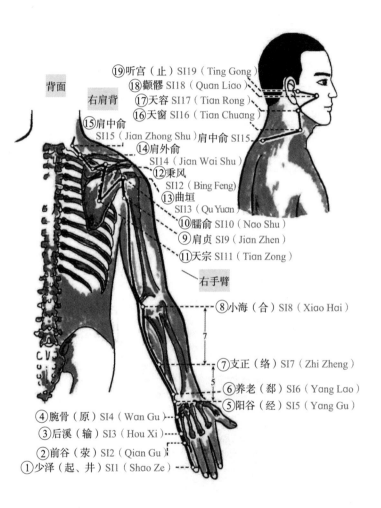

背面

右肩背

⑲听宫（止）SI19（Ting Gong）
⑱颧髎 SI18（Quan Liao）
⑰天容 SI17（Tian Rong）
⑯天窗 SI16（Tian Chuang）
⑮肩中俞 SI15（Jian Zhong Shu） 肩中俞 SI15
⑭肩外俞 SI14（Jian Wai Shu）
⑫秉风 SI12（Bing Feng）
⑬曲垣 SI13（Qu Yuan）
⑩臑俞 SI10（Nao Shu）
⑨肩贞 SI9（Jian Zhen）
⑪天宗 SI11（Tian Zong）

右手臂

⑧小海（合）SI8（Xiao Hai）

⑦支正（络）SI7（Zhi Zheng）
⑥养老（郄）SI6（Yang Lao）
⑤阳谷（经）SI5（Yang Gu）
④腕骨（原）SI4（Wan Gu）
③后溪（输）SI3（Hou Xi）
②前谷（荥）SI2（Qian Gu）
①少泽（起、井）SI1（Shao Ze）

手太阳小肠经（SI.）重要腧穴（穴位）表

穴数：19	五输穴
气血：少气多血	井穴——少泽
走向：由手走头	荥穴——前谷
时刻：13—15时（未时）	输穴——后溪
起穴：少泽	原穴——腕骨
止穴：听宫	经穴——阳谷
	合穴——小海
络穴：支正	背俞穴：小肠俞
郄穴：养老	募穴：关元

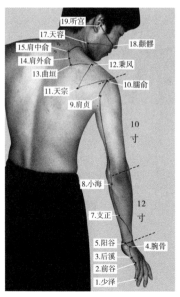

手太阳小肠经经穴图
（循行由手第五指尺侧端至头部耳前方之听宫穴）

手太阳小肠经简介

一、手太阳小肠经经络循行

由手小指尺侧少泽穴走向头部（耳前）

原文：小肠手太阳之脉，起于小指之端，循手外侧上腕，出踝中，直上循臂骨下廉，出肘内侧两筋之间，上循臑外后廉，出肩解，绕肩胛，交肩上，入缺盆络心，循咽下膈，抵胃，属小肠；其支者，从缺盆循颈上颊，至目锐眦，却入耳中；其支者，别颊上䪼抵鼻，至目内眦，斜络于颧。

原文内关键字句解说

1. 踝

(1)《十四经发挥》：臂骨尽处为腕，腕下兑骨为踝。

(2) 指手腕后方小指侧的尺骨小头。

2. 臂骨

(1) 承淡安注：臂骨即是尺骨（ulnar bone）。

(2) 臂骨即指前臂之尺骨。

3. 两筋之间

(1) 承淡安注：指两骨之间，即尺骨与上肱骨之肘关节。

(2) 即肘部尺骨鹰嘴突（olecranon）及肱骨内上髁（medial epicondyle）之间。

4. 臑

即上臂内侧之肌肉部分。

5. 肩解

(1)《十四经发挥》：脊两旁为膂，膂上两骨为肩解。

(2) 承淡安注：肩解，是肩胛棘端与上臂骨交会之处。

(3) 即肩关节，肩后骨缝处。

6. 肩胛

(1)《十四经发挥》：肩解下成片骨为肩胛。

(2) 承淡安注：肩胛，即肩胛骨。

(3) 肩胛，指背侧连肩之板状骨，名肩胛骨（scapular bone）。

7. 交肩上

(1)《类经》：肩上、秉风、曲垣等穴也。左右交于两肩之上，会于督脉之大椎。

(2) 交肩上，即在肩上当第 7 颈椎棘突下左右相交。

8. 咽

指食管、食道。

9. 目锐眦

(1)《十四经发挥》：目外角为锐眦。

(2) 承淡安注：目锐眦即目外眦。

(3) 目锐眦即外眼角部分。

10. 却入耳中

(1) 承淡安注：是由目外眦皆反转入于耳中。

(2) 却：退回，回转之意。故却入耳中即由外眼角折行退回进入耳中。

11. 颧

(1)《十四经发挥》：目下为颧。

(2) 指眼眶下方，相当于颧骨和上颌骨交接的部位。

12. 目内眦

(1)《十四经发挥》：目大角为内眦。

(2) 目内眦即内眼角部分（目锐眦即指外眼角部分）。

二、手太阳小肠经联系脏腑

1. 脏：心（与小肠经相表里）。

2. 腑：小肠（为本经，即手太阳小肠经）；胃（与小肠经相联络）。

三、手太阳小肠经经过器官

1. 心（小肠经的本脉经过）。

2. 胃（小肠经的本脉经过）。

3. 小肠（小肠经的本脉经过）。

4. 鼻（小肠经的支脉经过）。

5. 眼（小肠经的支脉经过）。

6. 耳（小肠经的支脉经过）。

7. 咽（小肠经的本脉经过）。

四、手太阳小肠经穴位

左右各 19 穴。

少泽（起穴、井穴）、前谷（荥穴）、后溪（输穴）、腕骨（原穴）、阳谷（经穴）、养老（郄穴）、支正（络穴）、小海（合穴）、肩贞、臑俞、天宗、秉风、曲垣、肩外俞、肩中俞、天窗、天容、颧髎、听宫（止穴）。

1.根据古人经验，禁针穴有 35 穴，禁灸穴有 45 穴。

2.本经（小肠经）没有禁针穴。

3.本经（小肠经）之禁灸穴有颧髎、肩贞。

4.以上禁针穴与禁灸穴，在临症时，可作为参考用，不须拘泥不变。

5.臑俞为手太阳小肠经、足太阳膀胱经、阳跷脉、阳维脉之交会穴。

6.秉风为手太阳小肠经、手阳明大肠经、手少阳三焦经、足少阳胆经之交会穴。

7.颧髎为手太阳小肠经、手少阳三焦经之交会穴。

8.听宫为手太阳小肠经、手少阳三焦经、足少阳胆经之交会穴。

五、手太阳小肠经循行路线白话解说

原文共分为九段，叙述如下。

1.原文：小肠手太阳之脉，起于小指之端，循手外侧上腕，出踝中。

白话解说：*小肠之经脉称为手太阳经，从小指（第五指）*

外侧（即尺侧）指端开始（为少泽穴；于解剖位置上，有指掌侧固有动脉和指背动脉形成的动脉网。并有尺侧神经之分布）。沿手外侧（尺侧）上行至腕，过腕后小指侧的尺骨小头（为阳谷，养老穴；于解剖位置上，此处位于尺侧腕伸肌腱和伸小指固有肌腱之间）。

2. 原文：直上循臂骨下廉，出肘内侧两筋之间。

白话解说：直上沿前臂下缘（解剖位置上，此处为前臂内侧皮神经分布，深层并有骨间背侧神经通过。有背侧骨间动脉）。出肘后之尺骨鹰嘴突及肱骨内上髁间（为小海穴；解剖位置上，为尺神经本干通过，并有尺侧上下副动脉及尺返动脉）。

3. 原文：上循臑外后廉。

白话解说：再沿前臂外侧后缘直向上（解剖位置上，为肱三头肌、尺神经、正中神经、内侧皮神经、肱静脉经过处）。

4. 原文：出肩解，绕肩胛，交肩上。

白话解说：走到肩后关节骨缝处（为臑俞穴，位于三角肌后），绕行肩胛骨（解剖位置上，分别经过肩下肌、斜方肌、肩上肌及深层之肩胛提肌、小菱形肌、并有肩胛上动静脉、颈横动静脉、肩胛背神经和副神经等通过）。在肩上当第 7 颈椎棘突下左右相交。

5. 原文：入缺盆络心。

白话解说：再向前进入锁骨上窝（即缺盆穴，但不属小肠经，为足阳明胃经穴），深入体腔，联络心脏。

6. 原文：循咽下膈，抵胃，属小肠。

白话解说：再沿咽喉食管，直下穿过膈肌至胃部，再向下会属于本腑小肠。

7. 原文：其支者，从缺盆循颈上颊，至目锐眦，却入耳中。

白话解说：上行的一支，从锁骨上窝出来，沿着颈部后行向上到面部（为颧髎穴；解剖位置上，为嚼肌及颧肌中并有面横动静脉及面神经、眶下神经分布），至外眼角后，再退回来进入耳中（为听宫穴；解剖位置上，有颞浅动静脉之耳前分支，并布有面神经及三叉神经第三支之耳颞神经）。

8. 原文：其支者，别颊上𬙂。

白话解说：它的分支，从面颊部分出来，向上循行进入眼眶下。

9. 原文：抵鼻，至目内眦，斜络于颧。

白话解说：到达鼻部，再达鼻部内眼角（交于足太阳膀胱经）并斜行相络于颧骨部。

手太阳小肠经循行白话解说全文

起于小指外侧的尖端（尺侧），沿手指外侧（尺侧）上行至腕，过腕后小指侧的高骨，直向上沿前臂后骨的下缘，出肘后内侧两骨之间（即小海穴），再向上沿臑外后侧，出肩后骨缝，绕行肩胛，于背部外侧的膀胱经和上侧的三焦经、胆经相交于两肩之上，入缺盆，络于心，沿喉咙下贯隔膜而至胃，再向下会属于本腑小肠。它的支脉，从缺盆沿颈上颊，至眼外角，反转入耳内。又一支脉，从颊部别出走入眼眶下至鼻部，再连眼内角，并斜行络于颧骨部。

六、手太阳小肠经主治病症

1. 传统医学

是动病（偏重气分病）	所生病（偏重血分病）
• 嗌痛 • 颔肿，不可以回头 • 肩似拔 • 臑似折	• 耳聋（是主液所生病者） • 目黄 • 颊肿 • 颈、颔、肩、臑、肘、臂外后廉痛

【是动病关键字解说】

(1) 颔肿

①承淡安注：颔，是下颌骨正中下面空软之部。

②颔者，颏下结喉上两侧肉之软处。

(2) 顾：掉头回顾，即回头看。

(3) 肩似拔：肩部疼痛如拉扯般。

(4) 臑似折：臑部疼痛如被折断般。

【所生病关键字解说】

(1) 是主液所生病者

承淡安注：此以"小肠为受盛之官，化物出焉"。认为体液是由小肠产生的，故曰是主液所生病者。

(2) 小肠受盛胃腑腐熟下传的水谷，经进一步消化和辨别清浊后，其精华部分由脾转输，营养于全身，糟粕下走大肠，水液归于膀胱，因此小肠可产生水液，故本经主液所生病证。

2. 现代医学

依据经之所过，病之所治的原则及小肠经由手走头的循行路线，以下所举为小肠经之主治及临床应用。

(1) 主治手臂外侧后路痛，例如手腕尺侧扭伤、高尔夫球肘与五十肩（侵犯肩后路）等。

(2) 主治手肘痛（偏向高尔夫球时所引起）。

①小肠经走手阳面后路→主治偏向高尔夫球肘所引的手肘痛（高尔夫球肘常侵犯肱骨内上髁，即侵犯小肠经与心经）。

②大肠经走手阳面前路→主治偏向网球肘所引起的肘痛（网球肘常侵犯肱骨外上髁，即侵犯大肠经）。

(3) 主治手上臂痛，及手上臂似断掉感（即臑似折），例如中风后遗症而致手上臂下垂似断或运动伤害如投手投球用力过度致肱骨断裂或骨折等情形，皆可以小肠经治疗之。一般言：

①小肠经循行经过手上臂后路→主治臑似折。

②膀胱经循行经过腰部→主治腰似折。

(4) 主治肩痛及肩似被拉扯而疼痛（即肩似拔）。例如肩后侧痛、肩三角肌后侧疼痛。一般言：

①小肠经循行肩后路→主治肩后侧痛。

②三焦经循行肩中路→主治肩中侧痛。

③大肠经循行肩前路→主治肩前侧痛。

(5) 主治颈痛，例如落枕、胸锁乳突肌硬化所引起之斜颈，或腮腺炎而致颈部疼痛甚而痛至不能回头与转头之情形。

(6) 主治喉痛、颔肿，例如感冒、甲状腺炎而致吞咽困难及喉咙疼痛，及牙龈肿胀而致之颔肿。

(7) 主治颊肿、颔肿，例如牙龈肿胀疼痛或拔牙后引起之肿胀疼痛及颜面神经麻痹而致之颊肿、颔痛。

(8) 主治目黄，因小肠经络循行经过目内眦及目外眦。

(9) 主治耳鸣、耳聋、听力减退、眩晕、中耳炎等症，因小肠经循行经过耳前正中处（即听宫穴）。

七、临床经验与教学心得

1. 小肠经可治手小指活动不利，例如尺神经损伤或肌腱炎、骨折所引起之皮表肌肉感觉及运动异常，因小肠经经过小指尺侧，故对小指活动不利的治疗，可达到一定的疗效与症状的缓解。

2. 小肠经可治急性腰扭伤、慢性腰痛，临床上常用后溪、阳谷与养老三穴治之；因后溪通督脉，而督脉为六阳之会，统辖背部，故扎后溪可治背部之腰痛及腰扭伤。而阳谷穴则因手太阳小肠经、足太阳膀胱经其气同源，且亦为前后经、手足经之关系，故可达到平衡之疗效，此穴属经验穴。另养老穴为郄穴（按：郄穴为骨肉之交，气血深集之处），扎此穴可达到将邪气引开，正气引进之疗效，此穴亦属经验穴，尤其在急症时常使用（因郄穴于临床上，常用于急性病症的治疗）。

3. 小肠经可治手掌张开不利，利用小肠经之后溪与大肠经之合谷于扎针时两穴相透，可助手掌、手指伸屈有力（按：扎针使两穴相透，只需两穴针感相通即可，以防扎到动脉弓，而引起瘀血、血肿）。

4. 小肠经可加强高尔夫球肘之治疗，临床上常用心经来治疗高尔夫球肘，而小肠与心相表里，故两经相配可达相辅相成之效果。

5. 小肠经可治五十肩，临床上常用肩三针来治疗肩痛，一般可分为肩前、肩中、肩后等三路来治疗。

(1) 肩前路痛（以大肠经为主，例如肱二头肌腱炎）→以肩前（经外奇穴）、肩髃（大肠经）、肩髎（三焦经）扎针治疗。

(2) 肩中路痛（以三焦经为主，例如肩峰下滑囊膜炎）→以肩髃（大肠经）、肩髎（三焦经）、肩内陵（经外奇穴）扎针治疗。

(3) 肩后路痛（以小肠经为主，例如肩上肌腱炎，又称冈上肌腱炎）→以肩髃（大肠经）、肩髎（三焦经）、臑俞（小肠经）扎针治疗。

以上三组肩三针，可依据肩痛的不同部位而随机选用。

6. 小肠经可加强落枕的治疗，临床上常用落枕穴扎针来治疗落枕（按：落枕穴属经外奇穴，位在大肠经的循行路线上），但以颈部前三角区之疗效为佳。若属颈部后三角区之落枕，则常用小肠经之穴位配合治疗，因小肠经之循行经过颈前与颈后部。一般言：

(1) 颈前落枕：会侵犯胸锁乳突肌（Sternocleidomastoid muscle，SCM muscle），所以颈前三角区的落枕，可用天窗与天容配合来加强疗效。

(2) 颈后落枕：会侵犯斜方肌（Trapezius muscle），所以颈后三角区的落枕，可用肩中俞、肩外俞配合，来增强疗效。由此可知，小肠经可治古人所谓之"项不可回顾"（颈前痛与颈后痛）。

7. 小肠经可治牙痛，因小肠经循行会通过颧、颊、上下颚等三叉神经的管辖区域，故配合小肠经，可有解除或减轻牙痛之疗效（按：一般上牙痛以胃经为主；下牙痛以大肠经为主）。尤其拔牙针刺麻醉时，常用下关（胃经）、颧髎（小肠经）来达到神经麻醉止痛之效果，并因远离口腔病灶，故可方便牙医师的口腔手术操作。

8. 小肠经可治视力障碍，例如近视、远视、老花眼、目黄、眼球转动不利，或结膜炎与角膜炎等症，因小肠经循行经过目内眦（眼内角）与目锐眦（眼外角），故小肠经扎针后，可让病人有缓解之感觉。

9. 小肠经可治梅尼埃病，经过耳朵的六条阳经，其中小肠经循行由颧髎却入耳中（即听宫穴，它为小肠经、三焦经、胆经之交会穴），故小肠经对于耳鸣、耳聋等症状有一定之特殊疗效。

10. 小肠经可治肠炎，但因小肠经循行由手走头，从缺盆入横膈再至小肠，因其经过路线太远，故临床上常用胃经来治疗肠胃道疾病（即肚腹三里留，而足三里属胃经）。如再配合心经与小肠经来治疗，即可加强胃经的疗效（按：内经谓大肠下合穴为上巨虚，小肠下合穴为下巨虚，两者皆属于胃）。

11. 小肠经左右各十九穴，而其循行特征为：小肠经由手走头，却在手上臂（臑处）无穴位，如同足少阴肾经由足走胸，却在足大腿上无穴位一样，古人没有说明原因，今人推敲有三个原因：①危险；②不重要；③懒惰，所以要留给后人去安置穴位。

12. 小肠经可以治疗腰背痛或腰腿痛，仍是因为手太阳的小肠经，可通足太阳的膀胱经，又小肠经中的后溪穴可通督脉，且督脉可统率六条阳经，所以能治疗膀胱经的腰腿痛，或胆经的侧腰背痛。

13. 小肠经的穴位，单侧有 19 穴，小肠经与心经相表里，心经的穴位，单侧有 9 穴，两条经的穴位数目，其尾数都是"9"，非常好记。

Q：为何临床上小肠炎不用小肠经？

A：①路线太远，缓不济急；②古人说：大肠、小肠皆属于胃；③小肠经在胃经上有一个代表穴：下巨虚。

14. 肩中俞等五穴，WHO 所订定之位置有所争议，林昭庚教授给予建议改正之，已被接受。

五穴指：①肩中俞（小肠经）；②水泉（肾经）；③京门（胆经）；④中渎（胆经）；⑤中封（肝经）。

自我测验选择题

10. 属于小肠经之穴位是指

    A. 耳门   B. 听宫   C. 听会   D. 上关

11. 循行于"未时"之经络是指

    A. 心经   B. 小肠经   C. 膀胱经   D. 肾经

12. 小肠经循行时刻

    A. 13—15 时   B. 15—17 时

    C. 17—19 时   D. 以上皆非

13. "项不可以回顾"常用何经络治疗

    A. 心经   B. 小肠经   C. 肺经   D. 胆经

14. "臑似折，肩似拔"常用何经络治疗

    A. 胆经   B. 小肠经   C. 心经   D. 肺经

15. 治疗落枕首选何经络

    A. 小肠经   B. 大肠经   C. 胆经   D. 膀胱经

16. 何经络在手上臂没有穴位

    A. 心经   B. 小肠经   C. 心包经   D. 肺经

17. 小肠经之起穴为

    A. 少泽   B. 少冲   C. 冲门   D. 听宫

18. 小肠经之止穴为

    A. 少泽   B. 少冲   C. 听宫   D. 极泉

19. 肩中俞离大椎穴约

    A. 1 寸   B. 1.5 寸   C. 2.0 寸   D. 3.0 寸

20. 肩外俞离第 1 胸椎下之陶道穴约

    A. 1 寸　　　　B. 2 寸　　　　C. 3 寸　　　　D. 4 寸

21. 天宗穴在

    A. 肩胛骨上　　　　　　　　B. 肩胛骨边缘

    C. 上背部　　　　　　　　　D. 下背部

22. 天宗穴平

    A. 第 4 椎下　　B. 第 7 椎下　　C. 第 14 椎下　　D. 以上皆非

23. 天窗穴离颈部中行任脉约

    A. 2.0 寸　　　　B. 2.5 寸　　　　C. 3.0 寸　　　　D. 3.5 寸

24. 小肠经之英文代号为

    A. ST　　　　B. SI　　　　C. LI　　　　D. SP

25. 肩中俞属于

    A. 膀胱经　　B. 小肠经　　C. 胃经　　　D. 胆经

26. 喉头结节外 1.5 寸是指

    A. 廉泉　　　B. 人迎　　　C. 扶突　　　D. 天窗

27. 喉头结节外 3.0 寸是指

    A. 天窗　　　B. 扶突　　　C. 人迎　　　D. 廉泉

28. 小肠经之循行于何处没有穴位

    A. 手指　　　B. 手前臂　　C. 手上臂　　D. 颈部

29. 肩外俞属于

    A. 膀胱经　　B. 小肠经　　C. 大肠经　　D. 肺经

30. 小肠经与何经相表里

    A. 肺经　　　　B. 膀胱经　　　C. 心经　　　　D. 心包经

31. 何穴为小肠经之穴位

    A. 耳门　　　　B. 听会　　　　C. 颧髎　　　　D. 巨骨

32. 鼻旁 8 分之穴位，对准瞳孔是指

    A. 迎香　　　　B. 巨髎　　　　C. 颧髎　　　　D. 下关

33. 鼻旁 5 分，在鼻唇沟上之穴位是指

    A. 迎香　　　　B. 颧髎　　　　C. 巨髎　　　　D. 上关

34. 鼻旁 2 寸对准眼外眦之穴位为

    A. 迎香　　　　B. 听宫　　　　C. 颧髎　　　　D. 巨髎

35. 何穴属于小肠经

    A. 小海　　　　B. 少海　　　　C. 尺泽　　　　D. 曲泽

36. 美容上，会影响眼与鼻之经络为

    A. 大肠经　　　B. 胃经　　　　C. 肾经　　　　D. 脾经

37. 美容上，会影响眼、鼻与耳之经络为

    A. 胃经　　　　B. 大肠经　　　C. 小肠经　　　D. 胆经

38. 小肠经在颈部之穴位有天容与

    A. 天窗　　　　B. 人迎　　　　C. 扶突　　　　D. 天鼎

39. 小肠经与膀胱经之来源都是

    A. 阳明经　　　B. 少阳经　　　C. 太阳经　　　D. 以上皆非

40. 治腰痛常用小肠经之何穴位

    A. 后溪　　　　B. 阳谷　　　　C. 养老　　　　D. 以上皆是

41. 小肠经在背腰部之反应点为

　　A. 大肠俞　　　B. 小肠俞　　　C. 肾俞　　　　　D. 以上皆非

42. 何处指压、刮痧或拔罐最要慎重为之

　　A. 脸部　　　　B. 颈部　　　　C. 胸部　　　　　D. 腹部

43. 脸部美容不宜用

　　A. 指压　　　　B. 刮痧　　　　C. 拔罐　　　　　D. 以上皆是

44. 脸部刮痧，颜色宜

　　A. 深些　　　　B. 淡些　　　　C. 有痧痕　　　　D. 以上皆非

45. 一般脸部刮痧应

　　A. 由中行往两侧刮　　　　　　B. 由两侧往中行刮

　　C. 由上往下刮　　　　　　　　D. 以上皆非

46. 脸部指压，何处要特别注意干净，以避免发炎

　　A. 鼻旁　　　　B. 脸颊　　　　C. 眼睛周围　　D. 口旁

47. 脸部指压，不宜指压

　　A. 鼻子　　　　B. 耳朵　　　　C. 口唇　　　　　D. 眼球

48. 何经络经过肩中俞与肩外俞

　　A. 大肠经　　　B. 小肠经　　　C. 胃经　　　　　D. 胆经

49. 小肠经与何经络相表里

　　A. 心经　　　　B. 心包经　　　C. 肺经　　　　　D. 大肠经

50. 五行中，小肠属

　　A. 金　　　　　B. 水　　　　　C. 木　　　　　　D. 火

51. 臑似折常用小肠经，而腰似折则常用何经

    A. 小肠经   B. 膀胱经   C. 大肠经   D. 胆经

答案

1–5 AABCC	6–10 ABDCB	11–15 BABBA
16–20 BACCC	21–25 AADBB	26–30 BBCBC
31–35 CBACA	36–40 BCACD	41–45 BBCBA
46–51 CDBADB		

第13章 足太阳膀胱经：BL 1～BL 67

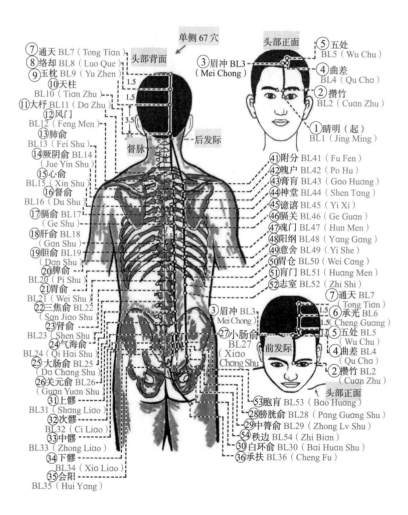

单侧67穴

头部背面

头部正面

⑦通天 BL7（Tong Tian）
⑧络却 BL8（Luo Que）
⑨玉枕 BL9（Yu Zhen）
⑩天柱 BL10（Tian Zhu）
⑪大杼 BL11（Da Zhu）
⑫风门 BL12（Feng Men）
⑬肺俞 BL13（Fei Shu）
⑭厥阴俞 BL14（Jue Yin Shu）
⑮心俞 BL15（Xin Shu）
⑯督俞 BL16（Du Shu）
⑰膈俞 BL17（Ge Shu）
⑱肝俞 BL18（Gan Shu）
⑲胆俞 BL19（Dan Shu）
⑳脾俞 BL20（Pi Shu）
㉑胃俞 BL21（Wei Shu）
㉒三焦俞 BL22（San Jiao Shu）
㉓肾俞 BL23（Shen Shu）
㉔气海俞 BL24（Qi Hai Shu）
㉕大肠俞 BL25（Da Chang Shu）
㉖关元俞 BL26（Guan Yuan Shu）
㉛上髎 BL31（Shang Liao）
㉜次髎 BL32（Ci Liao）
㉝中髎 BL33（Zhong Liao）
㉞下髎 BL34（Xia Liao）
㉟会阳 BL35（Hui Yang）

督脉
后发际
1.5
1.5
3.5
1.5 14

⑤五处 BL5（Wu Chu）
④曲差 BL4（Qu Cha）
②攒竹 BL2（Cuan Zhu）
①睛明（起）BL1（Jing Ming）

③眉冲 BL3（Mei Chong）

㊶附分 BL41（Fu Fen）
㊷魄户 BL42（Po Hu）
㊸膏肓 BL43（Gao Huang）
㊹神堂 BL44（Shen Tang）
㊺譩譆 BL45（Yi Xi）
㊻膈关 BL46（Ge Guan）
㊼魂门 BL47（Hun Men）
㊽阳纲 BL48（Yang Gang）
㊾意舍 BL49（Yi She）
㊿胃仓 BL50（Wei Cang）
51肓门 BL51（Huang Men）
52志室 BL52（Zhi Shi）

③眉冲 BL3（Mei Chong）
㉗小肠俞 BL27（Xiao Chang Shu）
前发际

⑦通天 BL7（Tong Tian）
⑥承光 BL6（Cheng Guang）
⑤五处 BL5（Wu Chu）
④曲差 BL4（Qu Cha）
②攒竹 BL2（Cuan Zhu）
1.5
1.5

头部正面

53胞肓 BL53（Bao Huang）
㉘膀胱俞 BL28（Pang Guang Shu）
㉙中膂俞 BL29（Zhong Lv Shu）
54秩边 BL54（Zhi Bian）
㉚白环俞 BL30（Bai Huan Shu）
㊱承扶 BL36（Cheng Fu）

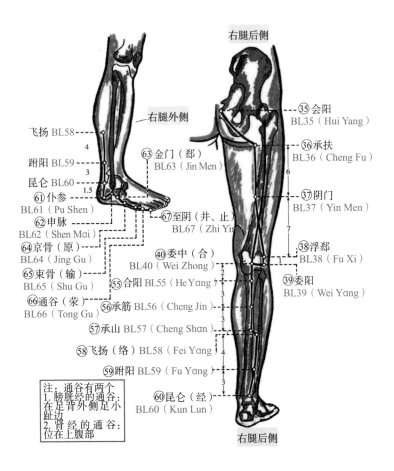

右腿后侧

右腿外侧

⑤会阳
BL35（Hui Yang）

飞扬 BL58
4
跗阳 BL59
3
昆仑 BL60
1.5
㊱仆参
BL61（Pu Shen）
㊷申脉
BL62（Shen Mai）
㊻京骨（原）
BL64（Jing Gu）
㊽束骨（输）
BL65（Shu Gu）
㊾通谷（荥）
BL66（Tong Gu）

㊿金门（郄）
BL63（Jin Men）

⑥至阴（井、止）
BL67（Zhi Yin）

㊱承扶
BL36（Cheng Fu）

㊲阴门
BL37（Yin Men）

6

7

㊳浮郄
BL38（Fu Xi）

㊴委中（合）
BL40（Wei Zhong）

㊵合阳 BL55（He Yang）

㊶承筋 BL56（Cheng Jin）

㊷承山 BL57（Cheng Shan）

㊸飞扬（络）BL58（Fei Yang）

㊹跗阳 BL59（Fu Yang）

㊺昆仑（经）
BL60（Kun Lun）

㊴委阳
BL39（Wei Yang）

2

1

4

3

注：通谷有两个
1.膀胱经的通谷：
在足背外侧足小
趾边
2.肾经的通谷：
位在上腹部

右腿后侧

足太阳膀胱经（BL.）重要腧穴（穴位）表

穴数：67	五输穴
气血：多血少气	井穴——至阴
走向：由头走足	荥穴——通谷
时刻：15—17时（申时）	输穴——束骨
起穴：睛明	原穴——京骨
止穴：至阴	经穴——昆仑
	合穴——委中
络穴：飞扬	背俞穴：膀胱俞
郄穴：金门	募穴：中极

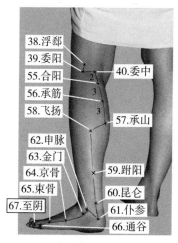

足太阳膀胱经经穴图
（下肢）

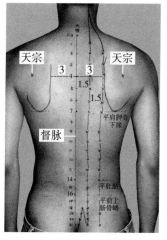

足太阳膀胱经经穴图
（背部）

足太阳膀胱经简介

一、足太阳膀胱经经络循行

由头部（眼内角）走向足第五趾外侧至阴穴

原文：膀胱足太阳之脉，起于目内眦上额交巅；其支者，从巅至耳上角；其直者从巅直入脑，还出别下项，循肩膊内，挟脊抵腰中，入循膂，络肾属膀胱；其支者，从腰中下挟脊，贯臀，入腘中；其支者，从膊内左右，别下贯胛挟脊内，过髀枢。循髀外后廉，下合腘中；以下贯踹内，出外踝之后，循京骨，至小趾外侧。

原文内关键字句解说

1. 目内眦

即眼内角：浅部有眶内缘脸内侧韧带，深部有眼内直肌。

2. 交巅

(1)《十四经发挥》：自通天斜行，左右相交巅上之百会也。

(2) 交，交会之意。巅，头顶正中之最高点，意即两侧之膀胱经交会于巅顶部。

3. 耳上角

(1)《十四经发挥》：支别者，从巅至耳上角，过率谷，浮白，窍阴穴，所以散养于经脉也。

(2) 指耳壳的上部。

4. 从巅直络脑

从巅顶向颅腔内深入络于脑髓。

5. 还出别下项

(1)《十四经发挥》：脑、头髓也，颈上为脑，脑后为项。

(2) 由脑髓返回巅顶而下行于颈部。

6. 肩髆

指肩胛。

7. 膂

指脊柱两旁的肌肉。

8. 臀

(1)《十四经发挥》：臀，尻也。挟腰髋骨两旁为机。机后为臀。

(2) 指骶骨下部两侧坐骨部分的肌肉。

9. 腘

(1) 指膝关节外面之凹窝处。

(2) 另称为腘窝或膝腘窝。

10. 髀枢

指髋关节外的股骨大转子。

11. 髀外

大腿的外侧部。

12. 下合腘中

《十四经发挥》：承扶之外 1 寸 5 分间而下，与前之入腘中者相合。

13. 腨

指小腿腓肠肌的部位。

14. 外踝

踝关节外侧突出部，即腓骨外踝。

15. 京骨

指足之第五跖骨粗隆，足外侧小趾本节后之突起。

二、足太阳膀胱经联系脏腑

1. 脏：肾（相表里经）。

2. 腑：膀胱（本经）。

3. 其他：脑部（奇恒之腑）和身体内的其他脏腑（循行路线与其支脉所经过处）。

三、足太阳膀胱经经过器官

1. 眼：因膀胱经本经起于目内眦（眼内角）。

2. 鼻：因膀胱经与足阳明胃经相缠绕于鼻根处。

四、足太阳膀胱经穴位

左右各 67 穴。

睛明（起穴）、攒竹、眉冲、曲差、五处、承光、通天、络却、玉枕、天柱、大杼（八会穴之一，骨会大杼）、风门、肺俞、厥阴俞、心俞、督俞、膈俞（八会穴之一，血会膈俞）、肝俞、胆俞、脾俞、胃俞、三焦俞、肾俞、气海俞、大肠俞、关元俞、小肠俞、膀胱俞、中膂俞、白环俞、上髎、次髎、中髎、下髎、会阳、承扶、殷门、浮郄、委阳（三焦经之下合穴）、委中（合穴）、附分、魄户、膏肓、神堂、谚谑、膈关、魂门、阳纲、意舍、胃仓、肓门、志室、胞肓、秩边、合阳、承筋、承山、飞扬（络穴）、跗阳、昆仑（经穴）、仆参、申脉（阳跷脉起点）、金门（郄穴）、京骨（原穴）、束骨（输穴）、通谷（荥穴）、至阴（止穴、井穴）。

1.睛明：足阳明胃经、手太阳小肠经、足太阳膀胱经、阴跷脉，阳跷脉之交会穴。

2.大杼：①手太阳小肠经、足太阳膀胱经、足少阳胆经之交会穴；②八会穴之一，为骨之会穴。

3.风门：足太阳膀胱经和督脉之交会穴。

4.膈俞：八会穴之一，为血之会穴。

5.中髎：足太阳膀胱经、足少阳胆经、足厥阴肝经之交会穴。

6.附分：手太阳小肠经、足太阳膀胱经之交会穴。

7.委阳：三焦经之下合穴。

8.跗阳：足太阳膀胱经、阳跷脉之交会穴。

9.仆参：足太阳膀胱经、阳跷脉之交会穴。

10.申脉：①足太阳膀胱经、阳跷脉之交会穴；②阳跷脉之起点。

11.金门：足太阳膀胱经、阳维脉之交会穴。

12. 通谷：膀胱经足部之通谷穴；肾经于腹部亦有一通谷穴。

13. 根据古人经验，禁针穴有 35 穴，禁灸穴有 45 穴。

14. 经（膀胱经）之禁针穴有玉枕、络却、承筋（此三穴为绝对禁针穴）。

15. 本经（膀胱经）之禁灸穴有天柱、承光、攒竹、睛明、心俞、白环俞、申脉、委中、殷门、承扶。

16. 以上禁针穴与禁灸穴，在临症时，可作为参考用，不须拘泥不变。

五、足太阳膀胱经循行路线白话解说

原文共分四段，叙述如下。

1. 原文：膀胱足太阳之脉，起于目内眦，上额交巅；其支者，从巅至耳上角。

白话解说：足太阳膀胱经起始于眼内角的睛明穴，上行额头，交于头顶部；其中有一支脉，从头顶至耳壳上部。

2. 原文：其直者，从巅直入脑，还出别下项，循肩髆内，挟脊抵腰中，入循膂，络肾属膀胱；其支者，从腰中下挟脊，贯臀，入腘中。

白话解说：直行的经脉从巅顶向颅腔内深入络于脑髓，再由脑内返回巅顶，经由天柱穴而下行于后颈部，沿着肩胛骨内侧和脊柱两旁的大杼穴、肺俞穴、心俞穴、肝俞穴、脾俞穴、肾俞穴、白环俞穴而抵达腰部，再进入深层部位，沿着脊柱两旁的肌肉而行，联络相表里的肾脏，附属于本经的膀胱腑；其中有一支脉，从腰部挟脊柱外侧下行，进入臀部，再下行进入膝腘窝中。

3. 原文：其支者，从髆内左右，别下贯胛，挟脊内，过髀枢，循髀外后廉，下合腘中。

白话解说：又有一支脉从天柱穴分出，下行贯通肩胛，挟行于脊柱两旁，再经过股骨大转子，沿着大腿外侧后缘向下行，和前一支直行的经脉会合于膝腘窝中的委中穴。

4. 原文：以下贯腨内，出外踝之后，循京骨，至小趾外侧。

白话解说：自膝腘窝下行，经过腓肠肌中间的承筋穴，入于外踝后方的昆仑穴，再沿着第五跖骨粗隆下方的京骨穴，而到达足小趾外侧的至阴穴。

足太阳膀胱经循行白话解说全文

足太阳膀胱经起始于眼内角的睛明穴，上行额头，交于头顶部；其中有一支脉，从头顶至耳壳上部。直行的经脉从巅顶向颅腔内深入络于脑髓，再由脑内返回巅顶经由天柱穴而下行于后颈部，沿着肩胛骨内侧和脊柱两旁的大杼穴、肺俞穴、心俞穴、肝俞穴、肾俞穴、白环俞穴而抵达腰部，再进入深层部位，沿着脊柱两旁的肌肉而行，联络相表里的肾脏，附属于本经的膀胱腑；其中又有一支脉，从腰部挟脊柱外侧下行，进入臀部，再下行进入膝腘窝中。另有一支脉从天柱穴分出，下行贯通肩胛，挟行于脊柱两旁，再经过股骨大转子，沿着大腿外侧后缘向下行，和前一支直行的经脉会合于膝腘窝中的委中穴。自膝腘窝中下行，经过腓肠肌中间的承筋穴，入于足外踝后方的昆仑穴，再沿着第五跖骨粗隆下方的京骨穴，而到达足小趾外侧的至阴穴。

六、足太阳膀胱经主治病症

1. 传统医学

是动病（偏重气分病）	所生病（偏重血分病）
• 目似脱 • 冲头痛 • 项如拔 • 脊痛 • 腰似折 • 髀不可以曲 • 腘如结 • 腨如裂，是为踝厥	• 主筋所生病 • 痔 • 疟疾 • 躁狂 • 癫疾 • 头颈痛、项痛 • 目黄 • 泪出 • 鼽衄（注） • 项、背、腰、尻、腘、腨、脚皆痛 • 小趾不用 （注）： • 鼽：鼻塞、鼻流清涕 • 衄：鼻出血

【是动病关键字解说】

(1) 目似脱：眼睛视觉不清或眼珠要脱出感。

(2) 冲头痛：气上冲而感到头痛。

(3) 项如拔：颈部好像要被拔起之状。

(4) 腰似折：腰部剧烈疼痛就如要被折断一般。

(5) 髀不可以曲：髋关节屈伸不利。

(6) 腘如结：膝腘窝似纠结在一起，而难以屈伸。

(7) 踝厥：即以上之是动病症状乃因膀胱经之气变，而自踝部上逆所致，故称踝厥。

【所生病关键字解说】

(1) 癫疾：有角弓反张症状的癫痫类疾病。

(2) 囟：囟门。

(3) 尻：指尾骶骨部。

2. 现代医学

依"经之所过，病之所治"的原则；膀胱经循行可治下列病症。

(1) 眼睛疾病，例如：结膜炎、角膜炎、青光眼（Glaucoma）、眼压过高、眼泪过多或太少（因膀胱经起于目内眦）。

(2) 头痛，例如：额头痛、头顶痛、后头痛，后颈部酸痛（因膀胱经循行经过前额、头顶、后头及后颈部）。

(3) 癫痫、精神疾病（因膀胱经循行有支脉到达脑部）。

(4) 耳朵疾病，例如：耳鸣、重听、耳聋、中耳炎等（因膀胱经有支脉到达耳部）。

(5) 落枕、紧张性头痛、高血压性头痛、感冒头痛、饮酒后之头痛（因膀胱经循行经过后颈部，在脊椎旁开1.5寸处）。

(6) 肩胛骨内侧的疼痛，例如：膏肓痛（因膀胱经经过脊椎旁 1.5 寸及 3 寸处)。

(7) 脊椎及腰背部的疼痛，例如：僵直性关节炎、压迫性骨折、类风湿关节炎（因①膀胱经和肾经相表里，肾主骨且肾经经过脊椎，②病中取旁，③膀胱经经过脊椎两旁 1.5 寸及 3 寸处)。

(8) 下背痛，尤其是骶椎部分的疼痛，例如：原发性、继发性、反射性的坐骨神经痛（sciatica)（因膀胱经循行路线和坐骨神经（$L_4 \sim S_3$）的路线相似)。

(9) 肾脏疾病，例如：肾炎、尿毒症初期、洗肾病人的腰部酸痛（因肾与膀胱相表里)。

(10) 臀部疼痛，例如：挫伤、扭伤（因膀胱经经过臀部)。

(11) 痔疮、脱肛、便秘（因膀胱经有支脉经过肛门)。

(12) 股骨大转子的疼痛，例如：股关节置换后疼痛（因为有膀胱经的支脉经过)。

(13) 股骨疼痛，例如：骨折、骨裂（因膀胱经循行路线经过)。

(14) 膝关节疾病，例如：十字韧带拉伤，贝克囊肿（Baker's cyst)（因①病前取后；②膀胱经和胃经在鼻部相互缠绕，即互相影响之意)。

(15) 腓肠肌的拉裂伤、酸痛、胀痛、痉挛无力（因膀胱经循行经过小腿后侧腓肠肌部位)。

(16) 足外踝后侧挫扭伤（因膀胱经经过足外踝后侧，如昆仑穴，足外踝前侧则是胆经的管辖范围）。

(17) 足背外侧疼痛，例如：拉伤（因膀胱经经过第 5 跖骨外侧，如京骨穴）。

(18) 足小趾的麻木不仁，活动不利（因膀胱经经过足小趾外侧而到达至阴穴）。

七、临床经验与教学心得

1. 临床上膀胱经常用于感冒鼻塞、鼻出血、过敏性鼻炎、鼻流清涕，亦即古人所述之鼽衄，因①膀胱经和胃经相缠绕于鼻，大肠经循行亦靠近鼻旁；②膀胱经距离督脉很近，而督脉通过鼻子中央，所以膀胱经、胃经与大肠经可以治疗鼻病。

2. 眼压过高、近视、远视、弱视、老花眼等视力障碍，可用膀胱经来治疗，因膀胱经起于眼内眦（眼内角）的睛明穴，而睛明穴是膀胱经、胃经、小肠经、阳跷脉、阴跷脉等五条经络的交会穴。

3. 头痛如有戴钢盔感时，可用膀胱经来缓解症状，因膀胱经的循行路线，会通过头部的前、中、后三部分。

4. 落枕、感冒或高血压引发的颈后部疼痛，可使用足太阳膀胱经来治疗，因膀胱经循行经过天柱穴后，会分为两路，分别距离脊椎 1.5 寸与 3 寸，涵盖了颈后部的范围，亦即可治疗古人所述之项如拔。

5. 膀胱经对于癫痫、精神疾病（如忧郁症、妄想症）均有缓解之功效，因膀胱经有支脉到达脑部。

6. 膀胱经行于肩胛骨内侧，所以可治疗膏肓痛（一般膏肓痛，可选用胃经之足三里，肺经之鱼际或经外奇穴如重子、重仙等来缓解之）。

7. 由于膀胱经循行于腰背部，且和肾经相表里（肾主骨，肾经又有支脉经过腰部脊椎）所以可缓解脊椎退化性关节炎（Osteoarthritis，O.A.）、类风湿关节炎（Rheumatoid arthritis，R.A.）、僵直性关节炎（Ankylosing spondylitis）、压迫性骨折所引起的疼痛，或因急性腰扭伤与椎间盘脱出（HIVD）引发之坐骨神经痛（Sciatica）与生产前后的腰部疼痛等，此即古人所述之腰似折，髀不可以曲。

8. 一般对于痔疮、脱肛，常用督脉来治疗，但若加上膀胱经，则疗效将会更好（因膀胱经会经过肛门附近）。

9. 膀胱经会经过臀部，故对臀部肌肉的拉伤亦可治疗。

10. 膀胱经循行有经过膝盖，所以可治疗膝部的滑囊膜炎与韧带拉伤、退化性关节炎（O.A.）、运动伤害所引发的膝痛，及 Bakers cyst 等，此即古人所述之"腘如结"。

11. 小腿腓肠肌的痉挛、酸痛、行走无力，依经之所过，病之所治的原则，可选用膀胱经来治疗，此即古人所述之腨如裂。

12. 对于足外踝的运动伤害（最常见的是 anterior talo-fibula ligament 的扭伤），在足外踝前侧以胆经为主，足外踝后侧则以膀胱经为主；虽然一般足外踝的运动伤害以前侧较多，但如加上膀胱经的辅助治疗，则其疗效将会更好；其足外踝疼痛与无力的症状，就如同古人所述的踝厥。

13. 足外侧痛，如痛风（gout），类风湿关节炎（R.A.）所引起的疼痛，亦可用膀胱经来缓解（膀胱经经过足外侧，且行至第五足趾）。

14. 足小趾无力，例如外伤、痛风（gout），类风湿关节炎（R.A.）所引起的，常可用膀胱经来改善。

15. 膀胱经和胃经于鼻梁相缠绕，膀胱经往上行，胃经往下行，包括了脸部大多数的面积；而且由于膀胱经于背部有五脏六腑的背俞穴在其上，刺激之可使人体的气血充盈，故膀胱经可视为美容的重要经络。

16. 对于高血压的治疗，膀胱经也是重要的经络，因膀胱经会到达脑部，且在背部有五脏六腑的背俞穴在其上，对脑神经和自律神经有调节作用；另外膀胱经常可调整神经与内分泌，所以对稳定高血压，常有一定的效果。

17. 膀胱经对体质虚弱且有慢性病的病人，有增强抵抗力的特殊作用，因它有五脏六腑的背俞穴在其上。故对慢性疼痛，上、下肢无力、五脏六腑的功能失调等，皆有良好的强壮效果。

18. 因膀胱经是属气少血多的经络，所以治病时要少针刺（以免耗伤元气），而要多灸疗（以调和气血，恢复正常的生理功能）。

19. 坐骨神经痛（sciatica）常在肾俞、关元俞、小肠俞、膀胱俞、秩边等穴会有压痛点，此因坐骨神经的来源约出自于 $L_4 \sim S_3$；在古人解剖观念未清楚之时，即已知膀胱经是治疗坐骨神经痛的重要经络，此为令现代人常感佩服之处；一般言，压迫 $L_4 \sim L_5$ 时，大、小腿的外侧会痛，第 $1 \sim 3$ 足趾常无感觉，足部抬不起来，且无法用脚跟走路；压迫 $L_5 \sim S_1$ 时，大、小腿与脚跟的后外侧会痛，足部外侧、第五趾与脚盘常无感觉，无法用脚尖走路，因此在治疗坐骨神经痛时，在腰部膀胱经上常选大肠俞、膀胱俞与秩边等穴，在腿部膀胱经上，则常选委中、承山、昆仑等穴；肝经则选太冲、行间，胆经则选阳陵泉、绝骨、足临泣等穴。

20. 膀胱经的穴位，单侧有 67 穴，膀胱经与肾经相表里，肾经的穴位，单侧有 27 穴，两条经的穴位数目，其尾数都是"7"，非常好记。

21. 膀胱经和强壮身体、美容很有关系；在膀胱经上有许多穴位，如肝俞、脾俞、胃俞、大肠俞等背俞穴，以上皆是五脏六腑的反应点，所以在膀胱经上灸疗、拔罐、指压、针刺或刮痧，都有强壮的作用。

22. 古人有云，胃经有病会颜黑，会反射到胃俞；肾经有病会面黑如漆柴，会反射到肾俞；胆经有病会面有微尘、体无膏泽，会反射到胆俞；肝经有病会面尘脱色，会反射到肝俞；另外相由心生，面为心转，心经循行会经过目下，所以情绪不好时很容易会有黑眼圈，也会反射到心俞，而胃俞、肾俞、胆俞、肝俞、心俞皆为膀胱经的穴位，故膀胱经常是美容的重要经络。

23. 除了穴位多外，还有各个五脏六腑的反应点，所以膀胱经也可以是排毒的重要经络。

24. 膀胱经在①十总穴中提供委中穴→腰背委中求；②马丹阳天星十二穴中提供委中穴、承山穴→委中承山配；③十三鬼穴中提供申脉穴。

25. 膀胱经 67 个穴位中有一穴为（足）通谷（BL 66），需与肾经的通谷（腹）（KI 22）做区别。

26. 膀胱经 67 个穴位中，古今不同处为：①膏肓俞改称为膏肓（BL 43）；②循行顺序与古代不同，有 19 个穴的编号改变了，如委中（BL 54 → 40）。故研习者需注意穴位编号之改变，但穴位的临床作用则不会改变。

自我测验选择题

＊自我测验（4 选 1）

1. 穴位最多之经络是指

    A. 胆经   B. 胃经   C. 膀胱经   D. 肝经

2. 膀胱经循行于

    A. 午时   B. 未时   C. 申时   D. 酉时

3. 膀胱经循行于

    A. 13—15 时   B. 15—17 时   C. 17—19 时   D. 19—21 时

4. 膀胱经循行由

    A. 胸走手   B. 手走头   C. 头走足   D. 足走胸

5. 膀胱经起穴是

    A. 晴明   B. 攒竹   C. 至阴   D. 昆仑

6. 膀胱经止穴是

    A. 晴明   B. 攒竹   C. 至阴   D. 京骨

7. 在背腰部由何穴开始分成左右各二条

    A. 天柱   B. 络却   C. 通天   D. 大杼

8. 古人谓：腰软如何去得根，神穴为何，立见效

    A. 委中   B. 委阳   C. 昆仑   D. 以上皆非

9. 八髎穴是属于

    A. 经外奇穴   B. 膀胱经   C. 胆经   D. 肾经

10. 膀胱经在头部取穴要先找

　　A. 百会　　　B. 通天　　　C. 承灵　　　D. 天柱

11. 冲头痛时，指压或刮痧首选

　　A. 胃经　　　B. 胆经　　　C. 膀胱经　　　D. 肝经

12. 戴钢盔感之头痛，指压或刮痧首选

　　A. 督脉　　　B. 膀胱经　　C. 大肠经　　　D. 肝经

13. 膀胱经与何经络相表里

　　A. 心经　　　B. 肝经　　　C. 肺经　　　　D. 肾经

14. 五行中膀胱经属

　　A. 金　　　　B. 木　　　　C. 水　　　　　D. 火

15. 膀胱经循行会经过

　　A. 睛明穴　　B. 眉冲穴　　C. 天柱穴　　　D. 以上皆是

16. 膀胱经循行会经过

　　A. 肾俞穴　　B. 委中穴　　C. 昆仑穴　　　D. 以上皆是

17. 哑门旁开 1.5 寸是指

　　A. 风池　　　B. 曲池　　　C. 天柱　　　　D. 风府

18. 膀胱经之循行于背部，先循行的是指

　　A. 离中行督脉 1.5 寸的　　　B. 离中行督脉 3.0 寸的

　　C. 1.5 寸与 3.0 寸的同时进行

　　D. 以上皆非

19. 八髎穴中，在最上面穴是指

　　A. 上髎　　　B. 中髎　　　C. 下髎　　　　D. 次髎

20. 八髎穴中，在最下面之穴是指

A. 上髎　B. 中髎　C. 下髎　D. 次髎

21. 主治衄衄之经络古人常用大肠经、胃经与

A. 胆经　B. 肝经　C. 膀胱经　D. 心经

22. 膀胱经是属于

A. 手太阳　B. 手少阳　C. 足太阳　D. 足少阳

23. 下列何穴属膀胱经

A. 秩边　B. 环跳　C. 悬钟（绝骨）D. 三阴交

24. 下列何穴属膀胱经

A. 肾俞　B. 膀胱俞　C. A、B 为对　D. 肩外俞

25. 在日本被视为美容与保健之经络常指

A. 胃经　B. 肾经　C. 膀胱经　D. 肝经

26. 在日本，强壮穴用膀胱经时常指压

A. 八髎穴　B. 膀胱俞　C. 秩边　D. 委中

27. 膀胱经循行于

A. 足内踝前缘　B. 足内踝后缘

C. 足外踝前缘　D. 足外踝后缘

28. 膀胱经循行经

A. 足大趾　B. 第三趾

C. 第四趾　D. 第五趾（小趾）

29. 膀胱经中何穴常用于妇女胎位不正或难产之治疗

A. 束骨　B. 委中　C. 肾俞　D. 至阴

30. 第二骶椎孔（S_2）是指

    A. 上髎   B. 次髎   C. 中髎   D. 下髎

31. 第四骶椎孔（S_4）是指

    A. 上髎   B. 次髎   C. 中髎   D. 下髎

32. 眉冲、攒竹与何穴成一直线

    A. 鱼腰   B. 丝竹空   C. 睛明   D. 神庭

33. 天宗与膏肓约与第几椎下相平

    A. 第 2   B. 第 3   C. 第 4   D. 第 5

34. 至阳与膈俞约与第几椎下相平

    A. 第 5   B. 第 6   C. 第 7   D. 第 8

35. 命门与肾俞约与第几椎下相平

    A. 第 12   B. 第 13   C. 第 14   D. 第 16

36. 腰阳关与大肠俞约与第几椎下相平

    A. 第 14   B. 第 15   C. 第 16   D. 第 17

37. 找八髎穴时，要先找第几椎下，即可快速找到

    A. 第 14   B. 第 15   C. 第 16   D. 第 20

38. 心藏神，心俞旁 1.5 寸叫

    A. 神门   B. 神道   C. 神堂   D. 神灵

39. 肝藏魂，肝俞旁 1.5 寸叫

    A. 魂门   B. 幽门   C. 关门   D. 神门

40. 脾藏意，脾俞旁 1.5 寸叫

    A. 意舍   B. 液门   C. 阳纲   D. 关元俞

41. 肺藏魄，肺俞旁 1.5 寸叫

    A. 魂门　　　　B. 魄户　　　　C. 膈俞　　　　D. 膏肓俞

42. 肾藏志，肾俞旁 1.5 寸叫

    A. 肾堂　　　　B. 志室　　　　C. 中庭　　　　D. 神志

43. 膀胱经可治疗耳朵疾病，因其支脉经过

    A. 耳前　　　　B. 耳上角　　C. 耳后　　　　D. 以上皆非

44. 膀胱经，在针灸大成书中，对于孕妇要注意之穴位是指

    A. 委中　　　　B. 承山　　　　C. 昆仑　　　　D. 京骨

45. 治疗腰背之疮疡肿毒，在膀胱经，古人常用

    A. 束骨　　　　B. 昆仑　　　　C. 至阴　　　　D. 委中

46. 治疗臑似折，常选用

    A. 小肠经　　　B. 胃经　　　　C. 胆经　　　　D. 膀胱经

47. 治疗腰似折，常选用

    A. 小肠经　　　B. 胃经　　　　C. 胆经　　　　D. 膀胱经

48. 治疗头痛难忍，头痛如裂，在膀胱经古人常选用

    A. 头维　　　　B. 京骨　　　　C. 委中　　　　D. 昆仑

49. 治疗头痛难忍，头痛如裂，在胃经古人常选用

    A. 昆仑　　　　B. 下关　　　　C. 头维　　　　D. 足三里

50. 指压、刮痧与拔罐膀胱经之背部穴位，可消除疲劳，增强

    仪表亮丽，乃因膀胱经上有

    A. 五脏之反应点穴在内

    B. 六腑之反应点穴在内

C. 五脏六腑之反应点穴在内

D. 以上皆非

51. 胃经有病会颜黑，肾经有病会面黑如漆柴色，胆经有病会面有微尘，肝经有病会面尘脱色，其在腰背部之反应穴为胃俞、肾俞、胆俞与肝俞，其皆属于

A. 肾经　　　　B. 胃经　　　　C. 膀胱经　　　　D. 小肠经

答案

1-5 CCBCA　　　　6-10 CAABB　　　　11-15 CBDCD

16-20 DCAAC　　　21-25 CCACC　　　26-30 ADDDB

31-35 DCCCC　　　36-40 CCCAA　　　41-45 BBBCA

46-51 ADBCCC

古今保健与治病的方法：
1. 针刺、2. 灸疗、3. 汤药、4. 导引、5. 按跷、6. 其他如拔罐等

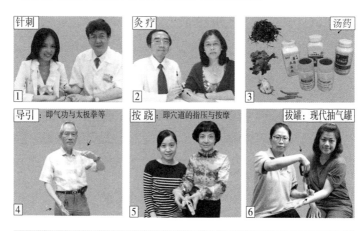

注：医师可用1、2、3、4、5、6六种，民众只能使用4.导引、5.按跷、6.拔罐三种

第14章 足少阴肾经：KI 1 ～ KI 27

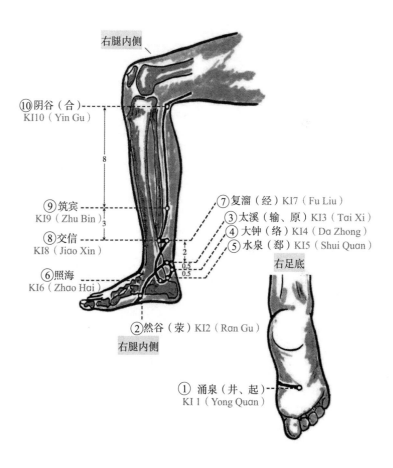

右腿内侧

⑩阴谷（合）
KI10（Yin Gu）

8

⑨筑宾
KI9（Zhu Bin）

3

⑧交信
KI8（Jiao Xin）

⑥照海
KI6（Zhao Hai）

⑦复溜（经）KI7（Fu Liu）

③太溪（输、原）KI3（Tai Xi）

④大钟（络）KI4（Da Zhong）

⑤水泉（郄）KI5（Shui Quan）

2

0.5
0.5

右足底

②然谷（荥）KI2（Ran Gu）

右腿内侧

① 涌泉（井、起）
KI 1（Yong Quan）

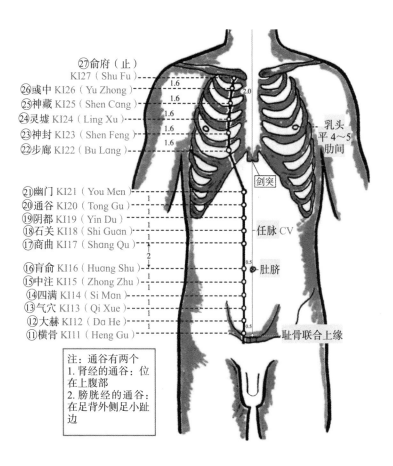

㉗俞府（止）
KI27（Shu Fu）

㉖彧中 KI26（Yu Zhong） 1.6

2.0

㉕神藏 KI25（Shen Cang） 1.6

㉔灵墟 KI24（Ling Xu） 1.6

乳头
平 4～5
肋间

㉓神封 KI23（Shen Feng） 1.6

㉒步廊 KI22（Bu Lang） 1.6

剑突

㉑幽门 KI21（You Men）

㉑通谷 KI20（Tong Gu） 1

㉙阴都 KI19（Yin Du） 1

㉘石关 KI18（Shi Guan） 1

任脉 CV

㉗商曲 KI17（Shang Qu） 1

2

㉖肓俞 KI16（Huang Shu） 0.5 肚脐

㉕中注 KI15（Zhong Zhu） 1

㉔四满 KI14（Si Man） 1

㉓气穴 KI13（Qi Xue） 1

㉒大赫 KI12（Da He） 1

㉑横骨 KI11（Heng Gu） 0.5 耻骨联合上缘

注：通谷有两个
1.肾经的通谷：位
在上腹部
2.膀胱经的通谷：
在足背外侧足小趾
边

足少阴肾经（KI.）重要腧穴（穴位）表

穴数：21	五输穴
气血：少血多气	井穴——涌泉
走向：由足走胸	荥穴——然谷
时刻：17—19时（酉时）	输穴——太溪
	原穴——太溪
起穴：涌泉	经穴——复溜
止穴：俞府	合穴——阴谷
络穴：大钟	背俞穴：肾俞
郄穴：水泉	募穴：京门

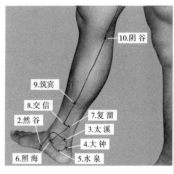

足少阴肾经经穴图（下肢）
（循行由足走腹胸）

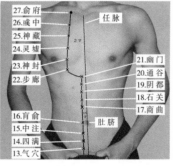

足少阴肾经经穴图（腹胸部）

足少阴肾经简介

一、足少阴肾经经络循行

由足小趾下端走向腹、胸。

原文：肾足少阴之脉，起于小趾之端，邪趋足心，出然谷之下，循内踝之后，别入跟中，以上腨内，出腘内廉，上股内后廉，贯脊属肾，络膀胱；其直者，从肾上贯肝膈，入肺中，循喉咙，挟舌本；其支者，从肺出络心，注胸中（古人：邪＝斜）。

原文内关键字句解说

1. 邪趋足心

(1)《十四经发挥》承淡安注：经络斜行曰斜，直向其处曰趋。

(2) 邪通斜，邪趋足心指经络循行斜行走向足心。

2. 然谷

(1)《素问·阴阳离合论》王惟一注引《灵枢》谷字作骨。

(2) 然谷即然骨，《太素》卷八首篇注：然骨，在足踝下近前起骨是也。

(3)《铜人腧穴针灸图经》卷一注：然骨，然谷所居。

(4)《素问灵枢类纂约注》汪讱庵辑注：然谷之下，足踝前大骨陷下。

(5) 然谷，即然骨，今现代医学指舟状骨（Navi-cular Bone）。然谷穴即在舟状骨之下缘凹陷处。

3. 别入跟中

(1)《十四经发挥》：跟，足跟也。

(2)《素问灵枢类纂约注》汪讱庵辑注：跟，后跟也。

(3)《十四经发挥》承淡安注：别入跟中是别而下行入于足跟中。

(4) 别入跟中指肾经之一分支进入足跟内。

4. 腨

(1)《素问灵枢类纂约注》汪讱庵辑注及《十四经发挥》承淡安注中用腨，指足肚，腓肠部。

(2) 腨指小腿腓肠肌。

5. 出腘内廉

(1)《素问灵枢类纂约注》汪讱庵辑注：腘，膝后曲处。

(2) 出腘内廉指经过膝腘窝内侧。

6. 贯脊属肾

(1)《十四经发挥》由阴谷上股内后廉，贯脊会于脊之长强穴，还出于前，循横骨、大赫、气穴、四满、中注、肓俞，当肓俞之所，脐之左右属肾。

(2)《素问灵枢类纂约注》汪讱庵辑注：贯脊，会于督脉之长强穴。

(3) 贯脊属肾指贯穿脊柱，归属本经肾脏。

7.其支者，从肺出络心，注胸中。

(1)《十四经发挥》两乳之间为胸中。支者，自神藏别出达心，注胸之膻中，以交于手厥阴也。

(2)《素问灵枢类纂约注》汪讱庵辑注：胸之膻中，以交手厥阴心包。

(3)其支者，从肺出络心，注胸中，指支脉，从肺联络心，注于胸中。

二、足少阴肾经联系脏腑

1.脏：肾（本经脉）；肝（肾经经过）；肺（肾经经过）；心（支脉经过）。故肾经循行可联络五脏中肾、肝、肺、心等四脏，于临床上应用时，其治病疗效是相当广泛的。

2.腑：膀胱（肾与膀胱相表里）；脊髓（为奇恒之腑，且为肾经主脉贯穿）。

三、足少阴肾经经过器官

1.舌（肾经循行止于舌根）。

2.喉咙（肾经循行会经过喉咙）。

3.故舌根与咽喉的疾病，除了可选用手太阴肺经外，亦可考虑肾经。

四、足少阴肾经穴位

左右各二十七穴。

涌泉（起穴、井穴）、然谷（荥穴）、太溪（输穴、原穴）、大钟（络穴）、水泉（郄穴）、照海（阴跷脉起始穴、八脉八法穴）、复溜（经穴）、交信、筑宾、阴谷、横骨、大赫、气穴、四满、中注、肓俞、商曲、石关、阴都、通谷、幽门、步廊、神封、灵墟、神藏、彧中、俞府（止穴）。

1. 筑宾：足少阴肾经、阴维脉交会穴。

2. 交信、照海：足少阴肾经、阴跷脉之交会穴。

3. 大赫、横骨、四满、中注、肓俞、商曲、石关、阴都、通谷、幽门：足少阴肾经、冲脉交会穴。

4. 根据古人经验，禁针穴有 35 穴，禁灸有 45 穴。

5. 本经（肾经）之禁针穴有横骨（此穴为绝对禁针穴）、然谷（此穴为忌出血穴）。

6. 本经（肾经）没有禁灸穴。

7. 以上禁针穴与禁灸穴，在临症时，可作为参考用，不须拘泥不变。

五、足少阴肾经循行路线白话解说

原文共分四段，叙述如下。

1. 原文：肾足少阴之脉，起于小趾之端，邪趋足心，出然谷之下，循内踝之后，别入跟中。

白话解说：足少阴肾经的循行，起始于足小趾下端，斜行走向足底心（涌泉穴，于足底，去趾，量前1/3处，当第2、3跖骨间（Metatarsal bone），有屈趾短肌腱（flexor digitorum brevis tendon），屈趾长肌腱（flexor digitorum longus tendon），第二蚓状肌（Lumbrical m.），及深层的骨间肌（dorsal inter- osseousm.），出行至足内侧舟状骨粗隆（Tuberosity of navicular bone）的下面然谷穴（足舟状骨粗隆前下缘凹陷处），沿内侧踝的后面（呈"α"形状循行，分别有太溪、大钟、水泉及内踝下的照海穴），向上循行，一分支进入足跟内。

注：另一种说法，起始于足小趾下端，斜行走向足底心，经足内侧舟状骨粗隆的下面，走内踝下(照海穴)，足跟(大钟、水泉穴)，沿足内踝后而上行（太溪穴），同时由此分出一支进入足跟内。

2. 原文：以上腨内，出腘内廉，上股内后廉，贯脊属肾，络膀胱。

白话解说：向上到小腿腓肠肌部位，上行膝后腘窝内缘（即阴谷穴，半腱肌与半膜肌两肌腱之间）和大腿内侧后缘，贯穿脊柱里面，归属本脏肾，且联络膀胱。

3. 原文：其直者，从肾上贯肝膈，入肺中，循喉咙，挟舌本。

白话解说：它的主干从肾出来，向上穿过肝脏和膈肌，进入肺脏（在锁骨和第一肋之间有肾经之终止穴俞府穴），沿着喉咙，到舌根两旁。

注：胸腹部的穴位乃循行身体深部经脉投射到身体浅部的反应区，即甲乙经的"脉气学说"。

4.原文：其支者，从肺出络心，注胸中。

白话解说：它的支脉，从肺出来，联络心，且肺气注入胸中（交于手厥阴心包经）。

足少阴肾经循行白话解说全文

足少阴肾经的循行，起始于足小趾下端，斜行走向足底心（涌泉穴），出行至足内侧舟状骨粗隆的下面（然谷穴），沿足内侧踝的后面向上循行，一分支进入足跟内。向上到小腿腓肠肌部位，上行至膝后腘窝内缘（阴谷穴）和大腿内侧后缘，贯穿脊柱里面归属本脏肾，联络膀胱。它的主干从肾出来，向上穿过肝脏和膈肌，进入肺脏，沿着喉咙，到舌根两旁。它的支脉，从肺出来联络心，且肺气注入胸中。

六、足少阴肾经主治病症

1.传统医学

是动病（偏重气分病）	所生病（偏重血分病）
• 饥不欲食 • 面黑如漆柴 • 咳唾则有血 • 喝喝而喘 • 坐而欲起 • 目𥆧𥆧如无所见 • 心如悬，若饥状 • 气不足，则善恐 • 心惕惕如人将捕之，是为骨厥	• 口热、舌干 • 咽肿，上气 • 嗌干及痛 • 烦心、心痛 • 黄疸 • 肠澼 • 脊股后廉痛 • 痿厥 • 嗜卧 • 足下热而痛

【是动病关键字解说】

(1) 面如漆柴：病人面色黑而无光泽，骨瘦如柴。

(2) 喝喝而喘：气喘有嘶鸣声。

(3) 目䀮䀮：眼睛视物模糊。

(4) 心惕惕：心怦怦动。

(5) 骨厥：肾主骨，系指本经经脉之气变动，逆乱而出现的本经所过处的病证。

【所生病关键字解说】

(1) 肠澼：指泄泻，肠胃炎。

(2) 痿厥：足部痿软而厥冷，系指腿部肌肉无力，及末梢血液循环不良，腿部活动不顺畅。

2. 现代医学

依据经之所过，病之所治之原则；足少阴肾经之主治及临床应用如下。

(1) 足底痛、足冷、足底出汗、香港脚（足癣）（肾经起于小趾之端，斜趋足心）。

(2) 足软不能站（肾主骨，肾气旺则骨强）。

(3) 小腿部腓肠肌痉挛（肾与膀胱相表里，膀胱经主治腿部腓肠肌痉挛，配合肾经穴位可加强其疗效）。

(4) 膝退化性关节炎（O. A.）（肾经循行膝内后侧，可治该处附近的疼痛，尤其是膝退化性关节炎）。

(5) 消化道疾病，包括黄疸、下痢、饥不欲食等（肾经循行上下腹部沿任脉旁开五分上行）。

(6) 骨盆腔（子宫、输卵管、卵巢、膀胱）疾病（肾经循行经上下腹部沿任脉旁开五分上行）。

(7) 脊椎僵直性关节炎（Ankylosing spondylitis）、脊椎退化性关节炎（Osteoarthritis of spine）、腰椎间盘突出症（Hernia of interverte bral disc，HIVD）（肾经循行贯脊属肾，络膀胱）。

(8) 肾炎、肾结石、腰痛（腰为肾之府，肾经循行会贯脊属肾，络膀胱）。

(9) 气喘（Asthma）、肺气肿（Emphysema）、肺炎（Pneumonia）、胸痛（chestpain）、咳嗽（cough）、心痛、心烦（肾经循行，其直者，从肾上贯肝膈入肺，其支者，从肺出，络心，注胸中）。

(10) 咽喉炎、喉痛、口热、舌干（肾经循行循喉咙，挟舌本）。

七、临床经验与教学心得

1. 十四经络 361 穴中，通谷穴有两个，一个是属于膀胱经上的通谷穴，位置在足背第五趾外侧；另一个是肾经上的通谷穴，在上腹部，与任脉的上脘穴相平齐，且相距 0.5 寸。通谷扎针，因位于上腹部，以短针（0.5 寸针）横刺（10°～20°）为宜，以免过深而伤及脏腑。古人有云：刺中心，一日死；刺中肝，五日死；刺中肾，六日死；刺中肺，三日死；刺中脾，十日死；刺中胆，一日半死；刺小腹，中膀胱则溺出，令人小腹满。

2. 临床上常见的手汗、足心汗，可用肾经于足底的涌泉穴治疗，因肾经起于足小趾而斜趋足心，故可借此发挥"经之所过，主治所在"的疗效。

3. 古人常谓："嗜卧懒言"，身体虚弱者，乃因心火衰，肾阳不足之故，此时可用心经之络穴通里与肾经之络穴大钟（络穴可联络表里经，心经与小肠经相表里，肾经与膀胱经相表里，临床上的疗效相当显著）来调理，于临床应用上，常有相当的辅助疗效。

4. 坐骨神经痛（sciatica）之起因为第4、5腰椎（$L_4 \sim L_5$）之间的腰脊神经受压迫或第5腰椎与第1骶椎之间（$L_5 \sim S_1$）的神经受压迫，然后反射到大腿后侧及小腿后侧、外侧，而影响到足大趾、足小趾、足背及足底。从其疼痛路线来看，其起源影响到督脉、肾经（肾走脊里）与膀胱经，另外反射区则影响到膀胱经（走大小腿后侧至足小趾）与肾经（循行经足底且与膀胱经相表里），故在临床治疗上，肾经也是常用的经络。

5. 临床上，常用补肾剂六味地黄丸治疗腰酸足痛，咽喉燥痛（阴虚火旺证）。此乃因肾经循行有经过脊椎（贯脊）与腰部（肾与膀胱相表里，肾经会贯脊属肾络膀胱）；若病人不喜服药或因经济负担之故，或为加强服药之疗效，可适时针灸肾经的穴位，以发挥治病的妙效。

6. 因针灸方便、安全、经济且具疗效之故，针灸美容于近年来，则益受重视；基本上，头脸为诸阳之会，阴经循行不上至头面，所以针灸美容应以取阳经为主（发挥"经对所过，病之所治"之疗效）而以阴经为辅（因阴经与阳经互为表里经，可发挥辅助之效果），肾经亦常被用于针灸美容，因肾经支脉可循行至喉咙、舌根，且与膀胱经相表里（五脏六腑的背俞穴皆在膀胱经上）可发挥调理五脏六腑的生理功能而达到美容养颜之故，即古书上所言：肾经有主治面黑如漆色之效果。

7. 肾经的循行会经过腹部，但其支脉，则会经过腰背部。故肾经除了可以治疗腹部疾病以外，亦可治疗腰背部的问题；肾经经过腹部时，对于女性骨盆腔的疾病，如月经不调、赤白带等有效以外，对于肠炎也有显著功效。因为肾经会经过肝、心、肺、肾，而肝经循行在腹部侧面，接近大肠，且古书有云：脾经有病会溏瘕，肝经有病会飧泄，肾经有病会肠澼，故肾经对于腹部主治的疾病，主要是妇科疾病与大肠炎。

8. 肾经在大腿内侧走阴面后路，而小肠经则走上臂阳面后路，但两经在此处皆无穴位安置，其原因不明，可能原因有三：①危险，不安穴位；②不重要，不安穴位；③懒惰，要由后人去安穴位。

9. 古人云：先天靠肾，后天靠脾胃，故难治之病到技穷之时，中医师常使用调肝肾的药物或穴位，再配合理脾胃的药物或穴位，来翻转人体的功能。因为肾经会经过五脏六腑中的肝、心、肺、肾，加上脾、胃的调理，往往有带病延年、苟延残喘的奇效。

自我测验选择题

* 自我测验（4 选 1）

1. 肾经之循行

    A. 由头走足   B. 由胸走足   C. 由足走胸   D. 由手走头

2. 肾经循行于

    A. 未时   B. 申时   C. 酉时   D. 戌时

3. 肾经循行于

    A. 15—17 时   B. 17—19 时

    C. 19—21 时   D. 以上皆非

4. 肾经左右各有

    A. 17 穴   B. 27 穴   C. 37 穴   D. 44 穴

5. 肾经之英文代号叫

    A. R   B. K   C. KI   D. BL

6. 肾经之井穴在

    A. 第五趾指甲旁 B. 足底   C. 足内踝   D. 第四趾旁

7. 肾经循行于

    A. 足内踝前缘   B. 足内踝后缘

    C. 足外踝前缘   D. 足外踝后缘

8. 肾经之起穴为

    A. 俞府   B. 神封   C. 然谷   D. 涌泉

9. 肾经之止穴为

  A. 涌泉　　　　B. 然谷　　　　C. 俞府　　　　D. 神藏

10. 在足内踝后缘会打结之经络是指

  A. 肝经　　　　B. 脾经　　　　C. 肾经　　　　D. 胆经

11. 何经络在大腿内侧没有穴位

  A. 肝经　　　　B. 脾经　　　　C. 肾经　　　　D. 胆经

12. 肾经循行在腹部离中行任脉

  A. 5 分　　　B. 1 寸　　　C. 2 寸　　　D. 4 寸

13. 肾经有病会

  A. 颜黑　　　　　　　　　　B. 面黑如漆柴色

  C. 面有微尘　　　　　　　　D. 面尘脱色

14. 下列何穴为属肾经

  A. 阴谷　　　　B. 阴陵泉　　　C. 中都　　　　D. 行间

15. 下列何穴为属肾经

  A. 幽门　　　　B. 胸乡　　　　C. 三阴交　　　D. 梁门

16. 下列何穴为属肾经

  A. 筑宾　　　　B. 曲泉　　　　C. 漏谷　　　　D. 血海

17. 太溪与水泉相距

  A. 5 寸　　　B. 1 寸　　　C. 1.5 寸　　　D. 2 寸

18. 太溪与复溜相距

  A. 1 寸　　　B. 2 寸　　　C. 3 寸　　　D. 4 寸

19. 太溪与筑宾相距

    A. 3 寸   B. 4 寸   C. 5 寸   D. 6 寸

20. 肾经循行在胸部，离中行任脉

    A. 1 寸   B. 2 寸   C. 3 寸   D. 4 寸

21. 肾经在腹部要先找何穴

    A. 天枢   B. 肓俞   C. 大横   D. 气穴

22. 肾藏

    A. 神   B. 志   C. 意   D. 魂

23. 肾经循行，支脉会经过

    A. 侧腰   B. 脊椎脊髓   C. 脸部   D. 上肢

24. 肾经循行，会经过膝内后侧之

    A. 合谷   B. 委中   C. 阴谷   D. 阴陵泉

25. 肾经循行，在胸部要先找何穴定位

    A. 天溪   B. 神藏   C. 神封   D. 步廊

26. 脾经循行，在胸部要先找何穴定位

    A. 天溪   B. 乳中   C. 神藏   D. 神封

27. 肓俞与气穴两穴相隔

    A. 1 寸   B. 2 寸   C. 3 寸   D. 4 寸

28. 肾与膀胱两经在五行中属于

    A. 金   B. 木   C. 水   D. 土

29. 肺与大肠在五行中属于

    A. 木   B. 火   C. 土   D. 金

30. 下列何者为对

    A. 金生水　　　B. 水生金　　　C. 金生木　　　D. 木生金

31. 胃经有病会

    A. 颜黑　　　　　　　　　B. 面黑如漆柴色

    C. 面有微尘　　　　　　　D. 面尘脱色

32. 胆经有病会

    A. 颜黑　　　　　　　　　B. 面有微尘

    C. 面尘脱色　　　　　　　D. 面黑如漆柴色

33. 肝经有病会

    A. 颜黑　　　　　　　　　B. 面尘脱色

    C. 面有微尘　　　　　　　D. 面黑如漆柴色

34. 肾经之通谷穴在

    A. 足部　　　　B. 小腿部　　　C. 大腿部　　　D. 腹部

35. 膀胱经之通谷穴在

    A. 足背外侧　　B. 小腿　　　C. 胸部　　　　D. 腹部

36. 肾经循行会经过五脏中之

    A. 心、肝　　　　　　　　B. 心、肝、肺

    C. 心、肝、肺、肾　　　　D. 心、肝、脾、肺、肾

37. 肾经循行不会联络到五脏中之

    A. 心　　　　　B. 肺　　　　C. 脾　　　　　D. 肾

38. 美容上，肾经常用之穴位为

    A. 太溪　　　　B. 复溜　　　C. 筑宾　　　　D. 以上皆是

39. 临症时，嗜卧懒言者，脸部不会亮丽，常为

　　A. 心火旺　　　B. 肾阳旺　　　C. 肾阳虚　　　D. 以上皆非

40. 临症时，嗜卧懒言者，脸部不会亮丽，常为

　　A. 心火旺　　　B. 肾阳旺　　　C. 心火衰　　　D. 以上皆非

41. 临症时，脸部失去光彩，常因

　　A. 胃有病　　　B. 胆有病　　　C. 肝、肾有病　D. 以上皆是

42. 治疗嗜卧懒言时，古人常用心经之通里穴与肾经之

　　A. 涌泉　　　　B. 大钟　　　　C. 太溪　　　　D. 阴谷

43. 肾经在背腰部膀胱经上之反应点叫

　　A. 肝俞　　　　B. 胆俞　　　　C. 肾俞　　　　D. 膀胱俞

44. 足底涌泉穴可

　　A. 指压　　　　B. 刮痧　　　　C. 拔罐　　　　D. 以上皆可

45. 失眠的病因常为

　　A. 脾胃不和　　　　　　　　　B. 肝、心、肾经络失调

　　C. 以上皆是　　　　　　　　　D. 以上皆非

46. 足底按摩后，可安眠乃因指压到

　　A. 心经　　　　B. 胆经　　　　C. 肾经　　　　D. 以上皆是

47. 古人谓肾俞可治

　　A. 脸上斑点　　B. 腰痛　　　　C. 阳痿早泄　　D. 以上皆是

48. 美容上，足底拔罐常用

　　A. 火罐　　　　B. 水罐　　　　C. 抽气拔罐　　D. 药罐

49. 足底指压最好手套

    A. 要用   B. 不要用

    C. 随便皆可   D. 前半段用、后半段不用

50. 乳房美容，内侧常选用

    A. 脾经   B. 胃经   C. 肾经   D. 心包经

答案

1–5 CCBBC	6–10 BBDCC	11–15 CABAA
16–20 ABBCB	21–25 BBBCC	26–30 ACCDA
31–35 ABBDA	36–40 CCDCC	41–45 DBCDC
46–50 CDCAC		

第 15 章　手厥阴心包经：
PC 1 ～ PC 27

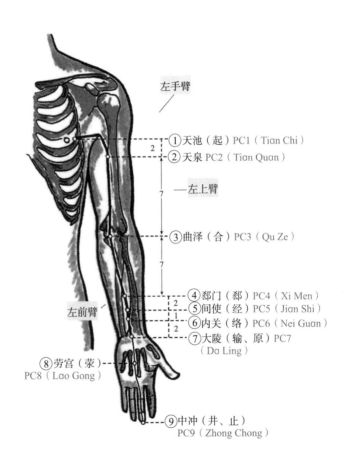

左手臂

①天池（起）PC1（Tian Chi）

2

②天泉 PC2（Tian Quan）

7

左上臂

③曲泽（合）PC3（Qu Ze）

7

④郄门（郄）PC4（Xi Men）
2

⑤间使（经）PC5（Jian Shi）
1
⑥内关（络）PC6（Nei Guan）
2
⑦大陵（输、原）PC7
　　（Da Ling）

左前臂

⑧劳宫（荥）
PC8（Lao Gong）

⑨中冲（井、止）
PC9（Zhong Chong）

手厥阴心包经（PC.）重要腧穴（穴位）表

穴数：9	五输穴
气血：多血少气	井穴——中冲
走向：由胸走手	荥穴——劳宫
时刻：19—21时（戌时）	输穴——大陵
起穴：天池	原穴——大陵
止穴：中冲	经穴——间使 合穴——曲泽
络穴：内关	背俞穴：厥阴俞
郄穴：郄门	募穴：膻中

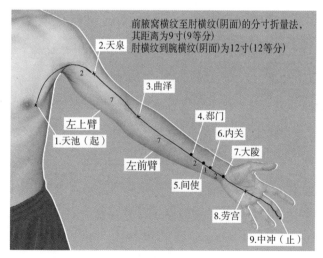

手厥阴心包经经穴图
（循行由胸走手至中指尖）

379

手厥阴心包经简介

一、手厥阴心包经经络循行

由胸循行至手中指尖之中冲穴

原文：心主手厥阴心包络之脉，起于胸中，出属心包络，下膈，历络三焦；其支者，循胸出胁，下腋三寸，上抵腋下，循臑内，行太阴、少阴之间，入肘中，下臂，行两筋之间，入掌中，循中指，出其端；其支者，别掌中，循小指次指出其端。

原文内关键字句解说

1. 历络三焦

(1)《十四经发挥》：历络三焦之上脘、中脘及脐下一寸，下焦之分也。

(2) 承淡安注：医书称三焦为油膜，其根源在两肾中间之命门部位，于此敷布于胸腹脐下，达于全身，亦通着一条经络，以其部位广泛，有上中下三焦，乃有历络三焦之文。

(3) 张介宾：诸经皆无历字，独此有之，盖指上中下而言，上即膻中，中即中脘，下即脐下，故任脉之石门穴，为三焦募也。

(4) 此指手厥阴心包经经脉自胸至腹，依次与上中下三焦相连。

2. 胁（胁）

(1)《医宗金鉴·正骨心法要旨》：其两侧自胸以下，至肋骨之尽处，统称曰胁。

(2) 腋下到肋骨尽处，统称曰胁。

3. 腋

《十四经发挥》：胁上际为腋，自属心包。

4. 臑内

肩部以下，肘部以上部分为臑骨，即肱骨；臑内指上臂内侧。

5. 两筋之间

(1) 承淡安注：指掌长肌腱与桡侧屈腕肌腱之间。

(2) 依现在解剖观点，两筋之间有正中神经。

6. 小指次指

(1)《十四经发挥》：小指次指，无名指也；自小指逆数之，则为次指。

(2) 从小指数起第二指，即无名指，亦即第四指。

二、手厥阴心包经联系脏腑

1. 脏：心包（为本经，即手厥阴心包络经）。

2. 腑：三焦（与心包络经相表里）。

三、手厥阴心包经经过器官

历络三焦（手厥阴心包络经经过）。

四、手厥阴心包经穴位

左右各9穴。

天池（起穴）、天泉、曲泽（合穴）、郄门（郄穴）、间使（经穴）、内关（络穴）、大陵（输穴、原穴）、劳宫（荥穴）、中冲（止穴、井穴）。

1. 背俞穴：厥阴俞。

2. 募穴：膻中。

3. 天池：手厥阴心包经、足少阳胆经、足厥阴肝经之交会穴。

4. 根据古人经验，禁针穴有35穴，禁灸穴有45穴。

5. 本经（心包经）没有禁针穴。

6. 本经（心包经）之禁灸穴中冲。

7. 以上禁针穴与禁灸穴，在临症时，可作为参考用，不须拘泥不变。

五、手厥阴心包经循行路线白话解说

原文共分三段，叙述如下。

1. 原文：心主手厥阴心包络之脉，起于胸中，出属心包络，下膈，历络三焦。

白话解说：手厥阴心包经与足少阴肾经相连接后，从胸中起始，出来便开始归属于心包络，本经在任脉的膻中穴附近向下穿过膈肌，按次序下行而联络胸部（上焦），上腹（中焦），下腹（下焦）三焦。

2. 原文：其支者，循胸出胁，下腋三寸，上抵腋下，循臑内，行太阴、少阴之间，入肘中，下臂，行两筋之间，入掌中，循中指，出其端。

白话解说：心包经有一条外行的支脉，从任脉的膻中穴附近分支，沿着胸部浅出于胁肋部，由腋下三寸处的天池穴，向上经过腋窝走到腋下，沿着上臂内侧的天泉穴，行于手太阴肺经和手少阴心经的中间，进入肘窝中央的曲泽穴，向下再到前臂的郄门穴，走在掌长肌腱与桡侧屈腕肌腱之间的间使穴，再走到腕关节处的大陵穴，然后进入到手掌中央的劳宫穴，沿着中指，走出在中指尖端的中冲穴。

3. 原文：其支者，别掌中，循小指次指出其端。

白话解说：心包经的另一条分支，是从手掌中央的劳宫穴分出，沿着无名指（即第4指）靠小指的那一侧，走到无名指的指端关冲穴，再与手少阳三焦经相连接。

手厥阴心包络经循行白话解说全文

手厥阴心包经的经脉，起于两乳之间的膻中，会属于本经心包络，下行贯穿膈膜，经过胸部与本经互为表里的三焦相联络；它有一条支脉，循行胸中，横出胁下；当腋缝下三寸处。复向上行抵腋窝部，再沿着上臂内侧，行于手太阴肺经与手少阴心经两经的中间，入肘中，下行前臂掌侧两筋的中间，入掌内，循中指，直连指尖；另有一条支脉，从掌内分出，沿无名指直连指尖，与手少阳三焦经相衔接。

六、手厥阴心包经主治病症

1.传统医学

是动病（偏重气分病）	所生病（偏重血分病）
• 手心热 • 臂肘挛急 • 腋肿 • 甚则胸胁支满，心中憺憺大动，面赤，目黄，喜笑不休	• 烦心 • 心痛 • 掌中热

【是动病关键字解说】

(1) 手心热：手心中发热。

(2) 臂肘挛急：手臂和手肘有挛缩，活动不利之现象。

(3) 腋肿：腋下肿胀。

(4) 胸胁支满：胸胁有撑满感。

(5) 心中憺憺大动：病人自觉有怔忡不安之情况。

(6) 憺憺：水波摇荡的样子。

【所生病关键字解说】

(1) 烦心：心中烦闷。

(2) 掌中热：手掌中心发热。

2.现代医学

根据经之所过，病之所治的原则，心包络经的主治病症，以现代医学观点叙述如下。

(1) 治疗胸腔疾病：如胸痛、胁肋痛、胸闷、心烦心悸（心包络经起于胸中）。

(2) 治疗腋窝疾病：如狐臭，腋下淋巴腺肿（非癌症转移者）（心包络经经过腋下）。

(3) 治疗手肘内侧疾病：如手肘弯曲不利（心包络经入肘中阴侧）。

(4) 治疗手前臂疾病：如手前臂肌肉酸痛、活动不利等（心包络经经过前臂两筋之间）。

(5) 治疗手腕疾病：如手腕掌侧酸痛，牵连2、3、4指者（心包络经循行经过手掌，第3、4掌骨间之劳宫穴）。

(6) 治疗手心疾病：如五心烦热之掌中热，手汗症等（心包络经入掌中）。

(7) 治疗中指活动不利：如扳机指，类风湿关节炎与扭伤等（心包络经循中指出其端）。

七、临床经验与教学心得

1. 心包络经又名手心主，或手少阴心主，或心主，以现在解剖学言之，有类似心囊的位置，心包络代君火行事，故叫手心主。五脏六腑总共有十一条经，古人为了要让其可以两两相对成相表里，就将心脏（心经）外面一层膜单独拿出来成为心包经，以便与三焦经相表里，故五脏六腑共有十二条经（加入心包经）。

2. 手厥阴心包经的穴位数目在十四条经脉中，与心经同是穴位数目最少的经脉，它与三焦经相表里，且循行会历络三焦，胸部以上为上焦，上腹部为中焦，肚脐以下部分为下焦；

所以在各种疾病治疗中，三焦经和心包经都可扮演辅助和增强的角色，如胃病之针灸治疗，足三里配合心包经的内关穴，则效果会加倍显著。

3. 一般胸腔中的疾病，如胸痛、心痛，可用心经穴位，也可用心包经的穴位，因为心为"君主之官"，心包为其"臣"；有事，心包可代君火行事；临床上，心悸用内关或神门皆可，但一般常先用内关，疗效不显著时，才加上神门穴配合。

4. 心包经会经过腋下，故对于腋窝肿痛、肿胀有一定疗效；但要注意腋窝淋巴结肿，常是胸腹肿瘤转移所致，所以一有怀疑时，就要去做西医的切片检查，以免引起医疗纠纷。

5. 心包经循行在手臂阴面的中路，在肺经（阴面前路）与心经（阴面后路）之间，临床上网球肘〔侵犯大肠经（主要经络）和肺经（次要经络）〕，高尔夫球肘〔侵犯小肠经（主要经络）和心经（次要经络）〕皆会有疗效。乃因"病旁取中"的治病原则，心包经是可以协助与加强疗效的。

6. 解剖学上，心包经循行和正中神经走向相当类似，所以在腕部所发生的腕隧道症候群（Carpal tunnel syndrome），此乃正中神经在腕部被压迫所致，故为心包经所主治项目之一，即所谓"肘臂挛急"，在临床上效果相当显著。

7. 临床上，手握物无力的病人，如脑中风病人，或颈椎压迫症候群，臂腕受伤之病人，基于病旁取中的原则，可选用心包经，常会有缓解和改善之疗效；如治疗中风的病人，可用合谷和后溪，若再配合内关、外关，则更有疗效。

8.临床上，常见的扳机指如果发生在中指时，它的疼痛是在掌面的掌指关节交接处。此时，若选用劳宫穴，因其距离病灶很近，又不会损伤病灶，对发挥经之所过，病之所治的疗效，会有相当的帮助（注意：针刺劳宫穴时，要用"重按久切"穴位的方式进针，方可避免疼痛感）。

9.临床上治疗目黄（例如用大肠经、肺经等），由于心包经会历络三焦，故在目黄时也是被考虑的经络之一。

10.头顶部为诸阳之会，如气血旺所引起的面赤，可用督脉的经络来加以疏导（督脉统率诸阳经）；临床上，也可选用心包经，因为心包经起于胸中且会历络三焦（含上焦在内）。

11.临床上，精神疾病，如喜笑不休，狂妄抑郁等，常选用①胃经；②膀胱经；③肾经；④督脉；⑤心包经。因为心主神明，心包经和心经是君臣关系，故可用心包经或心经的穴位来加强疗效。另外督脉会入脑；心包经会历络三焦，会经过上焦而入脑部；胃经、膀胱经缠绕于鼻梁亦会入脑；肾经经过肝、心、肺、肾，肝经会入脑，且肾经与膀胱经相表里，所以也会入脑，故上述经络皆可用于精神疾病的治疗。

12.心包经有9个穴，穴数与心经皆为最少（比较：手三阴穴数较少，足三阳穴数较多）。虽然心包经只有9个穴，但在其循行路径上，亦有四个重要的经外奇穴在内：二白、足跟点、肠胃点、十宣穴（含中冲穴在内）。

自我测验选择题

* 自我测验（4 选 1）

1. 心包经循行于

    A. 酉时　　　　　B. 戌时　　　　　C. 亥时　　　　　D. 子时

2. 心包经循行于

    A. 17—19 时　　　　　　　　B. 19—21 时

    C. 21—23 时　　　　　　　　D. 以上皆非

3. 心包经循行

    A. 由头走足　　B. 由足走胸　　C. 由胸走手　　D. 由手走头

4. 心包经左右各有

    A. 8 穴　　　　　B. 9 穴　　　　　C. 10 穴　　　　　D. 12 穴

5. 心包经在背部膀胱经上的反应穴叫

    A. 心包俞　　B. 厥阴俞　　C. 肺俞　　　　D. 肾俞

6. 心包经循行历络

    A. 上焦　　　　B. 中焦　　　　C. 下焦　　　　D. 上、中、下焦

7. 心包经英文代号叫

    A. P　　　　　B. PC　　　　　C. H　　　　　D. HT

8. 内关与间使穴相距

    A. 5 分　　　　B. 1 寸　　　　　C. 1.5 寸　　　　D. 2 寸

9. 劳宫位于

    A. 1、2 掌骨间隙   B. 3、4 掌骨间隙

    C. 4、5 掌骨间隙   D. 以上皆非

10. 中冲穴位于

    A. 中指尖   B. 中指指甲后

    C. 中指指甲旁   D. 小指

11. 下列何穴属于心包经

    A. 尺泽   B. 曲泽   C. 曲池   D. 曲泉

12. 心包络经，又名

    A. 手心主   B. 手少阴心主

    C. 心主   D. 以上皆是

13. 心包经之循行走向类似何神经之走向

    A. 正中神经   B. 尺骨神经

    C. 桡骨神经   D. 坐骨神经

14. 下列何穴属于心包经

    A. 郄门   B. 阴郄   C. 神门   D. 外关

15. 下列何穴属于心包经

    A. 天池   B. 天泉   C. 间使   D. 以上皆是

16. 乳头外 1 寸是指

    A. 天池   B. 天溪   C. 辄筋   D. 渊液

17. 乳头外 2 寸是指

    A. 天池   B. 天溪   C. 辄筋   D. 渊液

18. 乳头外 3 寸是指

    A. 天池   B. 天溪   C. 辄筋   D. 渊液

19. 内关上 1 寸，两筋之间是指

    A. 外关   B. 支沟   C. 间使   D. 大陵

20. 十四经络中，穴位数目最少的是指心经与

    A. 小肠经   B. 心包经   C. 肺经   D. 肝经

21. 十总穴中，心胸胃之疾病首选何穴

    A. 内关   B. 外关   C. 神门   D. 郄门

22. 接近心经极泉穴与肺经天府穴等两穴之间穴叫

    A. 天池   B. 天泉   C. 曲泽   D. 尺泽

23. 心包经之起穴是指

    A. 天池   B. 天泉   C. 中冲   D. 劳宫

24. 心包经之止穴是指

    A. 天池   B. 天泉   C. 中冲   D. 劳宫

25. 手腕横纹中央位于两筋之间穴叫

    A. 神门   B. 大陵   C. 太渊   D. 阳谷

26. 大陵穴属于

    A. 回阳九针穴之一   B. 十三鬼穴之一

    C. 十总穴之一   D. 八会穴之一

27. 劳宫属于

    A. 回阳九针穴之一   B. 十三鬼穴之一

    C. 以上皆是   D. 以上皆非

28. 内关穴之命名是依

    A. 天文类   B. 地理类

    C. 阴阳方位类   D. 生理功能类

29. 手肘内侧，肱二头肌腱之桡侧端凹陷是指

    A. 尺泽   B. 曲池   C. 曲泽   D. 天井

30. 手肘内侧，肱二头肌腱之尺侧端凹陷是指

    A. 尺泽   B. 曲泽   C. 小海   D. 少海

31. 十四经络中穴位数目最多的经络是指

    A. 膀胱经   B. 心经   C. 心包经   D. 胆经

32. 膻中穴是何经络之募穴

    A. 任脉   B. 心经   C. 心包经   D. 督脉

33. 经外奇穴二白穴与大陵相距

    A. 2 寸   B. 3 寸   C. 4 寸   D. 5 寸

34. 郄门与大陵两穴相距

    A. 2 寸   B. 3 寸   C. 4 寸   D. 5 寸

35. 胸胁支满，心中憺憺大动，面赤目黄，喜笑不休常用何种经络来治疗

    A. 心经   B. 心包经   C. 肺经   D. 肾经

36. 心包经与心经何者为君

    A. 心经   B. 心包经   C. 两者皆是   D. 两者皆不是

37. 心包经与心经何者为臣

    A. 心经   B. 心包经   C. 两者皆是   D. 两者皆不是

38. 胸闷心悸时宜先选

　　A. 心经　　　　B. 心包经　　　C. 以上皆可　　D. 以上皆非

39. 手指尖端离指甲约一分之穴叫

　　A. 十宣穴　　　B. 十二井穴　C. 合穴　　　　D. 以上皆非

40. 十宣穴中包括有

　　A. 少冲　　　　B. 少泽　　　　C. 中冲　　　　D. 少商

41. 心包经在胸部，于美容上常用何穴

　　A. 天池　　　　B. 天泉　　　　C. 极泉　　　　D. 天溪

42. 乳头外 1 寸为何穴

　　A. 乳中（胃经）　　　　　　B. 天溪（脾经）

　　C. 天池（心包经）　　　　　D. 辄筋（胆经）

43. 乳头外 2 寸为何穴

　　A. 乳中（胃经）　　　　　　B. 天溪（脾经）

　　C. 天池（心包经）　　　　　D. 辄筋（胆经）

44. 乳头外 3 寸为何穴

　　A. 乳中（胃经）　　　　　　B. 天溪（脾经）

　　C. 天池（心包经）　　　　　D. 辄筋（胆经）

45. 乳头下 1 个肋间为何穴

　　A. 乳中（胃经）　　　　　　B. 乳根（胃经）

　　C. 期门（肝经）　　　　　　D. 日月（胆经）

46. 乳头下 2 个肋间为何穴

　　A. 乳中（胃经）　　　　　　B. 乳根（胃经）

C. 期门（肝经）　　　　　　D. 日月（胆经）

47. 乳头下 3 个肋间为何穴

  A. 乳中（胃经）　　　　　　B. 乳根（胃经）

  C. 期门（肝经）　　　　　　D. 日月（胆经）

48. 任何疾病之治疗，配合三焦经与何经则常会有加乘之效果

  A. 心包经　　　B. 胃经　　　C. 胆经　　　　D. 肝经

49. 于美容上，口臭常会影响仪表，此时选用可清上焦（脸部）
  风火之穴可收治疗之效果，此穴常指

  A. 大陵　　　　B. 公孙　　　C. 阳陵泉　　　D. 足三里

50. 上肢正中神经损伤，常会手指发麻痛，且会影响情绪，此
  时，可用何经络来治疗

  A. 心经　　　　B. 心包经　　　C. 胃经　　　　D. 脾经

答案

1–5 BBCBB　　　6–10 DBBCA　　　11–15 BDAAD

16–20 ABCCB　　　21–25 ABACB　　　26–30 BCCAB

31–35 ACCDB　　　36–40 ABBAC　　　41–45 ACBDB

46–50 CDAAB

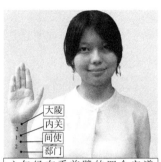

心包经在手前臂的四个穴道

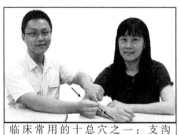

临床常用的十总穴之一：支沟

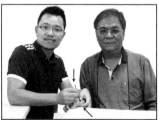

临床常用的十总穴之一：合谷

第16章 手少阳三焦经: TE 1 ～ TE 23

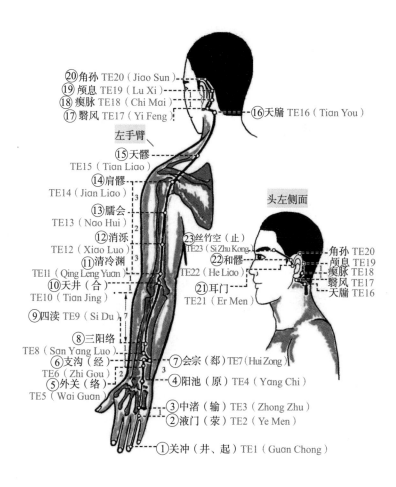

⑳角孙 TE20 (Jiao Sun)
⑲颅息 TE19 (Lu Xi)
⑱瘈脉 TE18 (Chi Mai)
⑰翳风 TE17 (Yi Feng)

⑯天牖 TE16 (Tian You)

左手臂

⑮天髎
TE15 (Tian Liao)

⑭肩髎
TE14 (Jian Liao)

⑬臑会
TE13 (Nao Hui)

⑫消泺
TE12 (Xiao Luo)

⑪清冷渊
TE11 (Qing Leng Yuan)

⑩天井（合）
TE10 (Tian Jing)

⑨四渎 TE9 (Si Du)

⑧三阳络
TE8 (San Yang Luo)

⑥支沟（经）
TE6 (Zhi Gou)

⑤外关（络）
TE5 (Wai Guan)

头左侧面

㉓丝竹空（止）
TE23 (Si Zhu Kong)

㉒和髎 TE22 (He Liao)

㉑耳门
TE21 (Er Men)

角孙 TE20
颅息 TE19
瘈脉 TE18
翳风 TE17
天牖 TE16

⑦会宗（郄）TE7 (Hui Zong)
④阳池（原）TE4 (Yang Chi)

③中渚（输）TE3 (Zhong Zhu)
②液门（荥）TE2 (Ye Men)

①关冲（井、起）TE1 (Guan Chong)

手少阳三焦经（TH.）重要腧穴（穴位）表

穴数：23	五输穴
气血：少血多气	井穴——关冲
走向：由手走头	荥穴——液门
时刻：21—23时（亥时）	输穴——中渚
起穴：关冲	原穴——阳池
止穴：丝竹空	经穴——支沟
	合穴——天井
络穴：外关	背俞穴：三焦俞
郄穴：会宗	募穴：石门

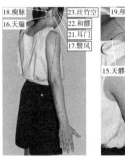

手少阳三焦经经穴图

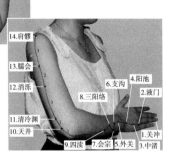

手少阳三焦经经穴图
（循行由手走头至眉毛外侧凹陷处）

手少阳三焦经简介

一、手少阳三焦经经络循行

由手无名指尺侧，走向眼外角之丝竹空。

原文：三焦手少阳之脉，起于小指次指之端，上出次指之间，循手表腕，出臂外两骨之间，上贯肘。循臑外，上肩，而交出足少阳之后，入缺盆，交膻中，散络心包，下膈，循属三焦；其支者，从膻中上出缺盆，上项，挟耳后，直上出耳上角，以屈下颊至顺；其支者，从耳后入耳中，出走耳前，过客主人前，交颊，至目锐眦。

原文内关键字句解说

1. 两指之间

(1)《十四经发挥》：两指作次指。滑寿：臂骨尽处为腕，臑尽处为肘，手少阳起小指次指端关冲穴，上出次指之端，历液门……

(2) 承淡安注：次指之间，是小指与第四指（又名药指）之间。

(3) 指第4、5掌骨间。

2. 循手表腕

(1) 承淡安注：从手表腕，是手腕背面。

(2) 指手腕背面关节中。

3.臂外两骨之间

(1) 承淡安注：两骨之间，是桡骨与尺骨之间。

(2) 指前臂背（伸）侧，尺骨与桡骨间。

4.臑外

(1)《十四经发挥》：肩肘之间，膊下对腋处为臑。

(2) 指上臂后（伸）侧。

5.膻中

(1)《十四经发挥》：见任脉，心包相火用事之分也。

(2) 此指两乳之间的胸中（纵隔腔）。又指穴名。

6.循属三焦

(1) 后循字，甲乙，铜人作"偏"。

(2) 张介宾：乃自上焦下膈，循中焦下行，并足太阳之正，入络膀胱，以约下焦，故足太阳经委阳穴，为三焦下辅腧也。

7.客主人

即"上关穴"之别名。

8.项

《十四经发挥》：脑户后为项。

二、手少阳三焦经联系脏腑

1.脏：心包（与三焦经相表里）。

2.腑：三焦（为本经，即手少阳三焦经）。

三、手少阳三焦经经过器官

1.耳:（因手少阳三焦经支脉"从耳后入耳中，出走耳前"）。

2.眼:（因手少阳三焦经支脉"过客主人前，交颊，至目锐眦"）。

四、手少阳三焦经穴位

左右各23穴。

关冲（起穴、井穴）、液门（荥穴）、中渚（输穴）、阳池（原穴）、外关（络穴）、支沟（经穴）、会宗（郄穴）、三阳络、四渎、天井（合穴）、清冷渊、消泺、臑会、肩髎、天髎、天牖、翳风、瘈脉、颅息、角孙、耳门、和髎、丝竹空（止穴）。

1.臑会:手少阳三焦经、手阳明大肠经、阳维脉之交会穴。

2.天髎:手少阳三焦经、足少阳胆经、阳维脉之交会穴。

3.翳风:手少阳三焦经、足少阳胆经之交会穴。

4.角孙、和髎:手少阳三焦经、手太阳小肠经、足少阳胆经之交会穴。

5.根据古人经验，禁针穴有35穴，禁灸穴有45穴。

6.本经（三焦经）之禁针穴有角孙、三阳络（此二穴为绝对禁针穴）、颅息（此穴为忌出血穴）。

7.本经（三焦经）之禁灸穴有丝竹空、天牖、阳池。

8.以上禁针穴与禁灸穴，在临症时，可作为参考用，不须拘泥不变。

五、手少阳三焦经循行路线白话解说

原文共分四段，叙述如下。

1.原文：三焦手少阳之脉，起于小指次指之端，上出两指之间，循手表腕，出臂外两骨之间，上贯肘。

白话解说：手少阳三焦经从无名指尺侧端（手厥阴心包经的分支）的关冲穴，向上走到在第4、5掌骨之间的液门穴和中渚穴，再沿着手背到手腕关节外侧的阳池穴，走在前臂桡骨和尺骨间的外关、支沟、会宗、三阳络和四渎穴后，再向上通过肘部尖端的天井穴。

2.原文：循臑外，上肩，而交出足少阳之后，入缺盆，布膻中，散络心包，下膈，循属三焦。

白话解说：沿着上臂外侧的清冷渊，消泺和臑会穴后，走上肩部的肩髎和天髎穴，在第7颈椎棘突下左右相交，从足少阳胆经的后面，和足少阳胆经的肩井穴相交后，向前进入缺盆（锁骨上窝），而分布在胸内膻中部，并散布且联络心包，穿过膈肌，归属上、中、下三焦。

3.原文：其支者，从膻中上出缺盆，上项，系耳后，直上出耳上角，以屈下颊至䪼。

白话解说：三焦经的一条上行分支，从膻中部分出，向上浅出入锁骨上窝，上行到后颈部的天牖穴，联系到耳朵后边的翳风穴，再直上走入于耳上角的瘈脉穴和颅息穴，再到角孙穴，而交会于足少阳胆经的悬厘和颔厌穴，然后再屈曲向下行，经过耳颊处到面颧部分，与手太阳小肠经的颧髎穴交会，直至眼下。

4.原文：其支者，从耳后入耳巾，出走耳前，过客主人前，交颊，至目锐眦。

白话解说：三焦经的另一条分支，从耳朵后边的翳风穴分出，脉气进入耳中，再走入于耳珠前面，会于手太阳小肠经的听宫穴，再回到本经的耳门穴，又经过足少阳胆经之上关穴前面，在面颊部和前面那条支脉相交于和髎穴，再到达外眼角的丝竹空，而与足少阳胆经相连接。

手三阳三焦经循行白话解说全文

手少阳三焦经的经脉，起于无名指的尖端（尺侧端），往上入小指与无名指的中间，沿手背至手腕，走到前臂外侧两骨（尺骨、桡骨）的中间，再向上穿过手肘，沿手上臂外侧至肩部，而交出于足少阳胆经之后，再入缺盆，而分布于两乳之间的膻中部，散布络绕于心包；另向下过横膈膜，依次会属于本经的上、中、下三焦；它有一条支脉，从胸部的膻中上行，出缺盆，沿着颈项，联系耳后，直上走入耳上角，由此屈曲下行，绕颊部，至眼眶下；另一条支脉，从耳后进入耳内，再出走耳前，通过足少阳胆经客主人穴（即上关穴）的前方与前一支脉交会于颊部，而至眼外角与足少阳胆经相衔接。

六、手少阳三焦经主治病症

1. 传统医学

是动病（偏重气分病）	所生病（偏重血分病）
• 耳聋 • 浑浑淳淳 • 嗌肿 • 喉痹	• 汗出 • 目锐眦痛 • 颊痛 • 耳后、肩、臑、肘、臂外皆痛 • 小指次指不用

【是动病关键字解说】

(1) 耳聋：听觉丧失。

(2) 浑浑淳淳（同浑浑焞焞）：意识不清（意识模糊之意）的症象。

(3) 嗌肿：咽肿。

(4) 喉痹：咽头不利，即咽喉痛之意。

【所生病关键字解说】

(1) 目锐眦痛：即眼外角痛。

(2) 颊痛：面颊痛。

(3) 小指次指不用：即无名指活动不利之意。

2. 现代医学

根据三焦经经之所过，病之所治的治疗原则，以现代医学观点来叙述其临床主治病症如下。

(1) 治疗无名指活动不利：如痛风、类风湿关节炎，外伤（三焦经起于无名指尺侧）。

(2) 治疗手腕背面疾病：如腱鞘囊肿，肌腱炎，手腕挫伤、扭伤等疾病（三焦经走手腕阳面的中路）。

(3) 治疗手前臂外侧中路疼痛（三焦经走手前臂外侧中路，尺骨和桡骨之间）。

(4) 治疗手肘痛：如尺骨鹰嘴突的损伤（三焦经走手臂阳面中路，经过肘尖）。

(5) 治疗手上臂中路疼痛：如肱骨骨折（三焦经经过手上臂阳面中路）。

(6) 治疗肩痛：如五十肩等，肩膀阳面疼痛（三焦经经过肩膀阳面的中路，如经过肩髎穴等）。

(7) 治疗肩膀与颈部之间的疼痛：如缺盆中痛（三焦经其支脉从膻中上出缺盆）。

(8) 治疗喉咙肿痛（三焦经管到上焦部的肺，及其支脉可达项部）。

(9) 治疗耳鸣、耳聋、耳痛、眩晕、听力减退：如美尼尔综合征（梅尼埃病）与中耳炎等。

(10) 治疗颊部疾病：如颜面神经麻痹、三叉神经痛、腮腺炎、牙痛等（三焦经循行至耳上角，屈下颊至𬶐）。

(11) 治疗目疾：如结膜炎、角膜炎、视力障碍、偏头痛等（三焦经交颊，至目外角）。

(12) 治疗汗出（三焦经属阳，可以协助阳气的运行，如阳气虚者易汗出）。

七、临床经验与教学心得

1.五脏六腑都与一条直属的经络相连，故经络可内连脏腑，外络肢节，三焦经没有直接的脏腑与之相连，《难经·三十八难》有"三焦有名而无形"之句。《难经·二十五难》将三焦和心包络相提并论，谓"心主与三焦为表里，俱有名而无形"；由于遍布三焦，故与每个脏腑都有间接相关，所以治疗任何疾病时，均具有辅助治疗的角色在内。

2.根据临床经验体会，三焦经临床主治至少有五大项目。

(1)治疗颈部淋巴结核（瘰疬）：如腋窝及耳后淋巴结肿，因为心包经和三焦经相表里，且三焦经循行经过耳后，故有一定的帮助。

(2)治疗五十肩：临床上常用肩三针，肩三针一般有三组。

①组：肩前（经外奇穴）、肩髃（大肠经）、肩髎（三焦经），本组偏重于肩膀阴面前路和阳面前路的疼痛治疗。

②组：肩内陵（经外奇穴）、肩髃（大肠经）、肩髎（三焦经），本组偏重于肩膀阳面中路的疼痛治疗。

③组：肩髃（大肠经）、肩髎（三焦经）、臑俞（小肠经），本组偏重于肩膀阳面后路之疼痛治疗。其中三焦经的"肩髎"穴都是必用穴，因为三焦经循行经过肩膀的中路。

(3)治疗喉咙痛与发热：一般上呼吸道感染可选用肺经，但加用三焦经，则效果会更佳。如用三焦经之关冲穴配合肺经之少商穴来放血，则临床上治疗喉咙痛与发热的疗效更能显现出来。

(4) 梅尼埃病：其主要症状为耳鸣、眩晕、听力减退。因三焦经会经过耳后的翳风穴和耳前的耳门穴，故可发挥经之所过，病之所治的疗效；一般临床针灸医师喜欢用三焦经的液门、中渚穴和胆经的阳陵泉、足临泣来治疗梅尼埃病，因为它有疗效快速，节省经济且无药物副作用等优点。

(5) 偏头痛：因为三焦经循行不入发际，而胆经循行则会入发际内，故偏头痛时，若在发际外可选用三焦经，若在发际内则选用胆经。如用三焦经的角孙穴与胆经的率谷穴等，如此便可发挥"穴少而精，枪响鸟落"的快速疗效。

3. 临床上，三焦经也常用来治疗结膜炎、角膜炎、视力障碍，因为三焦经会经过眼外角。

4. 临床上，手肘疼痛在阳面前路，可选用大肠经，如网球肘（侵犯肱骨外上髁）；在阳面后路，可选用小肠经，如高尔夫球肘（侵犯肱骨内上髁）；若在阳面中路肘尖部痛，则需重用三焦经，因为三焦经会经过肘尖的周围。

5. 临床上，手握物无力，如腕隧道症候群，因心包经和三焦经相表里，故可用心包经的穴位外，也需重用三焦经，因两条经络均会影响到正中神经，可发挥相辅相成之疗效。

6. 任何一个疾病的治疗，除了用经过病灶的经络来治疗外（经之所过，病之所治），尚可配合三焦经与心包经的穴位来治疗，因为三焦经与心包经的循行，皆会历络三焦或循属三焦，所以会有增强治病的疗效。

7. 少阳经中的三焦经与胆经的区别如下。

(1) 胆经在头部，会入发际与不入发际两者皆有，而三焦经则绝不入发际。

(2) 胆经有形的路线，循行于人体的侧面，但不会经过上肢，而三焦经有形的路线，循行于人体的侧面，但不会经过下肢与躯干。

8. 耳朵的前面为小耳朵（又名：耳珠、耳小瓣），小耳朵前有个凹陷，上有三个穴位分别为：耳门（三焦）、听宫（小肠）与听会（胆）（口诀：三、小、胆）。耳朵有疾病时，此三穴不应同时使用，因为位置相近，易出血、发炎或纤维化，常优先使用听宫，因听宫是三焦经、小肠经与胆经等三条经的交会穴。

9. 人体侧面的疾病，例如：肋间神经痛、侧腰肥胖、带状疱疹、肝胆结石等，可以选用①少阳经：因为少阳经会经过人体侧面；②肝经：因为肝经会经过人体侧面阴面；③心包经：因为心包经会历络三焦，可以治疗中下焦侧腰的疾病；④带脉：因为带脉循行起于季肋，回身一周，可以治疗侧腰的疾病。其中最基本的治疗方式为少阳经（三焦经＋胆经），因为有形路线中，手少阳三焦经不经过下肢，足少阳胆经不经过上肢，故人体侧面病一定要少阳经（三焦经＋胆经）合体。

自我测验选择题

* 自我测验（4 选 1）

1. 三焦经循行

    A. 历络三焦   B. 经上焦   C. 经中焦   D. 经下焦

2. 三焦经英文代号为

    A.T   B.TW   C.Tri   D.TE

3. 三焦经左右各有

    A.13 穴   B.21 穴   C.23 穴   D.27 穴

4. 三焦经循行

    A. 由手走头   B. 由胸走手   C. 由头走足   D. 由足走胸

5. 三焦经起穴是

    A. 关冲   B. 中冲   C. 丝竹空   D. 天池

6. 三焦经止穴是

    A. 丝竹空   B. 关冲   C. 少泽   D. 听宫

7. 三焦经循行于手臂阳面

    A. 前路   B. 中路   C. 后路   D. 以上皆非

8. 三焦经循行于

    A. 17—19 时   B. 19—21 时

    C. 21—23 时   D. 23—1 时

9. 三焦经循行于

    A. 戌时   B. 亥时   C. 子时   D. 丑时

10. 三焦经循行于头部

    A. 入发际内   B. 不入发际内

    C. 入发际与不入发际两者皆有   D. 以上皆非

11. 下列何者属于三焦经

    A. 耳门   B. 听宫   C. 听会   D. 风池

12. 下列何者属于三焦经

    A. 肩髃   B. 肩髎   C. 臑俞   D. 肩井

13. 下列何者属于三焦经

    A. 天髎   B. 天泉   C. 肩外俞   D. 肩中俞

14. 口禾髎属

    A. 大肠经   B. 三焦经   C. 小肠经   D. 胆经

15. 和髎属

    A. 大肠经   B. 三焦经   C. 小肠经   D. 胃经

16. 外关与支沟相距

    A. 5 分   B. 1 寸   C. 1.5 寸   D. 2 寸

17. 液门与中渚相距

    A. 5 分   B. 1 寸   C. 1.5 寸   D. 2 寸

18. 手背阳溪、阳谷约与何穴成一直线

    A. 中渚   B. 少府   C. 阳池   D. 养老

19. 清冷渊与消泺，相距

　　A.1 寸　　　　B.2 寸　　　　C.3 寸　　　　D.4 寸

20. 角孙属

　　A. 胆经　　　　B. 三焦经　　　C. 胃经　　　　D. 小肠经

21. 率谷属

　　A. 胆经　　　　B. 三焦经　　　C. 胃经　　　　D. 大肠经

22. 眉毛末端往外，骨之边缘凹陷处指

　　A. 瞳子髎　　　B. 丝竹空　　　C. 太阳穴　　　D. 上关

23. 三焦经中有天髎、和髎与

　　A. 肩髃　　　　B. 臂臑　　　　C. 肩髎　　　　D. 巨骨

24. 在耳后根下缘凹陷处是指

　　A. 翳风　　　　B. 瘈脉　　　　C. 颅息　　　　D. 角孙

25. 支沟外 1 寸肌肉凹陷处是指

　　A. 三阳络　　　B. 会宗　　　　C. 间使　　　　D. 二白

26. 支沟上 1 寸肌肉凹陷处是指

　　A. 三阳络　　　B. 会宗　　　　C. 四渎　　　　D. 外关

27. 四渎属

　　A. 三焦经　　　B. 胆经　　　　C. 肝经　　　　D. 脾经

28. 中渎属

　　A. 三焦经　　　B. 胆经　　　　C. 肝经　　　　D. 脾经

29. 清冷渊与天井相距

　　A.0.5 寸　　　B.1 寸　　　　C.1.5 寸　　　D.2.0 寸

30. 三焦经循行，经过

　　A. 拇指　　　　　　　　　　B. 食指

　　C. 中指　　　　　　　　　　D. 无名指（第4指）

31. 三焦经循行，经过

　　A. 尺骨鹰嘴突（肘尖）　　　B. 肱骨内上髁

　　C. 肱骨外上髁　　　　　　　D. 以上皆非

32. 耳门穴在听宫穴之

　　A. 上方　　　　B. 下方　　　　C. 左边　　　　D. 右边

33. 上臂肩三角肌下，前方之凹陷指

　　A. 臂臑　　　B. 肩髃　　　C. 臑会　　　D. 肩髎

34. 三焦经与何经相表里

　　A. 心经　　　B. 心包经　　　C. 小肠经　　　D. 肝经

35. 上臂肩三角肌下，后方凹陷是指

　　A. 臂臑　　　B. 肩髃　　　C. 臑会　　　D. 臑俞

36. 拔罐时，三焦经之何穴最难拔

　　A. 少冲　　　B. 中冲　　　C. 商阳　　　D. 关冲

37. 指压时，面疱之位置最好

　　A. 要指压　　　　　　　　　　B. 不要指压

　　C. 以上皆可　　　　　　　　　D. 可指压加拔罐

38. 刮痧时，何部位最好不要有明显痧痕

　　A. 脸部　　　B. 腰部　　　C. 四肢　　　D. 以上皆非

39. 耳前凹窝中有三条经经过，其中三焦经经过

　　A. 上方　　　　B. 中间　　　　C. 下方　　　　D. 以上皆非

40. 何经络，经过尺骨鹰嘴突

　　A. 大肠经　　　B. 小肠经　　　C. 三焦经　　　D. 以上皆非

41. 何经络经过肱骨内上髁

　　A. 大肠经　　　B. 三焦经　　　C. 小肠经　　　D. 以上皆非

42. 何经络经过肱骨外上髁

　　A. 大肠经　　　B. 三焦经　　　C. 小肠经　　　D. 以上皆非

43. 美容上，脸部疾病如面疱、黑斑等应属于

　　A. 上焦疾病　　B. 中焦疾病　　C. 下焦疾病　　D. 以上皆非

44. 三焦经在背部膀胱经上之反应点叫

　　A. 心包俞　　　B. 厥阴俞　　　C. 三焦俞　　　D. 胆俞

45. 三焦经循行，有形路线，不经过

　　A. 上肢　　　　B. 下肢　　　　C. 头部　　　　D. 以上皆非

46. 胆经循行，有形路线不经过

　　A. 上肢　　　　B. 下肢　　　　C. 头部　　　　D. 以上皆非

47. 古代瘰疬常选胆经与何经治疗

　　A. 胃经　　　　B. 肾经　　　　C. 肝经　　　　D. 三焦经

48. 眩晕易使仪表不亮丽，常用胆经与何经治疗

　　A. 肾经　　　　B. 脾经　　　　C. 心经　　　　D. 三焦经

49. 偏头痛时，会影响仪表，常用何经治疗

　　A. 三焦经　　　B. 胆经　　　　C. 脾经　　　　D. A、B 对

50. 三焦经在美容上之贡献是

   A. 清上焦火　　B. 治口臭　　　C. 治面疱　　　　D. 以上皆是

51. 三焦经在美容上之贡献是

   A. 治中焦胃痛　　　　　　　　B. 清下焦湿热、骨盆腔炎

   C. 治腰腿痛　　　　　　　　　D. 以上皆是

答案

1–5 ADCAA　　　　6–10 ABCBB　　　11–15 ABAAB

16–20 BBCCB　　　21–25 ABCAB　　　26–30 AABBD

31–35 AAABC　　　36–40 DBAAC　　　41–45 CAACB

46–51 ADDDDD

第17章 足少阳胆经：GB 1 ～ GB 44

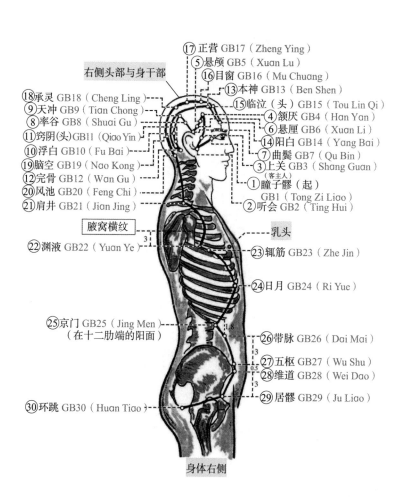

右侧头部与身干部

⑰正营 GB17（Zheng Ying）
⑤悬颅 GB5（Xuan Lu）
⑯目窗 GB16（Mu Chuang）
⑬本神 GB13（Ben Shen）
⑮临泣（头）GB15（Tou Lin Qi）
④颔厌 GB4（Han Yan）
⑥悬厘 GB6（Xuan Li）
⑭阳白 GB14（Yang Bai）
⑦曲鬓 GB7（Qu Bin）
③上关 GB3（Shang Guan）
（客主人）
①瞳子髎（起）
GB1（Tong Zi Liao）
②听会 GB2（Ting Hui）

⑱承灵 GB18（Cheng Ling）
⑨天冲 GB9（Tian Chong）
⑧率谷 GB8（Shuai Gu）
⑪窍阴(头)GB11（Qiao Yin）
⑩浮白 GB10（Fu Bai）
⑲脑空 GB19（Nao Kong）
⑫完骨 GB12（Wan Gu）
⑳风池 GB20（Feng Chi）
㉑肩井 GB21（Jian Jing）

腋窝横纹

㉒渊液 GB22（Yuan Ye）

乳头

㉓辄筋 GB23（Zhe Jin）

㉔日月 GB24（Ri Yue）

㉕京门 GB25（Jing Men）
（在十二肋端的阳面）

㉖带脉 GB26（Dai Mai）
㉗五枢 GB27（Wu Shu）
㉘维道 GB28（Wei Dao）
㉚环跳 GB30（Huan Tiao）
㉙居髎 GB29（Ju Liao）

身体右侧

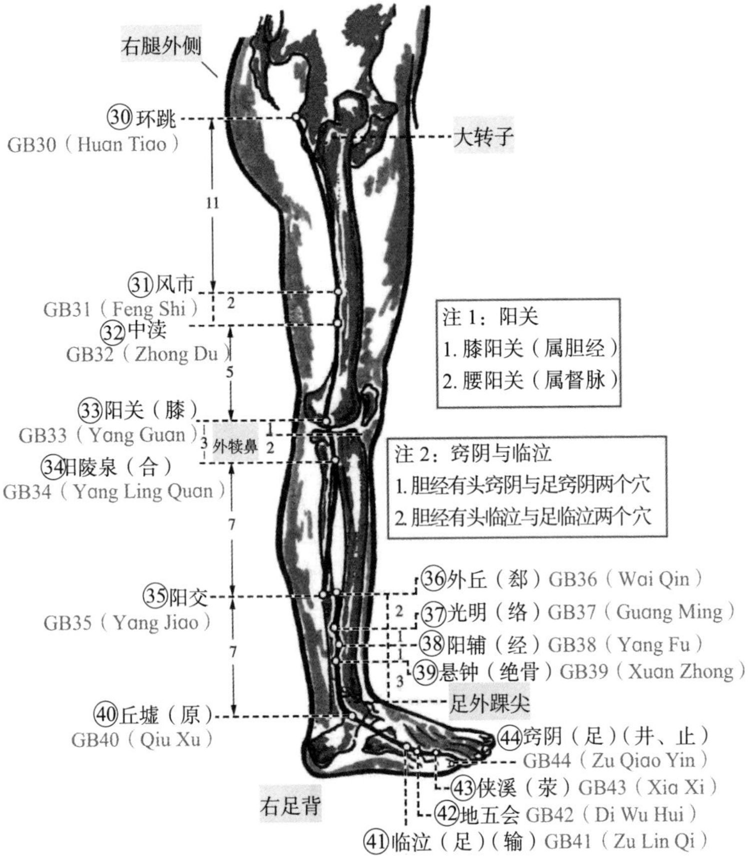
右腿外侧
㉚环跳
GB30（Huan Tiao）
大转子
11
㉛风市
GB31（Feng Shi）
2
㉜中渎
GB32（Zhong Du）
5
注1：阳关
1. 膝阳关（属胆经）
2. 腰阳关（属督脉）
㉝阳关（膝）
GB33（Yang Guan）
1
3
外犊鼻
2
㉞阳陵泉（合）
GB34（Yang Ling Quan）
注2：窍阴与临泣
1. 胆经有头窍阴与足窍阴两个穴
2. 胆经有头临泣与足临泣两个穴
7
㊱外丘（郄）GB36（Wai Qin）
㉟阳交
GB35（Yang Jiao）
2
㊲光明（络）GB37（Guang Ming）
7
1
㊳阳辅（经）GB38（Yang Fu）
1
㊴悬钟（绝骨）GB39（Xuan Zhong）
3
足外踝尖
㊵丘墟（原）
GB40（Qiu Xu）
㊹窍阴（足）（井、止）
GB44（Zu Qiao Yin）
㊸侠溪（荥）GB43（Xia Xi）
右足背
㊷地五会 GB42（Di Wu Hui）
㊶临泣（足）（输）GB41（Zu Lin Qi）

足少阳胆经（GB.）重要腧穴（穴位）表

穴数：44	五输穴
气血：少血多气	井穴——窍阴（足）
走向：由头走足	荥穴——侠溪
时刻：23—1 时（子时）	输穴——临泣（足）
起穴：瞳子髎	原穴——丘墟
止穴：窍阴（足）	经穴——阳辅
	合穴——阳陵泉
络穴：光明	背俞穴：胆俞
郄穴：外丘	募穴：日月

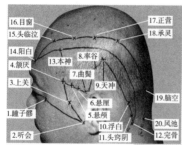

足少阳胆经经穴图
（头部）
（循行由头走足至足第 4 趾外侧）

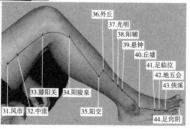

足少阳胆经经穴图（下肢）

足少阳胆经简介

一、足少阳胆经经络循行

由头走到足第四趾外侧

原文：胆足少阳之脉，起于目锐眦，上抵头角下耳后，循颈，行手少阳之前，至肩上却交出手少阳之后，入缺盆。其支者，从耳后入耳中，出走耳前，至目锐眦后。其支者，别目锐眦，下大迎，合于手少阳，抵于䪼，下加颊车，下颈，合缺盆，以下胸中，贯膈，络肝，属胆、循胁里，出气冲，绕毛际，横入髀厌中。其直者，从缺盆下腋，循胸，过季胁下合髀厌中。以下循髀阳出膝外廉，下外辅骨之前，直下抵绝骨之端，下出外踝之前，循足跗上，入小趾次趾之间。其支者，别跗上，入大趾之间，循大趾歧骨内，出其端，还贯爪甲，出三毛。

原文内关键字句解说

1. 目锐眦

又称目外眦，即眼外角。

2. 头角

(1)《太素》卷八首篇杨注：角，谓额角也。

(2) 承淡安注：头角，指前额边缘。

3. 行手少阳之前

《太素》卷八首篇杨注：足少阳胆经脉从耳后下头，向前至缺盆，屈回向肩，至肩屈向后，复回向颈，至颈始入缺盆。是则手少阳三焦经上肩向入缺盆，肩上自然交足少阳胆经，足少阳胆经从颈前下至缺盆向肩，即是行手少阳三焦经前也。

4. 却交手少阳之后

足少阳胆经脉下颈向前至缺盆屈回向肩，至肩屈向后，与手少阳三焦经上肩后下入缺盆之脉相交，则行手少阳三焦经之后。

5. 至目锐眦后

瞳子髎所在眼外角之外侧。

6. 大迎

属足阳明经之穴位。

7. 颇

眼眶下部。

8. 合缺盆

足少阳胆经脉自耳后下颈入缺盆者，与由目锐眦下大迎之脉两支相合于缺盆。

9. 胁

胠也，腋下为胁。

10. 气冲

毛际两旁动脉中为气冲。

11. 毛际

(1)《十四经发挥》注：曲骨之分为毛际。

(2) 耻骨部生阴毛处。

12. 髀厌

(1)《十四经发挥》注：捷骨之下为髀厌，即髀枢也。

(2)《太素》卷八首篇注：股外髀枢，名曰髀厌也。

(3) 即髀枢，亦即环跳穴处。

13. 季胁

(1)《十四经发挥》注：胁骨之下为季胁。

(2) 承淡安注：指第 11 肋骨之处。

(3) 胁之下软肋部为季胁。

14. 髀阳

大腿外侧部分为髀阳，即大腿外侧阳面部分。

15. 外辅骨

(1)《十四经发挥》注：骱外为辅骨。

(2) 承淡安注：外辅骨即腓骨。

16. 绝骨

(1)《十四经发挥》注：外踝以上为绝骨。

(2) 承淡安注：腓骨下端近外踝部分。

(3) 在外踝直上三寸许，腓骨的凹陷处，即为此穴，亦称悬钟。

17. 足跗

(1)《十四经发挥》注：足面为跗。

(2) 承淡安注：指足背部分。

18. 歧骨

(1)《十四经发挥》注：足大趾本节为歧骨。

(2) 两骨之分歧部。此处指大趾本节后，即第 1、2 跖骨间（metatarsal bone）。

19. 还贯爪甲

足少阳胆经经脉分支至足大趾尖端后，返回穿过爪甲，再至爪甲后。

20. 三毛

(1)《十四经发挥》注：大趾爪甲后为三毛。

(2) 承淡安注：三毛指大趾背面第一节有毛部位。

(3)《类经》七卷第二注：大趾爪甲后二节间为三毛。

二、足少阳胆经联系脏腑

1. 脏：肝（相表里经）。

2. 腑：胆（本经）。

三、足少阳胆经经过器官

1. 目（胆经起于目锐眦）（即眼外角）。

2. 耳（胆经循行上抵头角下耳后）。

3. 生殖器（胆经循行，循胁里，出气街，绕毛际）。

四、足少阳胆经穴位

左右各 44 穴。

瞳子髎（起穴）、听会、上关、颔厌、悬颅、悬厘、曲鬓、率谷、天冲、浮白、窍阴、完骨、本神、阳白、临泣、目窗、正营、承灵、脑空、风池、肩井、渊液、辄筋、日月（胆之募穴）、京门（肾之募穴）、带脉、五枢、维道、居髎、环跳（回阳九针之一）、风市、中渎、阳关、阳陵泉（合穴）、阳交、外丘（郄穴）、光明（络穴）、阳辅（经穴）、悬钟（绝骨）、丘墟（原穴）、足临泣（输穴）、地五会、侠溪（荥穴）、足窍阴（止穴、井穴）。

1. 瞳子髎：为手太阳小肠经、手少阳三焦经、足少阳胆经之会穴。

2. 上关：为手阳明大肠经、足阳明胃经、手少阳三焦经、足少阳胆经之会穴。

3. 颔厌：为手阳明大肠经、足阳明胃经、手少阳三焦经、足少阳胆经之会穴。

4. 悬颅：为手阳明大肠经、足阳明胃经、手少阳三焦经、足少阳胆经之会穴。

5. 悬厘：为手阳明大肠经、足阳明胃经、手少阳三焦经、足少阳胆经之会穴。

6. 曲鬓：为足太阳膀胱经、足少阳胆经之会穴。

7. 率谷：为足太阳膀胱经、足少阳胆经之会穴。

8. 天冲：为足太阳膀胱经、足少阳胆经之会穴。

9. 浮白：为足太阳膀胱经、足少阳胆经之会穴。

10. 窍阴（头）：为足太阳膀胱经、足少阳胆经之会穴。

11. 完骨：为足太阳膀胱经、足少阳胆经之会穴。

12. 本神：为足少阳胆经、阳维脉之会穴。

13. 阳白：为手阳明大肠经、足阳明胃经、手少阳三焦经、足少阳胆经、阳维脉之会穴。

14. 临泣（头）：为足太阳膀胱经、足少阳胆经、阳维脉之会穴。

15. 目窗：为足少阳胆经、阳维脉之会穴。

16. 正营：为足少阳胆经、阳维脉之会穴。

17. 承灵：为足少阳胆经、阳维脉之会穴。

18. 脑空：为足少阳胆经、阳维脉之会穴。

19. 风池：为手少阳三焦经、足少阳胆经、阳维脉之会穴。

20. 肩井：为足阳明胃经、手少阳三焦经、足少阳胆经、阳维脉之会穴。

21. 日月：为足太阴脾经、足少阳胆经、阳维脉之会穴。

22. 环跳：为足太阳膀胱经、足少阳胆经之会穴。

23. 带脉：为足少阳胆经、带脉之会穴。

24. 五枢：为足少阳胆经、带脉之会穴。

25. 维道：为足少阳胆经、带脉之会穴。

26. 居髎：为足少阳胆经、阳跷脉之会穴。

27. 阳交：为足少阳胆经、阳维脉之会穴。

28. 根据古人经验，禁针穴有 35 穴，禁灸穴有 45 穴。

29. 本经（胆经）之禁灸穴有承灵（此穴为绝对禁针穴）、

肩井、上关（此二穴为不可针深穴）。

30. 本经（胆经）之禁灸穴有渊液、地五会、膝阳关、头临泣。

31. 以上禁针穴与禁灸穴，在临症时，可作为参考用，不须拘泥不变。

五、足少阳胆经循行路线白话解说

原文共分四段，叙述如下。

1. 原文：胆足少阳之脉，起于目锐眦，上抵头角下耳后，循颈，行手少阳之前，至肩上却交出手少阳之后，入缺盆。

白话解说：足少阳胆经，从眼外角的瞳子髎穴起始，然后沿着听会穴及上关穴，向上到达头角部，寻着颔厌穴，向下经过悬颅穴和悬厘穴，由悬厘穴向外经过耳上发际，到达曲鬓穴和率谷穴，再向下到耳朵后，经过天冲穴、浮白穴、窍阴穴、完骨穴，又由完骨穴从外侧上行，经过角孙穴（属手少阳经，为手足少阳之会），本神穴，通过曲差穴（属足太阳经），向下到达阳白穴，和睛明穴（属足太阳经，为手足太阳、手足少阳、足阳明五脉之交会）交会，然后从睛明穴上行，经过临泣穴、目窗穴、正营穴、承灵穴、脑空穴和风池穴。从风池穴沿着头颈，通过天牖穴（属手少阳经），行走在手少阳经的前面，向下到达肩，经过肩井穴，然后左右相交到达手少阳经的后面，通过大椎穴（属督脉，为手足三阳经及督脉之会）、大杼穴（属足太阳经，为足太阳少阳之会）、秉风穴（属手太阳经，为手太阳、阳明和手足少阳之会），在秉风穴前，进入锁骨上窝。

2. 原文：其支者，从耳后入耳中，出走耳前，至目锐眦后。其支者，别目锐眦，下大迎，合于手少阳，抵于䪼，下加颊车，下颈，合缺盆。

白话解说：它的支脉，从耳朵后通过翳风穴（属手少阳经，为手足少阳之会）进入耳中，通过听宫穴（属手太阳经，为手太阳、手足少阳三脉之会）出来走到耳朵前，接着从听会穴到达眼外角的后面。它的另一条支脉，从眼外角瞳子髎穴分出来，向下到达足阳明的大迎穴附近，和手少阳经分布在面颊部支脉相合并，一起到达眼下，大约在颧髎穴（属手太阳经）之处，向下经过下颌角部的颊车穴（属足阳明经）下行到颈部，和主干在锁骨上窝部会合。

3. 原文：以下胸中，贯膈、络肝、属胆、循胁里，出气冲，绕毛际，横入髀厌中。其直者，从缺盆下腋，循胸，过季胁，下合髀厌中。

白话解说：两条支脉会合后，进入体腔，贯穿膈肌，联络肝，归属于胆，沿着胁肋的里边，浅出于腹股沟中央的气街部之气冲穴（属足阳明经），绕过阴毛边际，横向进入股骨大转子部之环跳穴。外行的主干，从锁骨上窝部下行到腋窝下，沿着胸侧，经过渊液穴、辄筋穴、日月穴，经过浮肋，及京门穴、带脉穴、五枢穴、维道穴、居髎穴，由居髎穴，进入上髎穴（属足太阳经，为足少阳、太阳之络）、中髎穴（属足太阳经，为足少阴、少阳之会）、长强穴（属督脉，为足少阴、少阳之会）向下与前一支脉会合于股骨大转子。

4. 原文：以下循髀阳，出膝外廉，下外辅骨之前，直下抵绝骨之端，下出外踝之前，循足跗上，入小趾次趾之间；其支者，别跗上，入大趾之间，循大趾歧骨内，出其端，还贯爪甲，出三毛。

白话解说：从此沿着大腿的外侧，走在太阳经和阳明经之间，经过了中渎穴和阳关穴，下行到膝关节的外缘，抵达阳陵泉穴，向下走到腓骨之前面，经过了阳交穴、外丘穴、光明穴再直向下方到达外踝上方骨凹陷处，经过阳辅穴、悬钟穴，浅出于外踝的前面到达丘墟穴，沿着足背的临泣穴、地五会穴、侠溪穴，进入足第四趾外侧趾缝到达末端之足窍阴穴。它的分支，由足背上足之临泣穴分出，进入足大趾趾缝，沿着第一、二跖骨之间，出足大趾外侧端，回过来贯穿爪甲，分布在足大趾背上的丛毛部（交于足厥阴肝经）。

足少阳胆经循行白话解说全文

足少阳胆经，从眼外角起始，向上到达头角部，再向下到耳朵后，沿着头颈，行走在手少阳经的前面，到肩上在第7颈椎棘突下左右相交，再退回来向前进入锁骨上窝。

它的支脉，从耳朵后边进入耳中，出来走到耳朵前，再到眼外角的后面。

它的另一条支脉，从眼外角分出来，向下到达足阳明的大迎穴附近，和手少阳经分布在面颊部支脉相合并，再一起到达

眼下，下边经过下颌角部，下行到颈部与主干在锁骨上窝部会
合，进入体腔贯穿膈肌，联络肝，归属于胆，沿着胁肋的里
边，浅出于腹股沟中央的气街部之气冲，绕过阴毛边际，横向
进入股骨大转子部之环跳穴。

外行的主干，从锁骨上窝部下行到腋窝下，沿着胸侧，经过
浮肋，下行和前面的支脉在股骨大转子合并，再向下沿着大腿外
侧，膝关节外缘，行走在腓骨之前面，直下到腓骨下端，浅出足
外踝的前面，再沿着足背，进入足第四趾外侧趾缝到其末端。

它的分支，从足背上分出进入足大趾趾缝，沿着第一、二
跖骨之间，出足大趾外侧端，再回过来贯穿爪甲，分布在足大
趾背上的丛毛部（交于足厥阴肝经）。

六、足少阳胆经主治病症

1. 传统医学

是动病（偏重气分病）	所生病（偏重血分病）
• 口苦 • 善太息 • 心胁痛，不能转侧 • 面微有尘 • 体无膏泽 • 足外反热，是为阳厥	• 头角痛 • 颔痛 • 目锐眦痛 • 缺盆中肿痛 • 腋下肿 • 马刀侠瘿 • 汗出振寒 • 疟 • 胸、胁、肋、髀、膝外至胫、绝骨、外踝前及诸节皆痛 • 小趾次趾不用

【是动病关键字解说】

(1) 善太息：频频叹气。

(2) 面微有尘：形容面色晦暗，像蒙有尘土一样。

(3) 体无膏泽：身体表面无脂，故不润泽之意。

(4) 足外：指下肢外侧。

【所生病关键字解说】

(1) 颔痛：指颔厌穴所居部位之疼痛。

(2) 马刀侠瘿：系指瘰疬，生在颈项或腋下等部位。

(3) 小趾次趾不用：即指足第四趾关节活动不利与受限制之意。

(4) 目锐眦痛：即眼外角痛。

(5) 腋下肿：即腋窝下肿胀疼痛。

2. 现代医学

根据胆经的循行，依经之所过，病之所治的原则，以现代的医学观点而言可主治下列病症。

(1) 眼睛外侧疾病：如结膜炎、角膜炎、眼尾鱼尾纹过多（因胆经的循行起于目锐眦即眼外角）。

(2) 偏头痛（头角痛）：因胆经循行抵头角，会经过侧头。

(3) 耳朵疾病：如耳鸣、耳聋、听力减退、中耳炎、耳分泌物过多。因胆经的循行有经过耳前（听会）及耳后（风池、完骨）。

(4) 肩膀痛、缺盆中痛：因胆经的循行有经过肩背及缺盆穴，且在肩部时，胆经的循行路线在三焦经之上（一般治肩背痛，在缺盆处可用胃经，在肩井处用胆经，在天髎处用三焦经，在肩胛骨处可用小肠经来治）。

(5) 颜面神经麻痹：因胆经的循行与胃经有相交会如大迎穴、颊车穴及缺盆穴，故胆经有循行于面颊部而可治疗面颊部的疾病如三叉神经痛与颜面神经麻痹等。

(6) 脸颊疼痛、颈部疾病：如腮腺炎、颈部淋巴结肿大（因胆经有经过脸颊及颈部）。

(7) 胸闷、胸痛：如狭心症、心脏神经症，焦虑所引起之胸闷及咳嗽引起之胸痛及肋间神经痛（因胆经的循行经过胸部的侧面）。

(8) 腋下疾病：如狐臭、淋巴结核（因胆经循行有经过腋下）。

(9) 肝胆疾病：如胆囊炎、胆结石、肝炎等，因胆经的循行穿过横膈且络肝、属胆。

(10) 阴部疾病：如湿疹、痛经、阳痿、早泄及膀胱炎等（因胆经的循行有经过胃经的气冲穴而到达阴部）。

(11) 大腿侧面近大转子处之疾病：如坐骨神经痛、大转子处之挫伤、股骨骨折及髋关节置换手术后臀不适与疼痛（因胆经的循行经过大转子附近）。

(12) 小腿外侧之疼痛：如坐骨神经痛引起之小腿外侧疼痛（因胆经循行于小腿外侧面）。

(13) 足外踝疾病：如肌腱扭伤、拉伤等，其中以前距腓韧带（anterior talofibular ligament）受伤最为常见（因胆经之循行经过足外踝之前侧）。

(14) 足第四趾之疾病：如坐骨神经痛所引起之疼痛、酸麻或痛风、类风湿关节炎所引起之红肿胀痛。

七、临床经验与教学心得

1. 临床上治疗偏头痛一般取少阳经，如手少阳三焦经及足少阳胆经，若只取一条经治疗，则需给予区别，在发际以上之偏头痛常取胆经，发际以下之偏头痛则取三焦经，因三焦经之循行不会经过发际。

2. 临床上治疗结膜炎、角膜炎可取胃经（因胃经起于眼眶下）、小肠经（因小肠经的循行会经过眼外角及眼内角）与胆经（因胆经起于眼外角）。

3. 临床上治疗额纹多与眼鱼尾纹过多等症，一般美容多选用胆经，如额部穴位阳白穴或颈部之穴位风池穴，常可发挥前病后取之作用，而达到使皮肤紧绷之疗效。

4. 胆经于临床上可治耳鸣、耳聋等症，经过耳朵的阳经有六条，胆经为其中之一。耳朵的疾病常见的原因有三：①肾虚，为自然老化所造成；②痰湿上扰，因脾胃功能不良而生痰湿；③肝胆火旺所造成。故临床，治耳病胆经常不可少，且胆经会循行于头部的侧面，又会经过耳前及耳后，故对耳朵的疾病会有一定的疗效。

5. 落枕在临床上常见，若在颈前三角区处，常选用胃经、任脉、大肠经及小肠经，若位于颈部的后侧时，则选用小肠经、督脉、膀胱经及胆经。由于胆经在颈部的循行离开颈椎约2寸，故颈后侧之落枕胆经常不可少，若要针刺风池穴时，可将针尖向下，可使酸胀针感能直达病所。

6. 在十总穴中有"胁肋寻支沟"，支沟穴乃三焦经之穴位，三焦经之主要循行并没有经过胁肋，乃透过与胆经同为少阳经之故。且胆经循行顺序接在三焦经之后，又胆经有经过胁肋，利用这些关系故胁肋痛取支沟。但临床上若能加选胆经之穴位，将可使疗效更加确实。临床上引起胁肋痛的原因，常见的有外伤或咳嗽引起的肋间神经痛或带状疱疹引起的肋间神经痛或肝胆疾病导致的胁肋痛等。

7. 淋巴结结核一般常见于颈后、腋下与鼠蹊部等处，而这些部位皆为胆经的循行区域，故历代治疗淋巴结结核疾病时，皆先选胆经为主，其次才是三焦经。

8. 坐骨神经在小腿后侧约下三分之一处分成两条，其一为腓总神经（common peroneal nerve），另一为胫神经（tibial nerve），其中腓总神经走在小腿外侧面，又分成两支，即腓深神经及腓浅神经。临床上治疗坐骨神经痛常取以下三条经治疗：①膀胱经，与坐骨神经的走向非常类似；②胆经，坐骨神经在小腿的外侧面的走向和胆经非常类似，可发挥"经之所过，病之所治"之疗效；③肝经，由于肝胆相表里，故配合肝经可加强膀胱经之疗效。若以现代医学观点而言，HIVD压迫到L_4与L_5时，其反射区可到达足大趾，即肝经所在，若压迫到L_5与S_1时，其反射可到足第四、五趾或足底，即胆经、膀胱经及肾经之走向，故在治疗坐骨神经痛时，应以"经络循行"为考量，选用的穴位主要为环跳、五枢、维道、风市、阳陵泉、委中、昆仑、太冲、太溪等穴。

9. 临床上膝盖痛常在内侧与前侧，内侧痛大多为退化性关节炎，可取肝经、脾经、肾经治疗，外侧痛则多为运动伤害，此时胆经可独当一面，可取膝阳关、中渎、风市与阳陵泉等穴，前侧痛则常选用胃经，如伏兔穴与梁丘穴。

10. 足踝之扭伤以足外踝最常见，根据经之所过，病之所治的原则，足外踝前缘之扭伤以胆经为主，因胆经会经过足外踝之前缘；若为足外踝的后缘扭伤，依循行则以膀胱经为主，临床上最常见的扭伤为前距腓韧带（anterior talofibular ligament），位于足外踝前下缘，恰为胆经所经过，故常取悬钟（绝骨）及足临泣治疗，因这两穴距病灶较近，又可避免在病灶上针刺，故临床上常选用之。

11. 临床上常见病人有口干、舌燥、口苦、咽干等现象。根据经验，若见口干、舌燥、舌苔厚者，属偏向于胃火旺证；若兼有口苦，则属偏向于肝胆火旺证。临床上治疗口干、舌燥，常选用胃经及胆经的穴位，尤其是口干苦的病人，若配上胆经穴则效果会加倍。另外，一般治疗口干舌燥的病人，除了胃经、胆经之外，也常用心包经及三焦经，因此两经皆会历络三焦或循属三焦，对人体各处之疾病，皆有辅助治疗的作用。

12. 在针灸美容上，胆经、肝经、胃经及肾经等均占很重要的地位，因根据古人学说，头脸为诸阳之会，胆经为其中之一，故面有微尘、没有光泽时，胆经为一条重要的治疗经络。

13. 临床上在感冒时，常有出汗、畏寒的现象，根据古人的经验，常选用三焦经及胆经来加以缓解。

14. 临床上胆囊结石、胆汁流通不良时，胆经为必用之经络。另外，胁肋疾病偏向阳面时，以胆经为主；偏向阴面时，则以肝经为主，肝经与胆经一起用，则疗效会更显著。

15. 临床上治疗高血压，常选择有入脑的经络，如督脉、膀胱经、肝经、胃经，也可选用胆经，因肝与胆相表里，肝经与督脉交会于巅，且胆经本身在头顶部之循行，离开督脉3寸左右，如承灵穴，故临床上高血压亦常选用胆经来治疗［如选用阳陵泉、悬钟（绝骨）与足临泣等穴］。

16. 胆经共有44穴，仅次于膀胱经及胃经。其中临泣穴及窍阴穴各有2个穴，即头临泣、足临泣、头窍阴、足窍阴等穴。另外，足临泣在八脉八法交会穴中，会通带脉，所以在治疗肥胖症时，常选内庭与足临泣两穴来治疗，因古人治病歌赋内有言：内庭、临泣理小腹之脂。乃因腹部肥胖症，脂肪常堆积于小腹（任脉与胃经）与两侧腰部（胆经与肝经）之故，于临床上应用胃经与胆经常可见到一定的效果。

17. 胆经的穴位，单侧有44个，胆经与肝经相表里，而肝经的穴位单侧有14个，两条经的穴位其尾数都是"4"，非常好记。

18. 在十总穴中，有一个胆经的穴位阳陵泉；在回阳九针穴中，胆经提供了一个环跳穴；在马丹阳天星十二穴中，胆经出了两个穴位，分别是环跳以及阳陵泉。

19. 在伤寒论中有提到六个针灸穴位：风池、风府、肺俞、肝俞、期门、大椎，属于胆经的穴位是风池。

20. 胆经有两个经穴中渎、京门，依据林昭庚教授的教学心得，他发现WHO所订定的穴位有偏差需要修正。在发函WHO之后，也得到了正面的答复，WHO表示将来会修正。（林昭庚教授提出质疑的5个穴位：肩中俞、水泉、中渎、中封、京门）。

21. 治疗身体侧面的疾病，可以采用胆经与三焦经的穴位搭配治疗，因为两者同属少阳。人体身侧的病，包括肥胖、腰扭伤、带状疱疹、肋间神经痛、肝胆等疾病。在临床治疗的时候可选胆经与三焦经的穴位为主，配合加肝经、心包经、带脉的穴位。

22. 于右上腹部胆经的穴位，扎针时要特别注意，因为古书中有提到："刺中心，一日死；刺中胆，一日半死；刺中肺，三日死……"为什么刺中胆的危险性仅次于心，是因为若刺破胆囊，会使胆汁流出到腹膜，刺激腹膜而造成急性腹膜炎，进而发生败血病，且易导致死亡。所以上腹部的扎针，尽量灸疗或拔罐代替，如果非不得已要扎针，则尽量要用①短针五分针；②挟持押手法；③横刺，以保持扎针的安全性。

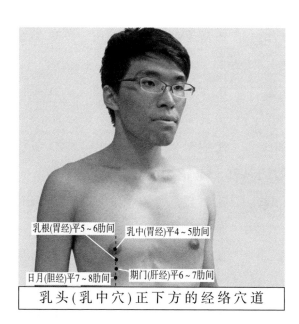

乳根(胃经)平5~6肋间　乳中(胃经)平4~5肋间
日月(胆经)平7~8肋间　期门(肝经)平6~7肋间

乳头(乳中穴)正下方的经络穴道

自我测验选择题

＊自我测验（4选1）

1. 胆经之穴位，单侧共有几穴

    A. 14   B. 24   C. 34   D. 44

2. 胆经之起穴是指

    A. 瞳子髎   B. 丝竹空   C. 足窍阴   D. 地五会

3. 胆经之止穴是指

    A. 瞳子髎   B. 足窍阴   C. 足临泣   D. 带脉

4. 胆经之循行于何处最复杂

    A. 头部   B. 躯干   C. 肩   D. 下肢

5. 胆经循行于头部，何穴不在发际内

    A. 瞳子髎   B. 听会   C. 阳白   D. 以上皆是

6. 胆经之穴位中，何穴有两个

    A. 带脉   B. 阳白   C. 窍阴   D. 肩井

7. 胆经穴位中，何穴有两个

    A. 五枢   B. 风市   C. 临泣   D. 地五会

8. 风市与中渎之距离为

    A. 1寸   B. 2寸   C. 3寸   D. 4寸

9. 光明与阳辅之距离为

    A. 1寸   B. 2寸   C. 3寸   D. 4寸

10. 丘墟与足临泣之距离为

    A. 1 寸   B. 2 寸   C. 3 寸   D. 4 寸

11. 百会穴旁开 3 寸是指

    A. 通天   B. 承灵   C. 正营   D. 目窗

12. 耳尖上 1.5 寸是指

    A. 角孙   B. 率谷   C. 天冲   D. 曲鬓

13. 带脉穴是属

    A. 胆经   B. 肝经   C. 脾经   D. 三焦经

14. 头维下一寸是指

    A. 颔厌   B. 悬颅   C. 悬厘   D. 曲鬓

15. 角孙前一寸在耳翼与眉梢之水平线上的穴是指

    A. 颔厌   B. 悬颅   C. 悬厘   D. 曲鬓

16. 在耳后乳突下方，入发际约 4 分凹陷处是指何穴

    A. 窍阴   B. 浮白   C. 天冲   D. 完骨

17. 眉毛正中上方约 1 寸，直对瞳孔之穴是指

    A. 头临泣   B. 本神   C. 阳白   D. 目窗

18. 后发际直上 2.5 寸，旁开 2 寸之穴是指

    A. 风池   B. 脑户   C. 脑空   D. 渊液

19. 腋下 3 寸侧胸第 4、5 肋间宛宛中之穴是指

    A. 天池   B. 天溪   C. 辄筋   D. 渊液

20. 后发际上 1 寸，旁开 2 寸之穴是指

    A. 风府   B. 风门   C. 风池   D. 天柱

21. 后发际上 5 分，旁开 1.5 寸之穴是指

    A. 哑门   B. 风池   C. 天柱   D. 风府

22. 乳下一肋间之穴是

    A. 乳根   B. 期门   C. 日月   D. 京门

23. 乳下二肋间之穴是

    A. 乳根   B. 期门   C. 日月   D. 带脉

24. 乳下三肋间之穴是

    A. 乳根   B. 期门   C. 日月   D. 五枢

25. 期门与日月两穴相距

    A. 1.6 寸   B. 1.0 寸   C. 8 分   D. 2.0 寸

26. 足临泣距第 4、5 趾横纹端

    A. 5 分   B. 1 寸   C. 1.5 寸   D. 2.0 寸

27. 太冲距大趾与第二趾横纹端

    A. 5 分   B. 1 寸   C. 1.5 寸   D. 2.0 寸

28. 胆经有病会

    A. 面有微尘   B. 口苦胁痛   C. 体无膏泽   D. 以上皆是

29. 胆经之阳关穴在

    A. 足背上   B. 膝下   C. 膝的外上方   D. 肩部

30. 足外踝尖上 3 寸，腓骨之前缘是指

    A. 三阴交   B. 跗阳   C. 悬钟（绝骨）   D. 阳交

31. 胆经循行于

    A. 23—1 时   B. 1—3 时

C. 3—5 时 　　　　　　　　D. 21—23 时

32. 胆经循行于

　　A. 丑时　　　B. 子时　　　C. 亥时　　　D. 戌时

33. 胆经之头临泣穴在阳白穴上直入发际约

　　A. 3 分　　　B. 5 分　　　C. 8 分　　　D. 1 寸

34. 胆经之头窍阴穴在

　　A. 前额处　　B. 头顶部　　C. 侧后头部　　D. 肩部

35. 环跳穴是

　　A. 属胆经　　　　　　　　B. 属回阳九针之一

　　C. 是人体可针刺最深之穴位　　D. 以上皆是

36. 胆经在美容上之贡献是

　　A. 治偏头痛　　　　　　　　B. 治抬头纹

　　C. 治鱼尾纹、眼尾纹　　　　D. 以上皆是

37. 胆经在美容上之贡献是

　　A. 治失眠　　　　　　　　B. 治骨盆腔疾病

　　C. 治坐骨神经痛　　　　　D. 以上皆是

38. 失眠会影响仪表，治失眠常用经外奇穴：安眠 1 与安眠 2，
　　其位于三焦经与何经之循行路线上

　　A. 肝经　　　B. 胆经　　　C. 心经　　　D. 肾经

39. 胆经循行不经过

　　A. 头部　　　B. 上肢　　　C. 下肢　　　D. 躯干

40. 三焦经有形路线不经过

    A. 头部　　　　B. 上肢　　　　C. 下肢　　　　D. 以上皆非

41. 胆经循行会

    A. 过阴器　　　B. 绕毛际　　　C. 经手小指　　D. 经手第四指

42. 民间云：孕妇不可拍打何穴以避免流产

    A. 巨骨　　　　B. 肩井　　　　C. 天髎　　　　D. 曲池

43. 阳陵泉是

    A. 肝经　　　　B. 胆经　　　　C. 胃经　　　　D. 膀胱经

44. 乳头外 1 寸是

    A. 天池　　　　B. 天泉　　　　C. 天溪　　　　D. 辄筋

45. 乳头外 2 寸是

    A. 乳中　　　　B. 天溪　　　　C. 神封　　　　D. 辄筋

46. 乳头外 3 寸是

    A. 神封　　　　B. 乳根　　　　C. 天溪　　　　D. 辄筋

47. 胆经在背部膀胱经之反应点叫

    A. 肝俞　　　　B. 胆俞　　　　C. 脾俞　　　　D. 胃俞

48. 中药汤头"温胆汤"可用于治疗

    A. 健忘、失眠　　　　　　　B. 虚烦、惊悸

    C. 以上 A、B 为对　　　　　D. 治四肢酸痛

49. 胆经与何经相表里

    A. 心经　　　　B. 胃经　　　　C. 肝经　　　　D. 小肠经

50. 胆经应用时，可

　　A. 指压　　　B. 刮痧　　　C. 拔罐　　　D. 以上皆可

51. 胆经于何穴最难拔罐

　　A. 阳白　　　B. 环跳　　　C. 阳陵泉　　　D. 足窍阴

答案

1–5 DABAD　　　6–10 CCBAC　　　11–15 BBAAD

16–20 DCCDC　　21–25 CABCA　　26–30 DDDCC

31–35 ABBCD　　36–40 DDBBC　　4 1–45 BBBAB

46–51 DBCCDD

第18章 足厥阴肝经：
LR 1 ～ LR 14

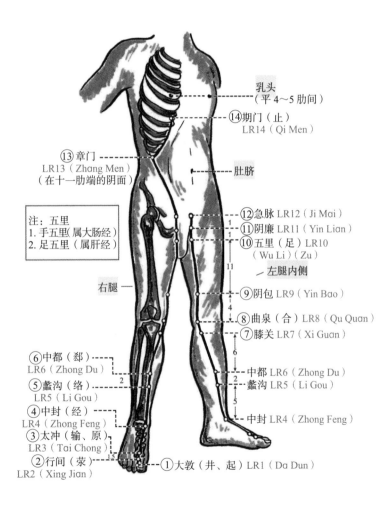

乳头（平 4～5 肋间）

⑭期门（止）
LR14（Qi Men）

⑬章门
LR13（Zhang Men）
（在十一肋端的阴面）

肚脐

注：五里
1. 手五里(属大肠经)
2. 足五里（属肝经）

⑫急脉 LR12（Ji Mai）
⑪阴廉 LR11（Yin Lian）
⑩五里（足）LR10
（Wu Li）（Zu）

左腿内侧

右腿

⑨阴包 LR9（Yin Bao）
⑧曲泉（合）LR8（Qu Quan）
⑦膝关 LR7（Xi Guan）

⑥中都（郄）
LR6（Zhong Du）
⑤蠡沟（络）
LR5（Li Gou）
④中封（经）
LR4（Zhong Feng）
③太冲（输、原）
LR3（Tai Chong）
②行间（荥）
LR2（Xing Jian）

中都 LR6（Zhong Du）
蠡沟 LR5（Li Gou）
中封 LR4（Zhong Feng）

①大敦（井、起）LR1（Da Dun）

足厥阴肝经（LR.）重要腧穴（穴位）表

穴数：14	五输穴
气血：多血少气	井穴——大敦
走向：由足走胸	荥穴——行间
时刻：1—3 时（丑时）	输穴——太冲
	原穴——太冲
起穴：大敦	经穴——中封
止穴：期门	合穴——曲泉
络穴：蠡沟	背俞穴：肝俞
郄穴：中都	募穴：期门

肝经之英文代号 Liv. 与 LR. 两者皆可，但今以 LR 为主流

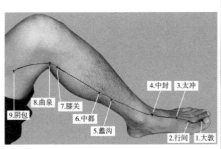

足厥阴肝经经穴图
（循行由足走腹胸至乳下二肋间）
（下肢）

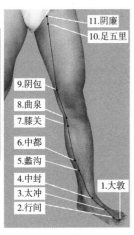

足厥阴肝经经穴图
（下肢）

足厥阴肝经简介

一、足厥阴肝经经络循行

由足大趾，走向腹胸。

原文：肝足厥阴之脉，起于大指丛毛之际，上循足跗上廉，去内踝一寸，上踝八寸，交出太阴之后，上腘内廉，循股阴，入毛中，过阴器，抵少腹，挟胃，属肝，络胆、上贯膈，布胁肋，循喉咙之后，上入颃颡，连目系，上出额，与督脉会于巅；其支者，从目系下颊里，环唇内；其支者，复从肝，别贯膈，上注肺。

原文关键字句解说

1.《十四经发挥》：为聚毛，其他书为丛毛。

(1)《十四经发挥》注：足大指爪甲后为三毛。三毛后横纹为聚毛。（注：古人的指＝趾）

(2) 承淡安注：本经之脉，始于大敦穴，穴在爪甲第一趾关节前，所谓聚毛之上侧。

(3) 位于足大趾二节上，即三毛处。

2. 去

相去也，相距之意。

3. 交出太阴之后

足厥阴行足太阴之前，上踝八寸而厥阴（肝经）复出太阴

（脾经）之后也。

4. 股阴

髀内为股，股阴即大腿的内侧。

5. 过阴器

《太素》注：循阴器一周名环也。

6. 小腹

脐下为小腹。

7. 颃颡

(1) 咽之上，上颚与鼻相通的部位。

(2) 承淡安注：软口盖的后部。

8. 目系

是眼球后面的系索，包括眼球后之诸神经索。

9. 巅

即头顶的最高部。

10. 指

古人的指与趾通用。

二、足厥阴肝经联系脏腑

1 脏：肝（本经）、肺。

2 腑：胆（相表里经）、胃。

三、足厥阴肝经经过器官

1. 外生殖器官（女子阴唇，男子阴囊）。

2. 喉咙（肝经支脉经过）。

3. 颃颡（肝经支脉经过）。

4. 目系（肝经支脉经过）。

5. 颊里（肝经支脉经过）。

6. 唇内（肝经支脉经过）。

四、足厥阴肝经穴位

左右各 14 穴。

大敦（起穴、井穴）、行间（荥穴）、太冲（输穴，原穴）、中封（经穴）、蠡沟（络穴）、中都（郄穴）、膝关、曲泉（合穴）、阴包、足五里、阴廉、急脉、章门（脾之募穴）、期门（止穴，肝之募穴）。

1. 章门：为足厥阴肝经与足少阳胆经之会穴。

2. 期门：为足厥阴肝经、足太阴脾经及阴维脉之会穴。

3. 根据古人经验，禁针穴有 35 穴，禁灸穴有 45 穴。

4. 本经（肝经）没有禁针穴。

5. 本经（肝经）没有禁灸穴。

6. 以上禁针穴与禁灸穴，在临症时，可作为参考用，不须拘泥不变。

五、足厥阴肝经循行路线白话解说

原文共分二段，叙述如下。

1. 原文：肝足厥阴之脉，起于大指丛毛之际，上循足跗上廉，去内踝一寸，上踝八寸，交出太阴之后，上腘内廉，循股阴，入毛中，过阴器，抵少腹。

白话解说：足厥阴肝经循行，从足大趾背上丛毛边际的大敦穴起始，向上沿着第一、二跖骨间的行间穴及太冲穴，行至足内踝前一寸的中封穴，从中封穴上足内踝，通过三阴交穴（属足太阴脾经，为足太阴脾，少阴肾，厥阴肝之交会也），沿着胫骨内侧缘，经过蠡沟穴及中都穴后，再往上一寸，即在内踝上八寸处交叉到足太阴脾经的后面，向上沿着膝关节，经过膝关穴及曲泉穴，再向上经过大腿内侧的阴包穴，足五里穴与阴廉穴，进入鼠蹊旁之急脉穴，再环绕着生殖器（外阴部），然后往上到达少腹部。

2. 原文：挟胃，属肝，络胆，上贯膈，布胁肋，循喉咙之后，上入颃颡，连目系，上出额，与督脉会于巅；其支者，从目系下颊里，环唇内；其支者，复从肝，别贯膈，上注肺。

白话解说：沿着胃的两旁行走进入附属于本经的肝脏，而联络与其相表里的胆腑，再向上穿过膈肌，分布在胁肋部的章门穴和期门穴。支脉再沿着喉咙的后面，向上进入咽峡部，连接眼球后（故肝开窍于目），通入颅腔的组织（目系），再出来向上，与督脉相会于巅顶的百会穴（属督脉，为手足三阳经及督脉之会）。它的支脉，从眼球后通入颅腔的组织（目系）里出来，向下到面颊的里边，环绕在口唇的里边。它的又一条支脉，再从肝分出来，贯穿膈肌，脉气向上注入肺(交于手太阴肺经)。

足厥阴肝经循行白话解说全文

足厥阴肝经，从足大趾背上丛毛边际起始，向上沿着足背到达足内踝前一寸处，向上沿胫骨内缘，在足内踝上八寸处交叉到足太阴脾经的后面，再向上沿着膝关节和大腿内侧，进入阴毛中，环绕生殖器，到达少腹部，挟胃两旁，归属于肝；联络胆，再向上穿过膈肌，分布在胁肋部，沿着喉咙的后边，向上进入咽颡部，连接眼球后通入颅腔的组织（目系），再出来向上到额部，和督脉交会在头顶部。

它的支脉，从眼球后通入颅腔的组织（目系）里出来，向下到面颊的里边环绕在口唇的里边。

它的另一支脉，再从肝分出来，贯穿膈肌，脉气向上注入肺（交于手太阴肺经）。

六、足厥阴肝经主治病症

1.传统医学

是动病（偏重气分病）	所生病（偏重血分病）
• 腰痛不可以挽仰 • 丈夫㿉疝 • 嗌干 • 面尘，脱色 • 妇人少腹肿	• 胸满 • 飧泄 • 遗溺 • 呕逆 • 狐疝 • 闭癃

【是动病关键字解说】

(1) 癫疝：①疝气的一种，发病时阴囊肿痛下坠；②承淡安注：睾丸肿大。

(2) 面尘，脱色：面垢如尘，神色晦暗，已失去润泽之色。

(3) 少腹：肚脐下称小腹，少腹位于小腹两旁。

【所生病关键字解说】

(1) 飧泄：大便稀薄，完谷不化。

(2) 狐疝：①疝气之一。其证为阴囊疝气，时上时下，像狐之出入无常，故称狐疝；②承淡安注：小肠下脱。

(3) 闭癃：闭，小便不通；癃，小便淋漓不畅。

2. 现代医学

根据肝经的循行，经之所过，病之所治的原则，以现医学的观点而言，可主治下列病症。

(1) 足大趾疾病：如痛风、类风湿关节炎等。

(2) 足内踝疾病：如扭伤，指内踝的前路而言，因为在足内踝上八寸以下，肝经走在脾经及肾经之前。

(3) 膝内侧疾病：膝痛最常见者为退化性关节炎（Osteoarthritis，O. A.），治疗时膝内侧前路为脾经（如血海、阴陵泉），膝内侧中路为肝经（如曲泉、膝关、阴包）。

(4) 外阴部疾病：①最常见者为疝气（男子则肠子掉入阴囊中，女子则掉入大阴唇）；②输精管结扎后造成之不适；③疝气手术后造成之血肿；④外伤造成之肿胀疼痛。

(5) 阳痿、早泄：因肝经经过外生殖器，且又和胆经相表里，胆经也经过外阴部，故可取肝经治疗。

(6) 女子月经不调、痛经：因肝经过外生殖器，且与胆经相表里，胆经经过外阴部，故可取肝经治疗。

(7) 女子骨盆腔炎，及小腹胀满感。

(8) 小便失调：如小便不利、遗尿与小便不通等。

(9) 急性腰扭伤：位于侧腰，胸腹的阴面，因肝经循行至此，故可取章门、期门治之。

(10) 肠胃疾病：如呕吐、拉肚子。因肝经循行有挟胃、属肝、络胆。

(11) 肋间神经痛：因肝经循行布胁肋。

(12) 喉咙痛、口干：因肝经的循行有经过喉咙的后面。

(13) 嘴唇疾病：大肠经有环唇、肝经也有环唇，如带状疱疹、单纯疱疹，三叉神经痛及抽烟引起嘴唇之色素沉着等。

(14) 脸颊疾病：如颜面神经麻痹、三叉神经痛、腮腺炎及牙痛，因肝经的支脉有入颊。

(15) 眼睛疾病：如近视、散光、弱视、角膜炎、结膜炎，因肝经有循行至眼球后面。

(16) 头顶疾病：如头顶痛、高血压，及车祸后头顶受伤，因肝经之支脉与督脉交会于巅。

(17) 脸部疾病：如黑斑、雀斑，因肝经支脉的循行有入颊。

七、临床经验与教学心得

1.肝经中共有 14 个穴，其中期门穴是十二条经络的最后一条经（肝经）的最后一个穴；且期门穴为肝经的募穴，位置在乳下二个肋间。一般言，十二经的募穴多位在其他经上，只有三条经的募穴是位在本经上如①肺经的募穴中府；②胆经的募穴日月；③肝经的募穴期门等，皆位于其本经上。另外医圣张仲景在其所著的《伤寒论》中有提到热入血室（子宫、骨盆腔）可刺期门穴，乃因肝经的循行有经过外生殖器及少腹，故可治疗骨盆腔的毛病，因其穴位于胸部，故宜用短针且横刺，以避免刺到内脏；由于有危险性，故依经络循行的原则（经络的作用与穴位的作用一致），针刺太冲与曲泉等穴，一样可以治疗骨盆腔的疾病。

2.失眠症在临床上除了肠胃不和所引起之外，常见的为肝、心、肾等不协调所导致，常可用肝经的背俞穴肝俞和肝经的穴位或肝经的募穴期门来加以治疗，因有可稳定神经系统与调整内分泌的功能，故用针灸可辅助中药或西药治疗失眠的不足处，亦即可以提高单用中药治失眠的疗效，也可增强单用西药治失眠的疗效。

3.眼睛的疾病也可选用肝经的穴位，因肝开窍于目，且肝经的循行，其支脉也会经过眼球的后面（目系），若加上局部的穴位（如睛明、太阳、四白、阳白等）则效果将更佳，此即所谓远交近攻，互相配合治病的最佳方法。

4.带状疱疹常侵犯到腰胁、胸腹及头脸部，由于肝经的循行有经过腰胁部的阴面及脸颊的部分，故肝经对治疗带状疱疹是非常重要的，因"经之所过，病之所治"之故。又古人将感冒归为外感风邪，而肝经与督脉交会于巅，督脉统率六条阳经，对人体的防御系统及治疗外感风邪均有一定之疗效。

5.腰痛一般皆取督脉及膀胱经，其实胆经及肝经也可用来治腰痛，当腰痛处离开背中央线三寸以外的侧腰时，若病在侧腰的阳面，则取胆经治疗，病在侧腰的阴面，则取肝经治疗，且肝与胆相表里，故只要是侧腰痛，皆可选肝经治疗。

6.女子痛经、骨盆腔发炎及输卵管疾病，皆可取肝经治疗，因肝经的循行经过外生殖器及肚脐下旁边的少腹，且与胆经相表里；而胆经也会绕毛际，有经过阴器，故可取肝经来加强治疗骨盆腔的毛病。

7.临床上常选用肝经治疗高血压，因肝火旺及肝阳上亢常导致高血压、脑中风诸症，若选用肝经，常可发挥平肝息风，稳定血压的功效。因肝经的支脉会到达巅顶与督脉交会。《内经》云："气血交併于巅，气血复返则生，气血不复返则死"，故肝经对高血压及脑中风等病皆有一定的疏导作用。

8.喉痛一般人皆选肺经，其实肝经、肾经、胃经、大肠经、心经与脾经等皆可发挥一定功效，尤其是肝经及肾经。如六味地黄丸可滋阴降火，治阴虚火旺之腰酸背痛外，又可治喉痛，此乃因肾经会经过喉咙。另外入肝、胆经的药，如龙胆泻肝汤一样可治喉咙痛，乃因肝经也经过喉咙之后面。故治疗喉痛除了取肺经、大肠经外，也可选用其他的经络来配合，以加强治病的疗效。

9. 颜面神经麻痹，临床上一般选用阳明经（大肠、胃）及少阳经（三焦、胆）来治疗，但若能加上肝经的穴位，则疗效必会加倍，因肝经的循行有经过颊，对于颜面神经麻痹所造成的口眼㖞斜，能够发挥辅助治疗的功效。

10. 肝经在针灸美容上一直扮演着重要角色，因为依"经之所过，病之所治"的原则，头脸部属于阳经，为诸阳之会，故针灸美容一般皆选用阳经，但若能配合阴经，则可达到协调作用，何况肝经的循行有环唇，入颊入目，几乎包括了整个脸部，故古代医家说肝经能治面尘脱色，若以现代的观点而言，脸部的疾病，如黑斑、雀斑、面疱及抽烟时引起的嘴唇色素增生，皆可选用肝经治疗。

11. 十二经脉中经过颊部的经络有许多条，其中最起码有胃经、小肠经、三焦经、肝经、胆经及任脉等。

12. 肝经的穴位单侧有 14 个，与其相表里的胆经穴位，单侧有 44 个，两条经的穴位其尾数都是"4"，非常好记。

13. 在伤寒论中有提到六个针灸穴位，其中属于肝经的穴位是期门（六个穴位分别是：风池、风府、肺俞、肝俞、期门、大椎）。

14. 伤寒论中的条文提到："妇人热入血室，当刺期门"。

因为期门是肝经的穴位，而肝经循行"入毛中，过阴器"，且和胆经相表里，所以泌尿道的疾病，常可选肝经与胆经来治疗。

15. 肝经中有一个穴位叫中封，依据林昭庚教授的教学心得中，他发现 WHO 所订定的穴位有所偏差需要修正。在发函 WHO 之后，得到正面的答复，表示 WHO 将来会修正。（林昭庚教授提出质疑的有下列五个穴位：肩中俞、水泉、中渎、中封、京门）。

16. 肝经十四穴中，前四个穴位大敦、行间、太冲、中封都位于阳面，这是例外，其余十个穴位都在阴面。

17. 肝经的大敦穴，古今的取穴位置不尽相同，但临床疗效都相同。古代是在足大趾甲后侧；现今 WHO 订定的大敦取穴是在足大趾外侧，以便和足大趾内侧脾经的隐白穴内外相应。

18. 因为肝经循行"入毛中，过阴器"，所以在古代无手术工具来处理疝气的时候，会用肝经来治疗。另外，发生疝气时，最常往下拖坠的脏器是小肠，而小肠的位置在肚脐周围，所以古人也喜欢在肚脐施行灸法，借由温热来升提脏器，此法常叫"三角灸"。

19. 因为肝经的循行会经过脸颊，所以颜面神经麻痹的时候，除了可以选用阳明经与少阳经做治疗外，也可用肝经的穴位（经之所过，病之所至）。另外，任脉的循行"循面入目"，所以也可治疗颜面神经麻痹。

20. 现代人常因饮食不调、作息不定、压力大等因素影响下，容易得嘴唇的疱疹，治疗时通常会用六条经：大肠经、胃经、肝经（此三条经络会环唇）、任脉（经过下唇）、督脉（经过上唇）、脾经（开窍于唇）。

自我测验选择题

＊自我测验（4 选 1）

1. 肝经之英文代号为

    A. L　　　　　B. Liv　　　　C. LI　　　　D. LR

2. 肝经之穴位左右各有

    A. 11 穴　　　B. 12 穴　　　C. 13 穴　　　D. 14 穴

3. 肝经循行于

    A. 1—3 时　　　　　　　B. 3—5 时

    C. 23—1 时　　　　　　D. 以上皆非

4. 肝经循行于

    A. 戌时　　　　B. 亥时　　　C. 子时　　　D. 丑时

5. 章门属于

    A. 脾经　　　　B. 胆经　　　C. 三焦经　　　D. 肝经

6. 期门属于

    A. 胃经　　　　B. 三焦经　　　C. 胆经　　　D. 肝经

7. 足内踝尖上 8 寸以下，肝经循行于阴面

    A. 前路　　　　B. 中路　　　C. 后路　　　D. 底部

8. 阴包穴属于

    A. 脾经　　　　B. 胃经　　　C. 胆经　　　D. 肝经

9.乳下一肋间叫

  A.期门   B.日月   C.乳根   D.乳中

10.乳下二肋间叫

  A.期门   B.日月   C.库房   D.食窦

11.乳下三肋间叫

  A.期门   B.气舍   C.气户   D.日月

12.中封属于何经络

  A.胆经   B.肝经   C.脾经   D.胃经

13.在解溪与商丘之间的穴位叫

  A.神封   B.中封   C.丘墟   D.太溪

14.行间与太冲两穴相距

  A.2分   B.3分   C.1寸   D.1.5寸

15.在第11肋端之穴叫

  A.章门   B.期门   C.京门   D.京骨

16.在第12肋端之穴叫

  A.章门   B.期门   C.京门   D.京骨

17.足内踝尖上7寸,胫骨内侧阴面前路叫

  A.中都   B.蠡沟   C.阴包   D.曲泉

18.五里(足)与阴廉相距

  A.1寸   B.1.5寸   C.2.0寸   D.3.0寸

19.医圣张仲景在伤寒论提到"热入血室"要刺

  A.期门   B.京门   C.章门   D.神门

20. 肝经有病会

    A. 面尘脱色　　　　　　　B. 颜黑

    C. 面黑如漆柴色　　　　　D. 面有微尘

21. 胃经有病会

    A. 面尘脱色　　　　　　　B. 颜黑

    C. 面黑如漆柴色　　　　　D. 体无膏泽

22. 肾经有病会

    A. 面尘脱色　　　　　　　B. 颜黑

    C. 面黑如漆柴色　　　　　D. 面有微尘

23. 胆经有病会

    A. 面尘脱色　　　　　　　B. 颜黑

    C. 面黑如漆柴色　　　　　D. 面有微尘

24. 肝经有病会

    A. 妇人少腹肿　　　　　　B. 疝气

    C. 遗溺　　　　　　　　　D. 以上皆是

25. 肝经有病会

    A. 腰痛不可俛仰　　　　　B. 胸胁痛

    C. 飧泄　　　　　　　　　D. 以上皆是

26. 阴陵泉后约 1 寸是指

    A. 光泉　　　B. 天泉　　　C. 曲泉　　　D. 膝关

27. 曲膝成 90°，膝盖内侧横纹端是指

    A. 天泉　　　B. 极泉　　　C. 曲泉　　　D. 阴包

28. 针灸大成一书，肝经穴中没有

    A. 五里（足）B. 阴廉　　　　C. 急脉　　　　D. 期门

29. 阴包是在曲泉上几寸之肌肉凹陷处

    A. 1 寸　　　　B. 2 寸　　　　C. 3 寸　　　　D. 4 寸

30. 肝经循行其支脉会经过

    A. 脸颊　　　　B. 眼眶　　　　C. 头顶　　　　D. 以上皆是

31. 颜面神经麻痹时可选用

    A. 阳明经　　　B. 少阳经　　　C. 肝经　　　　D. 以上皆是

32. 足底之涌泉穴与足背之何穴内外相对

    A. 解溪　　　　B. 中封　　　　C. 太冲　　　　D. 内庭

33. 行间穴离 1、2 趾横纹端约

    A. 2 分　　　　B. 3 分　　　　C. 4 分　　　　D. 5 分

34. 伤寒论 113 方、397 法中，记载针灸之穴位有几个

    A. 4　　　　　B. 6　　　　　C. 8　　　　　D. 10

35. 伤寒论 113 方、397 法中，记载针灸之穴位有风池、风府、大椎、肺俞、肝俞与

    A. 期门　　　　B. 章门　　　　C. 急脉　　　　D. 中都

36. 肝经在美容上之贡献是

    A. 治脸颊疾病　　　　　　B. 治失眠

    C. 治骨盆腔疾病　　　　　D. 以上皆是

37. 肝经在背部膀胱经上之反应点叫

    A. 胆俞　　　　B. 肝俞　　　　C. 肾俞　　　　D. 胃俞

38. 肝俞位于第几椎下，旁开 1.5 寸处

　　A. 第 8　　　　B. 第 9　　　　C. 第 10　　　　D. 第 11

39. 肝经与何经相表里

　　A. 心经　　　　B. 胆经　　　　C. 肺经　　　　D. 小肠经

40. 胆经循行会

　　A. 过阴器　　　B. 过上肢　　　C. 绕毛际　　　D. 过脊椎

41. 肝经循行会

　　A. 绕毛际　　　B. 过阴器　　　C. 过上肢　　　D. 过背部

42. 肝阳上亢常指

　　A. 低血压　　　B. 高血压　　　C. 脾气好　　　D. 健康

43. 肝藏

　　A. 魄　　　　　B. 意　　　　　C. 志　　　　　D. 魂

44. 怒气易伤

　　A. 心　　　　　B. 肝　　　　　C. 脾　　　　　D. 肾

45. 肚脐以下叫

　　A. 少腹　　　　B. 小腹　　　　C. 下腹　　　　D. 大腹

46. 肝经循行会经过

　　A. 小腹　　　　B. 少腹　　　　C. 上腹　　　　D. 下腹

47. 何经有病会令人腰痛不可俯仰

　　A. 肾经　　　　B. 膀胱经　　　C. 胆经　　　　D. 肝经

48. 肝经穴位可以

　　A. 指压　　　　B. 刮痧　　　　C. 拔罐　　　　D. 以上皆可

49. 疝气时，脸色不会亮丽，治疗时首选

    A. 肾经　　　B. 脾经　　　C. 肝经　　　D. 胆经

50. 大敦穴

    A. 为肝经　　　　　　　B. 在趾甲后面

    C. 最难拔罐　　　　　　D. 以上皆是

51. 十二条经脉循行中，最后一条经之最后一个穴叫

    A. 章门　　　B. 关门　　　C. 京门　　　D. 期门

答案

1–5 DDADD　　　6–10 DADCA　　　11–15 DBBDA

16–20 CAAAA　　21–25 BCDDD　　26–30 DCCDD

31–35 DCDBA　　36–40 DBBBC　　41–45 BBDBB

46–51 BDDCDD

第19章 任脉经穴图：
CV 1 ～ CV 24

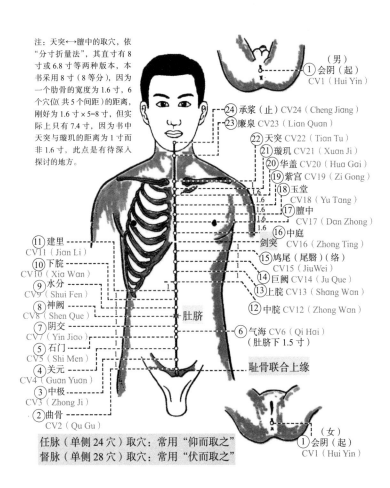

注：天突←→膻中的取穴，依"分寸折量法"，其直寸有8寸或6.8寸等两种版本，本书采用8寸（8等分），因为一个肋骨的宽度为1.6寸，6个穴位（共5个间距）的距离，刚好为1.6寸×5=8寸，但实际上只有7.4寸，因为书中天突与璇玑的距离为1寸而非1.6寸，此点是有待深入探讨的地方。

（男）
① 会阴（起）
CV1（Hui Yin）

24 承浆（止）CV24（Cheng Jiang）
23 廉泉 CV23（Lian Quan）
22 天突 CV22（Tian Tu）
21 璇玑 CV21（Xuan Ji）
20 华盖 CV20（Hua Gai）
19 紫宫 CV19（Zi Gong）
18 玉堂
　 CV18（Yu Tang）
1.6
1.6
17 膻中
1.6 CV17（Dan Zhong）
1.6
1.6 16 中庭
剑突　 CV16（Zhong Ting）
15 鸠尾（尾翳）（络）
　 CV15（JiuWei）
14 巨阙 CV14（Ju Que）
13 上脘 CV13（Shang Wan）
12 中脘 CV12（Zhong Wan）

6 气海 CV6（Qi Hai）
（肚脐下1.5寸）

耻骨联合上缘

11 建里
CV11（Jian Li）
10 下脘
CV10（Xia Wan）
9 水分
CV9（Shui Fen）
8 神阙
CV8（Shen Que）
7 阴交
CV7（Yin Jiao）
5 石门
CV5（Shi Men）
4 关元
CV4（Guan Yuan）
3 中极
CV3（Zhong Ji）
2 曲骨
CV2（Qu Gu）

←肚脐

① 会阴（起）
CV1（Hui Yin）
（女）

任脉（单侧24穴）取穴：常用"仰而取之"
督脉（单侧28穴）取穴：常用"伏而取之"

任脉（CV.）重要腧穴（穴位）表

穴数：24	五输穴
气血：–	井穴：–
走向：会阴→承浆	荥穴：–
	输穴：–
时刻：–	原穴：–
起穴：会阴	经穴：–
止穴：承浆	合穴：–
络穴：尾翳（鸠尾）	背俞穴：–
郄穴：–	募穴：–

　　任脉循行，与五脏六腑没有直接连属关系，又不经过上肢(手)与下肢(足)，故任脉经络上，没有郄穴、背俞穴、募穴与五输穴，亦无循行之时刻，这是与其他十二条经络显著不同之处，尚请读者注意之。

　　经过嘴唇的经络至少有6条：①大肠经（循行会环唇）；②胃经（循行会环唇）；③肝经（循行会环唇）；④脾经（循行会开窍于唇）；⑤督脉（循行会经过上唇）；⑥任脉（循行会经过下唇）。

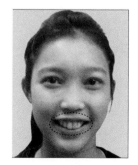

　　任脉是其中的一条，所以治疗嘴唇的干裂、疱疹等，任脉不可少。

任脉简介

一、任脉经络循行

由会阴往腹、胸中线循行，最后到达下巴与目下（支脉）。

原文：任脉者，起于中极之下，以上毛际，循腹里，上关元，至咽喉，上颐循面入目。属阴脉之海也。

原文内关键字句解说

1. 中极之下

(1) 中极为任脉穴名，位于脐下四寸。

(2)《类经》：中极，任脉穴名，在曲骨上一寸。中极之下即胞宫之所。

(3) 中极之下应指会阴穴。

2. 毛际

阴毛边缘。

3. 腹

小腹。

4. 关元

任脉穴名，脐下三寸处。

5. 颐

下巴。

6.阴脉之海

(1)《十四经发挥》：人之脉络，周流于诸阴之分；譬犹水也，而任脉则为之总任焉，故曰阴脉之海。

(2)任脏统帅诸阴经。

二、任脉联系脏腑

任脉与脏腑无直接联系，但任脉统帅六条阴经，可借由六条阴经及其相表里之六条阳经而达到间接调整五脏六腑的作用。

三、任脉经过器官

1.口唇。

2.咽喉。

3.气管。

4.生殖器官。

5.眼睛（上颐循面入目）。

四、任脉穴位

共24穴。

会阴（起穴）、曲骨、中极（膀胱经募穴）、关元（小肠经募穴）、石门（三焦经募穴）、气海、阴交、神阙（肚脐）、水分、下脘、建里、中脘（胃经募穴）、上脘、巨阙（心经募穴）、鸠尾（任脉络穴）、中庭、膻中、玉堂、紫宫、华盖、璇玑、天突、廉泉、承浆（止穴）。

1.根据古人经验，禁针穴有35穴，禁灸穴有45穴。

2.本经（任脉）之禁针穴有膻中、神阙、水分、会阴（此四穴为绝对禁针穴），鸠尾（此穴为不可针深穴）石门（此穴为妇女禁针穴）。

3.本经（任脉）之禁灸穴有鸠尾。

4.以上禁针穴与禁灸穴，在临症时，可作为参考用，不须拘泥不变。

5.交会穴

(1) 会阴为任脉、督脉、冲脉交会穴。

(2) 曲骨为任脉、足厥阴肝经交会穴。

(3) 中极为足太阴脾经、足少阴肾经、足厥阴肝经及任脉交会穴。

(4) 关元为足太阴脾经、足少阴肾经、足厥阴肝经及任脉交会穴。

(5) 阴交为足少阴肾经、冲脉、任脉交会穴。

(6) 下脘为足太阴脾经与任脉交会穴。

(7) 中脘为足阳明胃经、手太阳小肠经、手少阳三焦经及任脉交会穴。

(8) 上脘为足阳明胃经、手太阳小肠经及任脉交会穴。

(9) 膻中为足太阴脾经、手太阳小肠经、足少阴肾经、手少阳三焦经及任脉交会穴。

(10) 天突为阴维脉、任脉之交会穴。

(11) 廉泉为阴维脉、任脉之交会穴。

(12) 承浆为手阳明大肠经、足阳明胃经、督脉、任脉之交会穴。

五、任脉循行路线白话解说

原文共分二段，叙述如下。

1. 原文：任脉者，起于中极之下，以上毛际，循腹里，上关元。

白话解说：任脉从会阴穴开始，往上进入阴毛沿着小腹，经曲骨穴、中极穴，抵达关元穴。

2. 原文：至咽喉，上颐循面入目。属阴脉之海也。

白话解说：从关元穴往上经石门、阴交、神阙、水分、下脘、建里、中脘、上脘、巨阙、鸠尾、中庭、膻中、玉堂、紫宫、华盖、旋玑，到达咽喉部位的天突穴、廉泉穴，再往上过下巴的承浆穴，绕口唇经面颊进入眼部，终入于承泣穴（胃经之穴）。

任脉循行白话解说全文

任脉从会阴穴开始，往上进入阴毛，沿着小腹，经曲骨穴，中极穴，抵达开元穴。再往上行经石门、阴交、神阙、水分、下脘、建里、中脘、上脘、巨阙、鸠尾、中庭、膻中、玉堂、紫宫、华盖、璇玑，到达咽喉部位的天突穴、廉泉穴，再往上过下巴唇下的承浆穴，绕口唇经面颊进入眼部，终入于承泣穴（胃经之穴）。

六、任脉主治病症

1. 传统医学

(1) 男子的内结七疝。

(2) 女子带下瘕聚。

(3) 动苦少腹绕脐下，引横骨，阴中切痛。

(4) 苦腹中有气如指，上抢心，不得俯仰拘急。

【关键字解说】

(1) 七疝：中医学所谓的七种疝气病，包括寒疝、水疝、筋疝、血疝、气疝、狐疝、癫疝。疝有两种意思，一是腹中作痛，二是阴囊或阴唇肿痛。

(2) 瘕聚：腹中结硬块且会疼痛的病症。块之不动者为癥，动者为瘕。

(3) 带下：妇女的带症（黄色常为细菌感染，白色如豆腐渣状常为霉菌感染，滴虫感染则常呈青绿色或带有血丝。）

2. 现代医学

根据任脉循行部位及经之所过，病之所治的原则，任脉临床主治病症如下。

(1) 性功能失调（任脉起于中极之下）。

(2) 子宫脱垂、膀胱脱垂（任脏于中极之下）。

(3) 疝气、阴囊肿痛（任脉起于中极之下）。

(4) 月经不调、不孕症（循腹里，上关元）。

(5) 膀胱炎（循腹里，上关元）。

(6) 肠炎或便秘（任脉循行循腹里上关元）。

(7) 胃溃疡、胃下垂（任脉循行经过腹部中行）。

(8) 气喘、支气管炎（任脉循行经过胸部中行）。

(9) 咽喉炎、声带炎（任脉循行会经咽喉）。

(10) 甲状腺肿（任脉循行会至咽喉）。

(11) 舌头转动不灵（任脉循行会至咽喉）。

(12) 口唇疱疹（任脉循行会至咽喉且上颐循面入目）。

(13) 颜面神经麻痹（任脉循行上颐循面入目）。

(14) 结膜炎、角膜炎、视力障碍（任脉循行会上颐循面入目）。

七、临床经验与教学心得

1.《扁鹊心书》云："常灸气海、关元、命门、中脘等四穴，可保长寿。"乃因为任脉是养生的经脉，如重用灸法，每穴可灸至百壮以上，非常适用于慢性疾病，并有强壮五脏六腑，增强抵抗力的作用。

2. 所谓"久病必虚"，治疗气虚病人，常用肺经（因肺主气，有补气作用），而亦有人选用任脉（如气海、关元）治疗，临床上都有很好的效果（因慢性病常用募穴，而任脉上有许多其他经络的募穴在内，如任脉的中脘是胃经的募穴，任脉的关元是小肠经的募穴）。

3. 任脉与督脉相交，因此像腰痛等督脉病，亦可扎任脉的穴位，可达到"病后取前"的平衡效果。

4. 任脉具有最多的募穴，例如中脘为胃经募穴，关元为小肠经募穴，石门为三焦经募穴，中极为膀胱经募穴，膻中为心包经募穴。而募穴可主治慢性疾病，因此任脉多用于治疗慢性疾病。

5. 中风病人如有言语困难，临床上常用肾经、脾经、肝经来治疗，尤其以脾经最重要（因脾经会连舌本、散舌下），如再加上任脉，则效果更佳，如商丘配廉泉等。

6. 今人的实验，用任脉的中脘穴与胃经天枢穴，来治疗动物霍乱性肠炎，常有延长生命与增强活动力的效果。

7. 治疗气喘病，常灸五柱穴（巨阙、中脘、下脘、双梁门），可增强药物治疗之效果，甚得中西医师喜爱。另外，五柱穴也可治疗胃下垂等胃肠疾病。另有人在膻中、中脘用割治埋线的方式来治气喘病。

8. 因神经引发横膈膜痉挛所造成的打嗝，扎任脉穴位相当有效，若是因器官病变引发的打嗝，则无效。

9. 任脉共有 44 个穴位，在胸部，除了天突与璇玑穴的距离为 1 寸，其余距离皆为 1.6 寸（一个肋骨的宽度）；在腹部，除了神阙穴（即肚脐）与气海穴的距离为 0.5 寸外，其余各穴的距离大多以 1 寸居多。

10. 为了安全起见，任脉穴位上的针刺，在腹部以短针（0.5 寸或 1 寸针）斜刺（45°）较安全，在胸部，以短针（5分或 1 寸）横刺（10°～20°）较好，在颈部廉泉穴则以短针（5

分）横刺，针尖朝向鼻尖（即针与气管平行）较佳，如此才不会扎到气管而发生危险，在脸部，则以短针（5分或1寸）斜刺（30°～60°）较好。

11. 任脉的穴位有 24 个，与其相应的督脉穴位则有 28 个，虽然两条经络皆起源于会阴，但督脉的循行路线比较长，所以穴位的数目会比任脉多 4 个。

12. 任脉有 24 个穴位，其中最危险的两个，分别是天突和廉泉。临床上天突可以用膻中来代替，廉泉可以用上廉泉（经外奇穴）来代替，可兼顾安全又兼顾疗效。

13. 古人认为女子的发育与冲脉、任脉、带脉息息相关。任脉的循行，从会阴，往腹、胸、颈的中行到达下巴的承浆结束，而它的支脉会"循面入目"。因为女子在更年期时，卵巢功能会减退，所以常常会发生脸颊黑斑雀斑、皮肤暗黑与眼睛无神，这时就需要从任脉进行调适；除了使用荷尔蒙药之外，如用针灸、指压、刮痧、拔罐的方式来调理任脉的气血，常常会有很好的帮助。

14. 由于肺经的列缺会通于任脉，对女孩子的妇科疾病或生长发育会有帮助，所以有时也用列缺来疏通气血，以达到新陈代谢的效果。

15. 古人常用任脉来养生长寿，是因为任脉二十四穴中，有很多穴位是他经的募穴，可强壮身体、治疗慢性病，所以说任脉对养生长寿是可行的。

16. 任脉在十三鬼穴中提供了一个穴位：承浆（大肠经、胃经、任脉、督脉的交会穴）。所以如果要打通任督二脉，可时常按压承浆和人中（人中下方为龈交，是任脉、督脉、胃经的交会穴），借此疏通五脏六腑，来达到人体的健康。

17. 治疗疱疹的时候，任脉不可少，因为任脉会经过下唇。

18. 任脉有一个穴叫关元，古人把它当作"窥生死窍"要当穴，有腹水、肝硬化的时候，可以按压下腹部正中（关元穴的地方）。如果按压后下陷，放手后不回复的话，代表此人的生命力薄弱。

19. 任脉会经过下腹部、上腹部、胸部，其中上腹部的穴位比较危险，因为上腹壁比较薄；下腹部因为脂肪层较厚，所以较安全一点；而胸部因为有胸骨柄阻挡于中行，所以下腹部较胸部上其他经络的穴位安全些。

自我测验选择题

* 自我测验（4 选 1）

1. 十四经络中，养生之经脉，常用

 A. 督脉   B. 任脉   C. 胃经   D. 肾经

2. 任脉之穴位，共有

 A. 14 穴   B. 24 穴   C. 25 穴   D. 27 穴

3. 任脉之穴位，在何处最少

 A. 头颈部 B. 胸部   C. 腹部   D. 以上皆非

4. 任脉循行

 A. 经过上肢 B. 经过下肢 C. 经过腰部 D. 以上皆非

5. 任脉

 A. 有五输穴 B. 有郄穴 C. 有络穴 D. 以上皆非

6. 求"子嗣"要穴，常指

 A. 命门   B. 腰俞   C. 气海   D. 关元

7. "窥生死窍"要穴，常指

 A. 命门   B. 腰阳关 C. 气海   D. 关元

8. 气海与关元，两穴相距

 A. 1 寸   B. 1.5 寸   C. 5 寸   D. 3 寸

9. 中脘与上脘，两穴相距

 A. 5 分   B. 1 寸   C. 1.5 寸   D. 2 寸

10. 任脉之穴位，是指

    A. 神阙　　　　B. 关门　　　　C. 天枢　　　　D. 梁门

11. 任脉之穴位，有

    A. 鸠尾　　　　B. 神阙　　　　C. 阴交　　　　D. 以上皆是

12. 任脉之起穴，为

    A. 承浆　　　　B. 廉泉　　　　C. 曲骨　　　　D. 会阴

13. 任脉之止穴，是

    A. 承浆　　　　B. 天突　　　　C. 曲骨　　　　D. 会阴

14. 任脉之循行时刻

    A. 1—3 时　　　　　　　　B. 5—7 时

    C. 13—15 时　　　　　　　D. 以上皆非

15. 任脉循行之时辰

    A. 寅时　　　　B. 卯时　　　　C. 未时　　　　D. 以上皆非

16. 女人之生长发育与何者有关

    A. 冲脉　　　　B. 任脉　　　　C. 带脉　　　　D. 以上皆是

17. 会阴是何者之起源

    A. 任脉　　　　B. 督脉　　　　C. 冲脉　　　　D. 以上皆是

18. 具有募穴最多的经脉，是指

    A. 任脉　　　　B. 督脉　　　　C. 膀胱经　　　　D. 胃经

19. 五柱穴中，正中之穴是指

    A. 中脘　　　　B. 上脘　　　　C. 下脘　　　　D. 梁门

20. 八会穴中，五脏交会于

　　A. 中脘　　　　B. 下脘　　　　C. 章门　　　　D. 梁门

21. 八会穴中，六腑交会于

　　A. 中脘　　　　B. 上脘　　　　C. 章门　　　　D. 膈俞

22. 承浆是几经之交会穴

　　A. 2 条　　　　B. 3 条　　　　C. 4 条　　　　D. 5 条

23. 人中（水沟）是几条经之交会穴

　　A. 2 条　　　　B. 3 条　　　　C. 4 条　　　　D. 5 条

24. 任脉中之穴位包括

　　A. 中极　　　　B. 梁门　　　　C. 水道　　　　D. 肓俞

25. 属于任脉之穴位是指

　　A. 廉泉　　　　B. 上廉泉　　　　C. 素髎　　　　D. 人中

26. 阴交是属于

　　A. 脾经　　　　B. 肾经　　　　C. 任脉　　　　D. 督脉

27. 脐上 1 寸是指

　　A. 阴交　　　　B. 气海　　　　C. 水分　　　　D. 建里

28. 任脉循行经过

　　A. 咽喉　　　　B. 生殖器　　　　C. 眼睛　　　　D. 以上皆是

29. 穴位单侧有 24 穴之经络是指

　　A. 三焦经　　　　B. 任脉　　　　C. 肾经　　　　D. 脾经

30. 任脉为病

　　A. 男子内结七疝　　　　　　B. 女子带下瘕（假）聚

　　C. 阴中切痛　　　　　　　　D. 以上皆是

31. 未怀孕之妇女禁用何穴

　　A. 气海　　　B. 关元　　　C. 石门　　　D. 中极

32. 丹田处常指

　　A. 水分　　　B. 气海　　　C. 中脘　　　D. 中极

33. 两乳头之间的穴位为

　　A. 中庭　　　B. 璇玑　　　C. 膻中　　　D. 天突

34. 天突穴下一寸是指

　　A. 璇玑　　　B. 紫宫　　　C. 华盖　　　D. 玉堂

35. 任脉与督脉相通于

　　A. 会阴　　　B. 承浆　　　C. 龈交　　　D. 以上皆是

36. 任脉在美容上占有一席之地是因经过

　　A. 下巴　　　B. 脸颊　　　C. 眼睛　　　D. 以上皆是

37. 任脉在腹部之指压忌

　　A. 吸引压法　　B. 集中压法　　C. 持续压法　　D. 缓压法

38. 任脉在胸腹部之指压喜用

　　A. 吸引压法　　B. 集中压法　　C. 持续压法　　D. 缓压法

39. 任脉 24 穴中最难拔罐是指

　　A. 气海　　　B. 承浆　　　C. 中极　　　D. 曲骨

40. 任脉在颈部之穴是指

A. 承浆　　　B. 璇玑　　　C. 廉泉　　　D. 中庭

41. 任脉在何处指压，应特别注意危险性

　　A. 上腹部　　B. 下腹部　　C. 颈部　　　D. 胸部

42. 由会阴往上经腹胸中行之经络是指

　　A. 督脉　　　B. 任脉　　　C. 肾经　　　D. 膀胱经

43. 由会阴经往上经腰背中行之经络是指

　　A. 督脉　　　B. 任脉　　　C. 肾经　　　D. 胆经

44. 任脉之刮痧，学理上应

　　A. 左→右　　B. 右→左　　C. 腹→胸　　D. 胸→腹

45. 民间任脉刮痧常由

　　A. 左→右　　B. 右→左　　C. 腹→胸　　D. 胸→腹

46. 民间腹部刮痧常斜刮

　　A. 1～2 条　　B. 2～5 条　　C. 3～5 条　　D. 5～7 条

47. 腹部拔罐宜避开

　　A. 生殖器　　B. 阴部　　　C. 以上皆是　　D. 以上皆非

48. 火力较大之拔罐是用

　　A. 打火机　　B. 燃火棒　　C. 铁条　　　D. 以上皆非

49. 任脉之穴位比脾经

　　A. 多 3 个　　B. 多 2 个　　C. 少 3 个　　D. 少 2 个

50. 任脉之穴位比三焦经

　　A. 多 2 个　　B. 少 2 个　　C. 多 1 个　　D. 少 1 个

答案

1–5 BBADC   6–10 BDBBA   11–15 DDADD

16–20 DDAAC   21–25 ACBAA   26–30 CCDBD

31–35 CBCAD   36–40 DCADC   41–45 CBACD

46–50 CCBAC

第20章 督脉经穴图：
GV 1 ～ GV 28

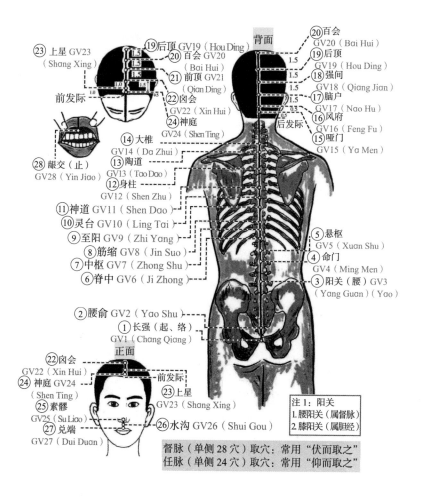

㉓ 上星 GV23
（Shang Xing）

前发际

㉘ 龈交（止）
GV28（Yin Jiao）

⑭ 大椎
GV14（Da Zhui）

⑬ 陶道
GV13（Tao Dao）

⑫ 身柱
GV12（Shen Zhu）

⑪ 神道 GV11（Shen Dao）

⑩ 灵台 GV10（Ling Tai）

⑨ 至阳 GV9（Zhi Yang）

⑧ 筋缩 GV8（Jin Suo）

⑦ 中枢 GV7（Zhong Shu）

⑥ 脊中 GV6（Ji Zhong）

② 腰俞 GV2（Yao Shu）

① 长强（起、络）
GV1（Chang Qiang）

⑲ 后顶 GV19（Hou Ding）

⑳ 百会 GV20
（Bai Hui）

㉑ 前顶 GV21
（Qian Ding）

㉒ 囟会
GV22（Xin Hui）

㉔ 神庭
GV24（Shen Ting）

背面

⑳ 百会
GV20（Bai Hui）

⑲ 后顶
GV19（Hou Ding）

⑱ 强间
GV18（Qiang Jian）

⑰ 脑户
GV17（Nao Hu）

⑯ 风府
GV16（Feng Fu）

⑮ 哑门
GV15（Ya Men）

后发际

⑤ 悬枢
GV5（Xuan Shu）

④ 命门
GV4（Ming Men）

③ 阳关（腰）GV3
（Yang Guan）（Yao）

㉒ 囟会
GV22（Xin Hui）

㉔ 神庭 GV24
（Shen Ting）

㉕ 素髎
GV25（Su Liao）

㉗ 兑端
GV27（Dui Duan）

正面

前发际

㉓ 上星
GV23（Shang Xing）

㉖ 水沟 GV26（Shui Gou）

注1：阳关
1.腰阳关（属督脉）
2 膝阳关（属胆经）

督脉（单侧28穴）取穴：常用"伏而取之"
任脉（单侧24穴）取穴：常用"仰而取之"

• 477 •

督脉（GV.）重要腧穴（穴位）表

穴数：28	五输穴
气血：－	井穴：－
走向：长强→龈交	荥穴：－
	输穴：－
时刻：－	原穴：－
起穴：长强	经穴：－
止穴：龈交	合穴：－
络穴：长强	背俞穴：－
郄穴：－	募穴：－

　　督脉循行，与五脏六腑没有直接连属关系，又不经过上肢(手)与下肢(足)，故督脉经络上，没有郄穴、背俞穴、募穴与五输穴，亦无循行之时刻，这是与其他十二条经络显著不同之处，尚请读者注意之。

　　经过鼻子的经络至少有7条：①大肠经（循行会经过鼻旁5分处）；②胃经（循行会经过鼻旁8分处）；③膀胱经（与胃经相交于鼻梁处）；④肺经（循行会开窍于鼻）；⑤小肠经脉（循行会经过鼻旁2寸处）；⑥肾经（循行会经肝、心、肺、肾）；⑦督脉（循行会贯穿鼻腔）。

　　督脉是其中的一条，所以治疗鼻病如鼻塞、流鼻涕与嗅觉神经失灵等，督脉不可少。

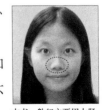

古书：鼽衄主要用大肠、胃与膀胱等三条经络。
临床：督脉是治鼻病最好的经络。

督脉简介

一、督脉经络循行

由会阴向后循背中线上行到头至上唇内系带。

原文：督脉者，起于下极之腧，并于脊里，上至风府，入脑上巅循额至鼻柱，属阳脉之海也。

原文内关键字句解说

1. 下极之腧

(1)《十四经发挥》：两阴之间，屏翳处也。屏翳两筋间为篡，篡内深处为下极，督脉之所始也。

(2) 下极指身体的最下部。下极之腧，即前后阴之间的会阴穴。

2. 并

合并之意。

3. 脊里

脊柱之里面。

4. 风府

穴名，位于项后正中，入后发际一寸处。

5. 巅

头顶。

6. 额

指前额。

7. 鼻柱

即鼻梁骨。

8. 阳脉之海

(1)《十四经发挥》：以人之脉络，周流于诸阳之分；譬犹水也，而督脉则为之都纲，故曰阳脉之海。

(2) 承淡安注：经络为营卫流通之道路，视如河流，诸阳经皆与督脉交通，如江河之归海，故曰阳脉之海。

二、督脉联系脏腑

督脉与脏腑无直接联系，亦无表里配合关系，但可统帅组合与调整六条阳经，而达到间接影响五脏六腑的作用。

三、督脉经过器官

1. 脑（上至风府入脑上巅）。

2. 鼻（循额至鼻柱）。

3. 脊柱（含脊髓，并于脊里上至风府）。

4. 肛门（起于下极之腧，即会阴穴，并于脊里）。

四、督脉穴位

共28穴。

长强（起穴、络穴）、腰俞、阳关、命门、悬枢、脊中、中枢、筋缩、至阳、灵台、神道、身柱、陶道、大椎（七条经交会穴）、哑门、风府、脑户、强间、后顶、百会（八条经交会穴）、前顶、囟会、上星、神庭、素髎、水沟(人中）、兑端、龈交（止穴）。

1. 根据古人经验，禁针穴有 35 穴，禁灸穴有 45 穴。

2. 本经（督脉）之禁针穴有神庭、脑户、神道、灵台（此四穴为绝对禁针穴），囟会（此穴为小儿禁针穴）。

3. 本经（督脉）之禁灸穴有哑门、风府、素髎、脊中。

4. 以上禁针穴与禁灸穴，在临症时，可作为参考用，不须拘泥不变。

5. 交会穴

(1) 长强为足少阴肾经、足少阳胆经、督脉交会穴。

(2) 陶道为足太阳膀胱经、督脉之交会穴。

(3) 大椎为手足三阳、督脉之交会穴。

(4) 哑门为督脉、阳维脉之交会穴。

(5) 风府为足太阳膀胱经、督脉与阳维脉之交会穴。

(6) 脑户为督脉、足太阳膀胱经之交会穴。

(7) 百会为手足三阳、督脉与肝经之交会穴。

(8) 神庭为督脉、足太阳膀胱经、足阳明胃经之交会穴。

(9) 人中为手阳明大肠经、足阳明胃经、督脉之交会穴。

(10) 龈交为任脉、督脉与足阳明胃经之交会穴。

五、督脉循行路线白话解说

原文共分三段，叙述如下。

1. 原文：督脉者，起于下极之腧。

白话解说：督脉起始于人体躯干最下面的会阴部之会阴穴。

2. 原文：并于脊里，上至风府，入脑。

白话解说：从会阴部会阴穴开始，经长强穴，合并进入脊柱里往上行，循着腰俞、阳关、命门、悬枢、脊中、筋缩、至阳、灵台、神道、身柱，与膀胱经交会于风门穴，再往上经陶道、大椎、哑门，到风府穴，而最后入属于脑部。

3. 原文：上巅循额至鼻，属阳脉之海。

白话解说：沿着脑户穴、强间穴、后顶穴，到达头顶的百会穴，再往前经前顶穴、囟会穴、上星穴、神庭穴，抵达前额，往下经鼻梁正中，到达鼻尖的素髎穴，下行经水沟穴、兑端穴，至龈交穴而终止。督脉为全身阳脉交通汇集之所，可统帅一身之阳脉。

督脉循行白话解说全文

督脉起始于人体躯干最下面的会阴部之会阴穴，从会阴部开始经长强穴，合并进入脊柱里往上行，循着腰俞、阳关（腰）、命门、悬枢、脊中、筋缩、至阳、灵台、神道、身柱，与膀胱经相交于风门穴（膀胱经穴），再往上经陶道、大椎、哑门，到风府穴而入属于脑。然后沿着脑户穴、强间穴、后顶穴，到达头顶的百会穴，往前经前顶穴、囟会穴、上星穴、神庭穴，抵达前额，再往下经鼻梁正中，到鼻尖的素髎穴，下行经水沟穴、兑端穴，至龈交穴而终止。督脉为全身阳脉交通巨集之所，可统归一身之阳脉。

六、督脉主治病症

1. 传统医学

(1) 脊强而厥、脊强反折、腰背强痛、不得俯仰。

(2) 从少腹上冲心而痛，不得前后，为冲疝。

(3) 女子不孕

(4) 癃闭。

(5) 痔。

(6) 遗溺。

(7) 嗌干。

(8) 大人癫痫。

(9) 小儿风痫疾。

(10) 目风、眼寒。

【关键字解说】

(1) 强：僵硬。

(2) 癃：小便不顺。

(3) 遗溺：不能控制小便。

(4) 嗌：咽喉。

(5) 风痫：外感风邪引起的痫病。

(6) 目风：目为风邪所伤，引起眼睛红肿热痛现象。

2. 现代医学

根据"经之所过，病之所治"的原则，督脉循行之临床主治病症如下。

(1) 性功能失调、不孕症、膀胱疾病（督脉起于下极之腧的会阴穴）。

(2) 痔疮、脱肛、肛裂（督脉起于下极之腧的会阴穴）。

(3) 便秘、腹泻（督脉循行经过脊里，且统帅诸阳经，会影响到腹腔器官）。

(4) 僵直性脊椎炎（督脉循行经过脊里，且与背部膀胱经相交）。

(5) 急性腰扭伤、坐骨神经痛、椎间盘突出症（督脉循行经过脊里统帅诸阳经，且与背部膀胱经相交）。

(6) 颈部僵硬、落枕（督脉循行上至风府，其位置在后发际上一寸处）。

(7) 头痛：如后头痛、头顶痛、前头痛（督脉循行，会经后头之风府穴、头顶之百会穴与前头部之上星穴）。

(8) 癫痫与精神病（督脉循行至风府穴后，会入脑上巅）。

(9) 神经官能症、健忘、失眠等（督脉循行至风府穴后，会入脑上巅）。

(10) 高血压（高血压为气血交并于巅，肝火上亢之症，而督脉循行入脑上巅）。

(11) 流鼻血、过敏性鼻炎、嗅觉失灵（督脉循行会经额至鼻柱）。

(12) 牙龈疼痛、口腔疱疹、抽烟引发嘴唇黑色素增生（督脉循行，会经上唇人中穴与兑端穴，而终于牙龈上之龈交穴）。

七、临床经验与教学心得

1. 督脉为奇经八脉中，穴位最多的一条经脉，共 28 个穴位。督脉与十二正经皆无连属，但它能统率六条阳经并透过相表里经，则可间接调整五脏六腑。

2. 督脉背部穴位皆在两棘突之间，扎针时用直刺、微朝上斜刺或微朝下斜刺皆可，深度达棘间韧带即可，不可过深，以免刺伤脊髓。颈部穴位扎针时则须微向下，以免刺伤延髓。头部穴位采用横刺。古人因解剖不明及消毒不净等因素，深度多在 5 分以内，现今则不须拘泥于此深度，而以不刺伤脊髓为原则。

3. 督脉在第 2、4、8、12、15、17、18、19、20 椎下其九处，皆无穴位，原因不明，而从大椎到哑门间，亦无穴位，此部分大概因颈部较危险之故。

4. 席弘赋："人中治癫功最高"，督脉循行入脑上巅，故可治疗癫痫、神经官能症、失智症等。一般而言治疗癫痫的主要经络为胃经、膀胱经、督脉、肾经与心包经。

5. 腰俞自古即为求子嗣要穴，因腰俞位于第4骶椎下，透过由此发出的神经，可影响子宫、卵巢、输卵管、膀胱、睾丸之功能，因此腰俞和三阴交皆为不孕症常用要穴。

6. 督脉有很好的消炎、消肿、退热作用，因为它可统率六条阳经，故大椎（为六阳经与督脉交会之穴）扎针或拔罐，其退热效果不错。

7. 督脉可治疗鼻病，临床常用鼻五针：迎香（双侧）、鼻通（双侧）、印堂（或上星）。其中印堂与上星均为督脉穴位，常是鼻病局部的特效穴。

8. 脊柱除了有督脉通过之外，肾经也在长强处与督脉相交而上，故治疗脊椎病，常可选用督脉与肾经。

9. 脸部红肿、面疮，除了选用其循行之经络之外，亦可加用督脉，因督脉可调整头面阳经的气血，临床上督脉之身柱、灵台为常用之特效穴。

10. 十二正经左右各有一条，而任、督两脉位于人体正中线且只有一条。全身穴位双侧十四经络总数为309（十二条经络）×2（双侧）＋24（任脉）＋28（督脉）=670。

11. 会阴为任脉、督脉、冲脉三条经脉的起源，任脉由会阴往腹胸前面，督脉则由会阴往腰背后面，两者为同源异行，冲脉与任脉、督脉源于会阴，往上行沿脊柱两侧，至咽喉、绕口唇，与任脉相合于龈交与承浆穴处。

12. 督脉二十八穴，在回阳九针穴中提供哑门一个穴，在十三鬼穴中则提供风府、上星、人中三个穴。

13. 督脉二十八穴中的囟会，小儿未满七岁（现代观点是两岁）扎针要特别注意，因为小儿时候1岁半以前囟门还不会闭合。

14. 督脉二十八穴中，在头颈部最危险的两个穴位是哑门和风府，这两者皆在枕骨的下方，如果针刺太深容易刺进脊髓或脑干，故扎针必需特别注意不可深刺。古书云："刺头部中脑户穴（属督脉）位在后发际正中直上5寸处立死"，以今日医学观点来看，脑户穴（其下为枕骨）应是非常安全的，危险的反而是"哑门与风府"，读者应注意!

15. 督脉二十八穴中，最厉害的穴位有两个：百会与大椎。百会是八条经的交会穴（督脉、肝经与六条阳经），影响260个穴；大椎是督脉与六条阳经的交会穴，影响246个穴。古人常选用大椎、身柱、灵台来预防感冒。大椎搭配足三里也能进行疾病的防治，古人说："凡入蜀地，先灸大椎、足三里……"借着大椎入脑，可以影响到身体的血液循环和抵抗力。

16. 督脉二十八穴中，最痛的穴位是兑端，是皮肤和黏膜的交界处，扎针的时候很痛，所以常用人中穴代替兑端。

17. 督脉扎针的深度很浅（平均是3～8分），可能是因为古人对解剖构造不了解或针的品质不好或皮肤消毒不完全所影响。

18. 在督脉背部穴位扎针，可直刺，可斜上或斜下针刺，也可左右针刺，只要确保针能针入棘突和棘突之间，不用拘泥于扎针的方向。如果注重手法，可依顺经循行走向，朝上偏向补法；逆经循行走向，朝下偏于泻法。

19.临床上治疗腰背痛，可用督脉，因为督脉统率六条阳经，而经过下腰背部的膀胱经与胆经，经过上背部的膀胱经、胆经、小肠经与三焦经，督脉一定都可以发挥影响力。（病旁取中）如下图。

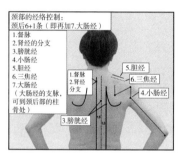

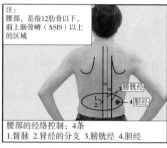

自我测验选择题

* 自我测验（4 选 1）

1.《扁鹊心书》云：人在无病时，常灸气海、关元、中脘与何穴，虽未得长生不死，但可活百余年之寿命

    A. 命门   B. 腰阳关   C. 足三里   D. 三阴交

2. 脊椎、脊髓由何经络所经过

    A. 肾经支脉   B. 督脉   C. 以上皆是   D. 以上皆非

3. 督脉，起于

    A. 下极之俞   B. 两阴之间 C. 以上皆是   D. 以上皆非

4. 督脉的循行，上可至

    A. 风府   B. 风池   C. 风门   D. 肺俞

5. 循行会入脑，上巅循额至鼻柱，为阳脉之海，是指

    A. 任脉   B. 督脉   C. 胆经   D. 肝经

6. 督脉

    A. 与五脏六腑没有直接关系   B. 没有五输穴

    C. 以上皆是   D. 以上皆非

7. 督脉，有几穴

    A. 21 穴   B. 23 穴   C. 27 穴   D. 28 穴

8. 百会，是几条经之交会穴

    A. 4 条   B. 6 条   C. 8 条   D. 10 条

9. 大椎，是几条经之交会穴

　　A. 5 条　　　　B. 6 条　　　　C. 7 条　　　　D. 8 条

10. 人中（水沟），是几条经之交会穴

　　A. 1 条　　　　B. 2 条　　　　C. 3 条　　　　D. 4 条

11. 龈交，是几条经之交会穴

　　A. 1 条　　　　B. 2 条　　　　C. 3 条　　　　D. 4 条

12. 后发际正中，直上 1 寸是指

　　A. 哑门　　　　B. 风府　　　　C. 强间　　　　D. 脑户

13. 后发际正中，直上 5 分是指

　　A. 哑门　　　　B. 风府　　　　C. 脑户　　　　D. 强间

14. 前发际正中，直上 1 寸是指

　　A. 神门　　　　B. 上星　　　　C. 囟会　　　　D. 前顶

15. 前发际正中，直上 5 分是指

　　A. 神庭　　　　B. 上星　　　　C. 头临泣　　　D. 本神

16. 百会，离前发际正中约

　　A. 3 寸　　　　B. 4 寸　　　　C. 5 寸　　　　D. 7 寸

17. 头部针刺，最好用

　　A. 直刺　　　　B. 斜刺　　　　C. 横刺　　　　D. 以上皆非

18. 十四条经络中，针刺平均深度最浅之经络，为

　　A. 任脉　　　　B. 督脉　　　　C. 肺经　　　　D. 心经

19. 腰背部之督脉，取穴常用

　　A. 仰卧　　　　B. 伏卧　　　　C. 侧卧　　　　D. 站立

20. 针灸大成一书共 359 穴，但没有

    A. 天枢   B. 五里   C. 中枢   D. 脊中

21. 与肚脐约略同高之穴，是指

    A. 腰阳关   B. 腰俞   C. 命门   D. 脊中

22. 古人"求子嗣要穴"常指何穴

    A. 腰阳关   B. 腰俞   C. 足三里   D. 太溪

23. 古人"窥生死窍要穴"，是

    A. 水分   B. 阴交   C. 关元   D. 石门

24. 与肩胛骨下缘同高之穴，是

    A. 神道   B. 灵台   C. 至阳   D. 筋缩

25. 与前上肠骨嵴（ASIS）同高之穴，为

    A. 腰阳关   B. 命门   C. 腰俞   D. 至阳

26. 百会前 1.5 寸处，是指

    A. 前顶   B. 囟会   C. 上星   D. 后顶

27. 百会后 1.5 寸处，是指

    A. 前顶   B. 囟会   C. 上星   D. 后顶

28. 四神聪（经外奇穴），距百会穴约

    A. 5 分   B. 1 寸   C. 1.5 寸   D. 2 寸

29. 神庭与上星，两穴相距

    A. 5 分   B. 8 分   C. 1 寸   D. 1.2 寸

30. 风府与哑门，两穴相距

    A. 5 分   B. 8 分   C. 1.5 寸   D. 2 寸

31. 风府为

    A. 回阳九针之一　　　　　　　B. 十三鬼穴之一

    C. 十总穴之一　D. 马丹阳天星十二穴之一

32. 哑门为

    A. 回阳九针之一　　　　　　　B. 十三鬼穴之一

    C. 十总穴之一　　　　　　　　D. 马丹阳天星十二穴之一

33. 在上唇尖端之穴为

    A. 兑端　　　　B. 人中　　　　C. 龈交　　　　D. 素髎

34. 在鼻准头尖端之穴为

    A. 兑端　　　　B. 水沟　　　　C. 人中　　　　D. 素髎

35. 印堂为

    A. 督脉穴　　　　　　　　　　B. 胃经穴

    C. 膀胱经穴　　　　　　　　　D. 经外奇穴

36. 脾开窍于

    A. 唇　　　　B. 舌　　　　C. 鼻　　　　D. 目

37. 循行会经过唇（口角）外4分的经络，是

    A. 督脉　　　B. 大肠经　　　C. 肝经　　　D. 胃经

38. 循行会环唇之经络，是指

    A. 脾经、胃经　　　　　　　　B. 大肠经、肝经

    C. 肝经、胆经　　　　　　　　D. 胃经、小肠经

39. 循行会经过上唇中央之经络，是

    A. 督脉　　　B. 任脉　　　C. 胃经　　　D. 大肠经

40. 循行会经过下唇之经络，是指

    A. 督脉　　　　B. 任脉　　　C. 胃经　　　　D. 大肠经

41. 统帅六条阳经之经络，是指

    A. 督脉　　　　B. 任脉　　　C. 胃经　　　　D. 小肠经

42. 统帅六条阴经之经络，是指

    A. 督脉　　　　B. 任脉　　　C. 脾经　　　　D. 肾经

43. 前后发际之距离，为

    A. 8 寸　　　　B. 10 寸　　　C. 12 寸　　　D. 14 寸

44. 头部找穴之重点，是要先找出

    A. 百会　　　　B. 风池　　　C. 哑门　　　　D. 上星

45. 百会是 6 条阳经，督脉与何经之交会穴

    A. 胆经　　　　B. 膀胱经　　C. 肝经　　　　D. 胃经

46. 大椎是督脉与何经之交会穴

    A. 3 条阳经　　B. 3 条阴经　　C. 6 条阳经　　D. 以上皆非

47. 美容上，用督脉可

    A. 醒脑明目　　　　　　　B. 治鼻炎

    C. 治面疱与解毒　　　　　D. 以上皆是

48. 督脉取穴，常

    A. 伏而取之　　B. 仰而取穴　　C. 以上皆可　　D. 坐而取之

49. 督脉刮痧，宜

    A. 尾椎→上背　　　　　　B. 上背→尾椎

    C. 脊椎→两旁　　　　　　D. 以上皆非

50. 督脉刮痧，民间常

    A. 由颈→尾椎 B. 尾椎→颈　C. 脊椎→两旁 D. 以上皆非

51. 督脉刮痧，常斜刮

    A. 3～5 条　　B. 5～7 条　　C. 4～5 条　　D. 1～2 条

52. 督脉最难拔罐处，为

    A. 下背　　　B. 上背　　　C. 脸部　　　D. 头部

答案

1-5 ACCAB　　　　6-10 CDCCC　　　11-15 CBABA

16-20 CCBBC　　　21-25 CBCCA　　　26-30 ADBAA

31-35 BAADD　　　36-40 ADBAB　　　41-45 ABCAC

46-52 CDAAABD

第 21 章 总测验题

* 自我测验（4 选 1）

1. 控制人体生理功能与治病保健之经络有几条

    A. 6 条   B. 8 条   C. 10 条   D. 12 条

2. 经过腹部之经络，至少有

    A. 3 条   B. 6 条   C. 7 条   D. 9 条

3. 经过腰部之经络，至少有

    A. 2 条   B. 3 条   C. 4 条   D. 5 条

4. 经过胸部之经络，至少有

    A. 3 条   B. 5 条   C. 8 条   D. 9 条

5. 为八条经之交会穴是指

    A. 人中   B. 承浆   C. 百会   D. 命门

6. 为七条经之交会穴是指

    A. 百会   B. 风府   C. 大椎   D. 三阴交

7. 头部是

    A. 三条阳经之会   B. 五条阳经之会

    C. 六条阳经之会   D. 以上皆非

8. 为四条经之交会穴，是指

    A. 人中   B. 三阴交   C. 听宫   D. 承浆

9. 督脉、大肠经与胃经三条经之交会穴，是

    A. 人中   B. 大椎   C. 百会   D. 三阴交

10. 脾经、肾经与肝经之交会穴，是

    A. 公孙   B. 阴陵泉   C. 三阴交   D. 曲池

11. 三焦经、小肠经与胆经可交会于何穴

    A. 耳门   B. 听宫   C. 听会   D. 风池

12. 手少阳经，是指

    A. 胆经   B. 三焦经   C. 膀胱经   D. 小肠经

13. 手阳明经，是指

    A. 胃经   B. 三焦经   C. 大肠经   D. 小肠经

14. 足太阴经，是指

    A. 心经   B. 脾经   C. 肾经   D. 肝经

15. 足少阴经，是指

    A. 肝经   B. 脾经   C. 肾经   D. 肺经

16. 气血皆生于

    A. 少阳经   B. 太阳经   C. 阳明经   D. 厥阴经

17. 与五脏六腑有直接连属关系是

    A. 任脉   B. 督脉   C. 十二经脉   D. 冲脉

18. 与五脏六腑没有直接连属关系，是

    A. 任督两脉   B. 十二经脉   C. 心经   D. 肺经

19. 没有五腧穴之经脉，是

    A. 心包经   B. 胃经   C. 任督两脉   D. 胆经

20. 胆经之循行，不会经过

    A. 头部   B. 上肢   C. 下肢   D. 侧腰部

21. 宋朝王惟一铜人模型，其十四经络穴位，有几个

    A. 349   B. 354   C. 359   D. 361

22. 清朝医宗金鉴之刺灸心法中，十四经络的穴位，有几个

    A. 349   B. 354   C. 359   D. 357

23. 《针灸科学》书中，十四经络的穴位，有几个

    A. 349   B. 354   C. 359   D. 361

24. 单侧有 44 个穴位，是指

    A. 膀胱经   B. 肾经   C. 胃经   D. 胆经

25. 单侧有 45 个穴位，是指

    A. 大肠经   B. 小肠经   C. 胆经   D. 胃经

26. 单侧有 27 个穴位，是指

    A. 任脉   B. 督脉   C. 肾经   D. 三焦经

27. 单侧有 28 个穴位，是指

    A. 肾经   B. 心包经   C. 任脉   D. 督脉

28. 临症时，常用之穴位约占 361 穴之

    A. 1/2   B. 1/3   C. 1/4   D. 1/5

29. 膀胱经之国际译名，是

    A. B   B. BI   C. BL   D. K

30. 上星穴之命名，是依

    A. 阴阳方向   B. 地理   C. 天文   D. 杂物类

31. 外伤时，指压常用何穴

    A. 公孙   B. 三阴交   C. 支沟   D. 阳陵泉

32. 更年期时，常指压有"八珍汤"美誉之穴位，是指

    A. 足三里   B. 三阴交   C. 曲池   D. 列缺

33. 老年时，常命门火衰，此时可指压何穴

    A. 命门   B. 大肠俞   C. 合谷   D. 足三里

34. 嗜卧懒言，常可指压心经通里穴与肾经之

    A. 涌泉   B. 大钟   C. 太溪   D. 复溜

35. 刮痧之滑润液，不可含有过多之

    A. 凡士林   B. 水分   C. 酒精   D. 药物

36. 刮痧时，最好不用什么姿势

    A. 坐位   B. 卧位   C. 站立   D. 以上皆非

37. 刮痧操作之特点，是

    A. 简便易学   B. 器械简单疗效广

    C. 安全又迅速   D. 以上皆是

38. 古人谓：气血瘀塞则通之，属

    A. 指压   B. 刮痧   C. 推拿   D. 拔罐

39. 古人谓：气血菀陈则除之，属

    A. 气功   B. 指压   C. 刮痧   D. 拔罐

40. 放血拔罐（刺络拔罐），可由何人来执行

    A. 一般民众   B. 推拿人员

    C. 医师   D. 以上皆是

41. 拔罐保健（拔火罐）适合于

    A. 实证　　　　　　　　　　B. 虚证

    C. 虚实夹杂证　　　　　　　D. 以上皆可

42. 抽气拔罐适合

    A. 实证　　　　　　　　　　B. 怕火之病人

    C. 小部位穴位　　　　　　　D. 以上皆可

43. 刮痧与拔罐，何者较易伤到皮肤

    A. 刮痧　　　B. 拔罐　　　C. 无法比较　　　D. 以上皆非

44. 何者不适宜拔罐或刮痧

    A. 血友病　　　B. 腰痛　　　C. 头痛　　　D. 腹痛

45. 肺

    A. 主气　　　B. 主皮毛　　　C. 藏魄　　　D. 以上皆是

46. 肺经循行，会经过

    A. 大拇指　　　B. 足大趾　　　C. 中指　　　D. 食指

47. 肺经中之列缺穴，可通

    A. 冲脉　　　B. 带脉　　　C. 任脉　　　D. 督脉

48. 肺属金，可

    A. 生木　　　B. 生火　　　C. 生土　　　D. 生水

49. 属于肝经之穴位，是指

    A. 手五里　　　B. 足五里　　　C. 手三里　　　D. 足三里

50. 与大肠经相表里之经络，是指

    A. 心经　　　B. 肝经　　　C. 脾经　　　D. 肺经

51. 临症时，一般治疗大肠炎，常用

  A. 大肠经 B. 小肠经 C. 胃经 D. 肝经

52. 曲池与阳溪穴之距离，为

  A. 8 寸 B. 10 寸 C. 12 寸 D. 6 寸

53. 内经云：人无何气者死

  A. 肝气 B. 胃气 C. 肺气 D. 肾气

54. 在外犊下 8 寸，胫骨嵴外 2 寸处是指

  A. 下巨虚 B. 条口 C. 丰隆 D. 解溪

55. 胃经在腹穴取穴宜先找出脐旁 2 寸之

  A. 天枢 B. 大横 C. 肓俞 D. 滑肉门

56. 胃经循行在脸部，会对准

  A. 眉毛头 B. 眉毛尾 C. 瞳孔 D. 眼外眦

57. 以下与图中经络、穴位顺序对应正确的是：①肾经；②胃经；③脾经；④肝经；⑤少商；⑥商阳；⑦中冲；⑧关冲；⑨少泽；⑩少冲

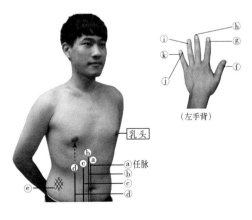

（左手背）

乳头

ⓐ任脉
ⓑ
ⓒ
ⓓ

A. ①②③④⑤⑥⑦⑧⑨⑩

B. ②①③④⑤⑥⑦⑧⑨⑩

C. ②①③④⑤⑥⑦⑧⑩⑨

D. ①②③④⑤⑥⑦⑧⑩⑨

58. 口角外四分与瞳孔成一直线之穴位，是

A. 迎香　　　　B. 地仓　　　　C. 巨髎　　　　D. 颊车

59. 在胸部离中行 6 寸之经络，是

A. 肾经　　　　B. 胃经　　　　C. 脾经　　　　D. 胆经

60. 下列何穴属于脾经

A. 神藏　　　　B. 神封　　　　C. 天溪　　　　D. 库房

61. 以下选项顺序，与所缺内容对应正确的是

(1) 心藏（　），心属（　），开窍于（　）；

(2) 肝藏（　），属（　），开窍于（　）；

(3) 脾藏（　），属（　），开窍于（　）；

(4) 肺藏（　），属（　），开窍于（　）；

(5) 肾藏（　），属（　），开窍于（　）。

①神、火、舌；②魂、木、目；③意、土、唇；

④魄、金、鼻；⑤志、水、耳。

A. ①②③④⑤　　　　　　B. ②①③④⑤

C. ⑤①②③④　　　　　　D. 以上均非

62. 心经包括哪些穴位

A. 神门、通里　　　　　　B. 青灵、灵道

C. 列缺   D. 以上 A、B 为对

63. 神门与灵道两穴，相距

   A. 5 分   B. 1 寸   C. 1.5 寸   D. 2 寸

64. 心经之支脉会循行，至

   A. 鼻旁   B. 唇旁   C. 耳前   D. 目下

65. 心经循行于

   A. 7—9 时   B. 9—11 时

   C. 11—13 时   D. 13—15 时

66. 经络循行会经过颈后与颈前的，是指

   A. 胆经   B. 膀胱经   C. 胃经   D. 小肠经

67. 可通督脉之穴位，是指

   A. 列缺   B. 太溪   C. 公孙   D. 后溪

68. 少海穴属于

   A. 小肠经   B. 肺经   C. 心包经   D. 心经

69. 臑似折、肩似拔，常用何经络治疗

   A. 大肠经   B. 胆经   C. 小肠经   D. 胃经

70. 以下与图中经络、穴位顺序对应正确的是：①颧髎；②巨髎；③迎香；④胃经；⑤大肠经；⑥小肠经

   A.①②③④⑤⑥   B.③②①④⑤⑥

   C.③②①⑥⑤④   D.①②③⑥⑤④

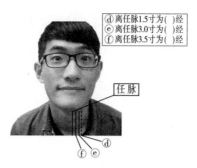

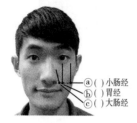

d 离任脉1.5寸为( )经
e 离任脉3.0寸为( )经
f 离任脉3.5寸为( )经

任脉

a ( ) 小肠经
b ( ) 胃经
c ( ) 大肠经

71. 冲头痛、头顶痛与后头痛，常犯

　　A. 小肠经　　　B. 胃经　　　　C. 膀胱经　　　D. 肾经

72. 循行于申时之经络，为

　　A. 心经　　　　B. 小肠经　　　C. 膀胱经　　　D. 肾经

73. 腰似折与痔疮之治疗古人常选用何经络

　　A. 大肠经　　　B. 小肠经　　　C. 胆经　　　　D. 膀胱经

74. 属于膀胱经之穴位为

　　A. 京门　　　　B. 京骨　　　　C. 风市　　　　D. 阴市

75. 面黑如漆柴色为何经络之病

　　A. 胆经　　　　B. 肝经　　　　C. 肾经　　　　D. 胃经

76. 面有微尘，体无膏泽为何经之病

　　A. 肺经　　　　B. 胆经　　　　C. 胃经　　　　D. 肝经

77. 太溪与复溜两穴相距

　　A. 1寸　　　　B. 1.5寸　　　C. 2.0寸　　　D. 3.0寸

78. ①十四经络361穴中，穴名有"府"字的共6个有；②十

　　四经络361中，穴名有"门"字的共22个有

A. 中府、少府、风府、俞府、天府、府舍

B. 云门、梁门、关门、滑肉门、箕门、冲门、神门、风门、魂门、肓门、殷门、金门、幽门、郄门、液门、耳门、京门、章门、期门、石门、命门、哑门

C. A、B 正确　　　　　　　D. 以上均非

79. 郄门与大陵两穴相距

A. 3 寸　　　B. 4 寸　　　C. 5 寸　　　D. 以上皆非

80. 阴郄属于

A. 肾经　　　B. 心包经　　C. 心经　　　D. 肝经

81. 阴面肘横纹与腕横纹相距

A. 8 寸　　　B. 9 寸　　　C. 10 寸　　　D. 12 寸

82. 循行可历络三焦之经络是指

A. 肾经　　　B. 心包经　　C. 心经　　　D. 胆经

83. 主治鼽衄之经是指

A. 胃经　　　B. 大肠经　　C. 膀胱经　　D. 以上皆是

84. 主治癫病之经是指

A. 督脉　　　B. 膀胱经　　C. 以上皆是　　D. 以上皆非

85. 十三鬼穴是指

A. 人中、少商、隐白、大陵、申脉

B. 风府、颊车、承浆、劳宫

C. 上星、会阴、曲池、舌下中缝

D. 以上均是

504

86. 十总穴是指

　　A. 足三里、委中、列缺、合谷

　　B. 内关、支沟、阳陵泉

　　C. 三阴交、公孙、阿是穴

　　D. 以上均是

87. 回阳九针（穴）是指

　　A. 哑门、劳宫、三阴交

　　B. 涌泉、太溪、中脘

　　C. 环跳、足三里、合谷

　　D. 以上均是

88. 马丹阳天星十二穴是指

　　A. 足三里、内庭、曲池、合谷

　　B. 委中、承山、昆仑、太冲

　　C. 环跳、阳陵泉、通里、列缺

　　D. 以上均是

89. 液门与中渚两穴相距

　　A. 5 分　　　B. 1 寸　　　C. 1.5 寸　　　D. 2 寸

90. 三焦经之穴位包括

　　A. 天髎　　　B. 肩髎　　　C. 和髎　　　D. 以上皆是

91. 胆经之穴位包括

　　A. 耳门　　　B. 听宫　　　C. 听会　　　D. 脑户

92. 胆经之穴位，其临泣穴有几个

    A. 1 个　　　　B. 2 个　　　　C. 3 个　　　　D. 4 个

93. 人体最深沉的穴位是指

    A. 秩边　　　　B. 环跳　　　　C. 阴谷　　　　D. 三阴交

94. 会绕毛际（阴部）之经络常指

    A. 膀胱经　　　B. 胆经　　　　C. 肝经　　　　D. 脾经

95. 会过阴器之经络是

    A. 胆经　　　　B. 肝经　　　　C. 胃经　　　　D. 脾经

96. 清晨鸡叫时看病，常看

    A. 心病　　　　B. 肺病　　　　C. 肝病　　　　D. 肾病

97. 晚上十二点以后之深夜看病，一般言常看

    A. 心病　　　　B. 肺病　　　　C. 肝病　　　　D. 肾病

98. 气海与关元两穴相距

    A. 5 分　　　　B. 1 寸　　　　C. 1.5 寸　　　　D. 2.0 寸

99. 与三阴交同为求子嗣要穴的是指

    A. 石门　　　　B. 列缺　　　　C. 肾俞　　　　D. 腰俞

100. 以下与图中经络、穴位顺序对应正确的是：①膀胱经；②胆经、膀胱经；③肾经；④胃经；⑤脾经；⑥肝经

    A. ①②③④⑤⑥

    B. ③②①④⑤⑥

    C. ③②①⑥⑤④

    D. ①②③⑥⑤④

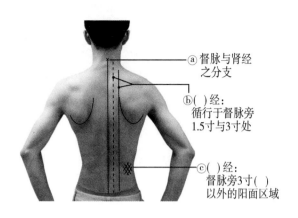

ⓐ 督脉与肾经
之分支

ⓑ( )经:
循行于督脉旁
1.5寸与3寸处

ⓒ( )经:
督脉旁3寸( )
以外的阳面区域

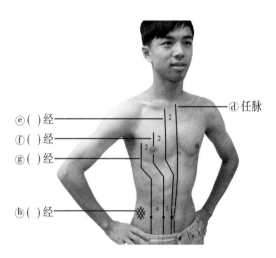

ⓓ 任脉

ⓔ( )经

ⓕ( )经

ⓖ( )经

ⓗ( )经

答案

1–5 DBCCC	6–10 CCDAC	11–15 BBCBC
16–20 CCACB	21–25 BDDDD	26–30 CDBCC
31–35 DBABC	36–40 CDBDC	41–45 DDAAD
46–50 ACDBD	51–55 CCBCA	56–60 CDBCC
61–65 ADCDC	66–70 DDDCA	71–75 CCDBC
76–80 BCCCC	81–85 DBDCD	86–90 DDDBD
91–95 CBBBB	96–100 BCCDA	